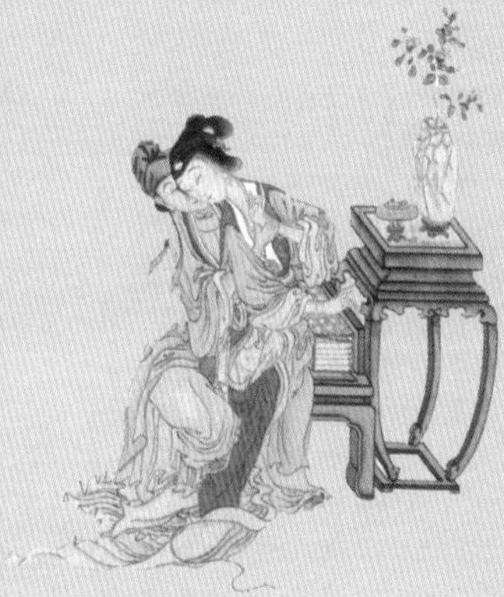

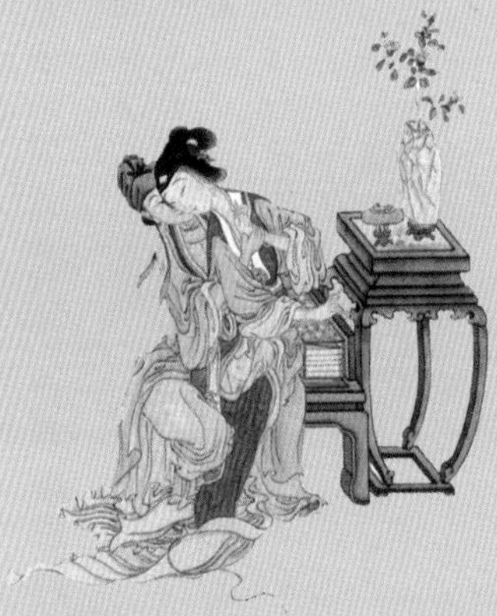

彩色版 全球一致公認的名著「房中術」第一經典

素女經白話今解

臥龍村人　著

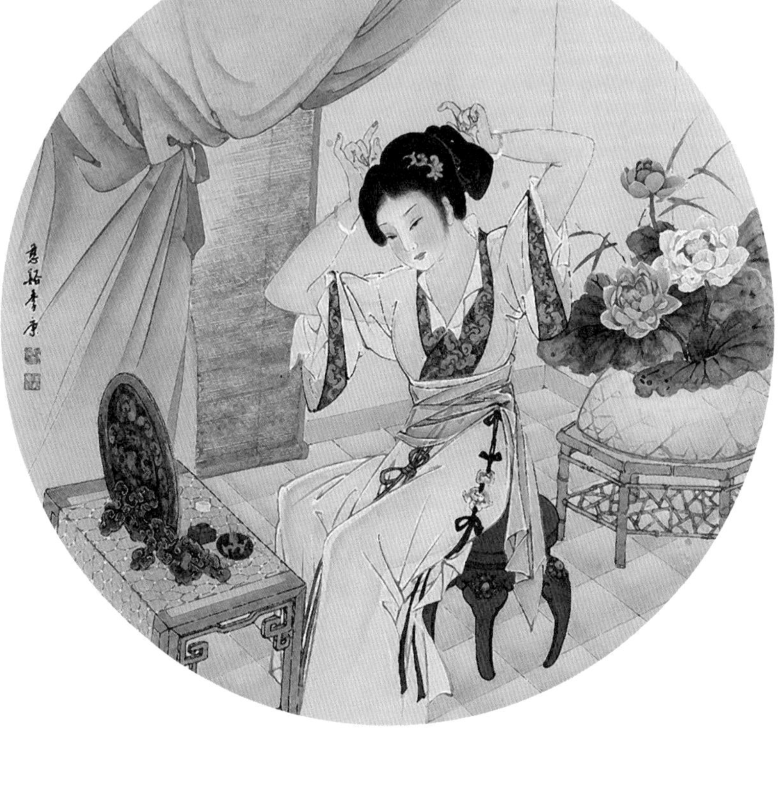

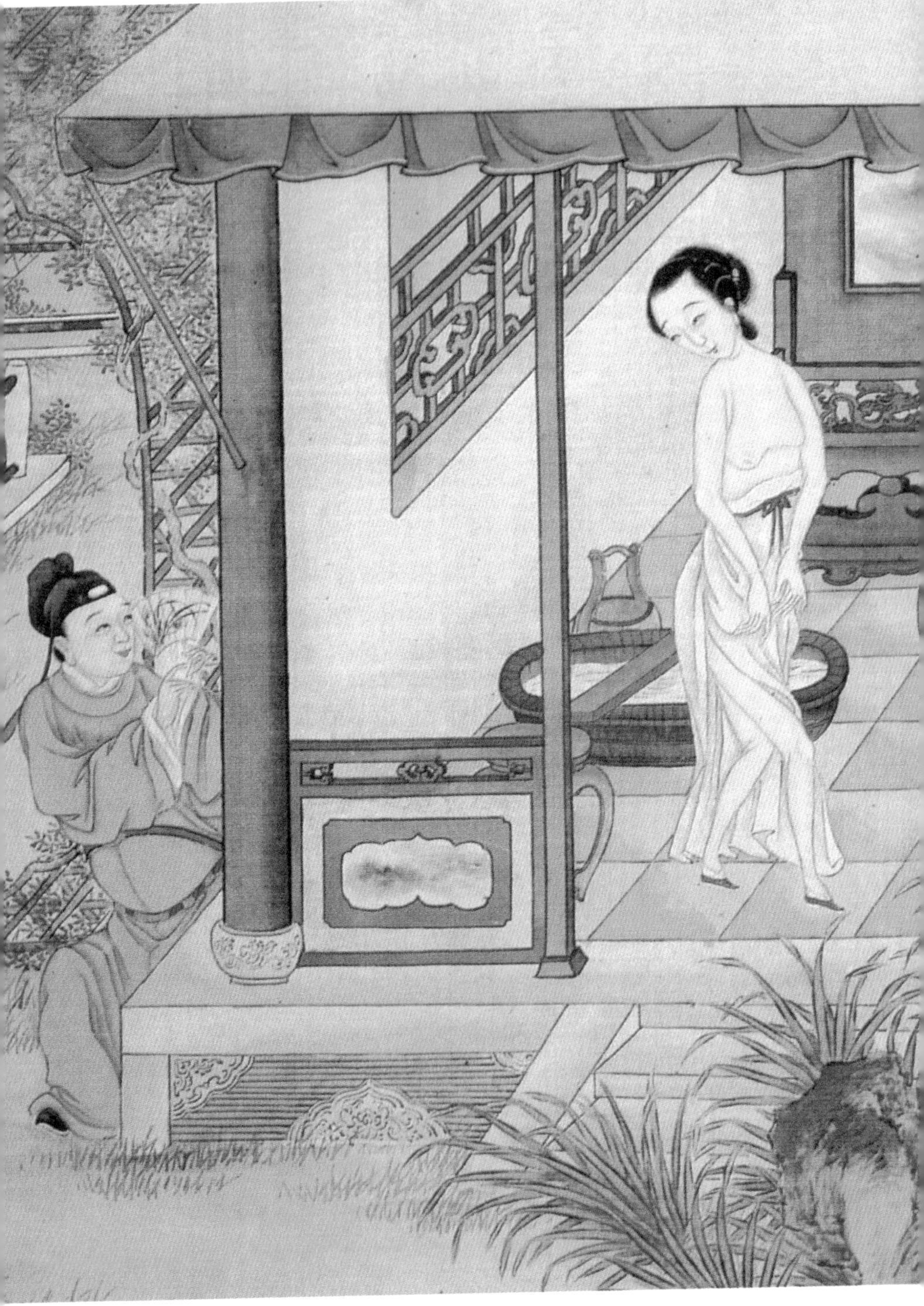

前言

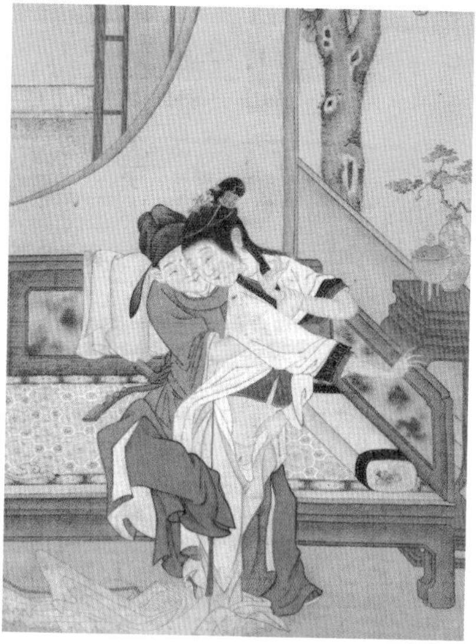

《素女經》一書是世界公認的房中術之鼻祖，大約成書於後漢（紀元二二七～二〇七年）乃至三國時代（紀元二二〇～二六四年）間，真正的作者是誰？已無從查考了。

以陰陽交歡之道，人類可以說是得天獨厚，他（她）不像野獸動物有固定的發情期，人類隨時隨地都可以交合，其形態也是千變萬化，可面對面、可側面、可後抱方式、可站立、可蹲、可坐……等等，不像野獸動物，只能是背後的姿勢。所以人類在性愛的歷程中，可說是所有生物中最出類拔萃、最享有美妙絕倫的高潮……

21世紀的今天，在性技巧方面的書籍，可說是相當豐富，尤其近幾年來的錄影帶、VCD、DVD等發行，更讓人大開眼界，不過不管是新書或新片子，內容大多是大同小異，就好像同一個鏡頭，只是把背景的顏色換了罷了。與其說是性教育，不如說是三流的色情挑逗作品……

＊

因此，我們今天重新詮釋《素女經》就顯得格外有意義了，素女經教導我們的不只是男女交歡的各種知識與各種技巧，素女經以陰陽之道、男女交歡為界面，發展出道家的養生、長生基本面盤。相信本書的出版，對您的生活會產生不平凡的意義，如果對您的身心健康與人生有所幫助，那麼將是編者的最大榮幸了！

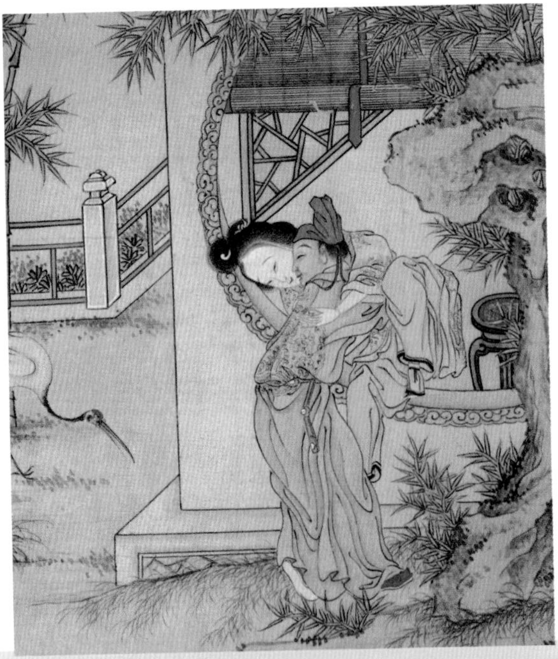

目錄

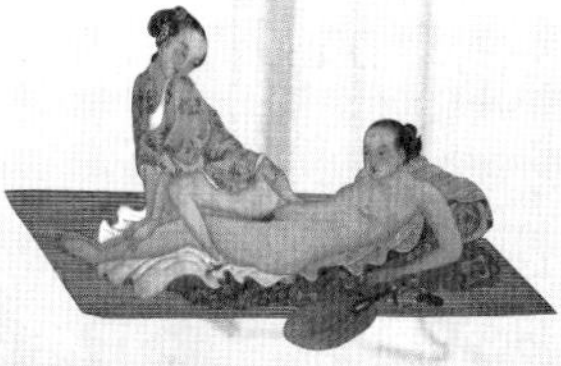

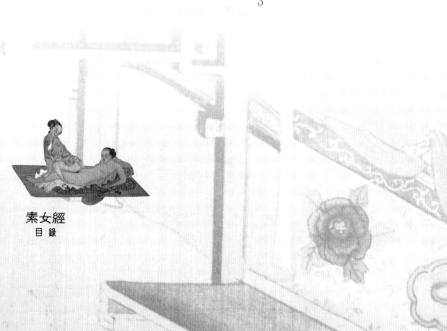

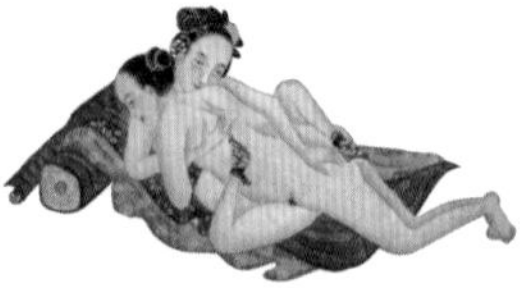

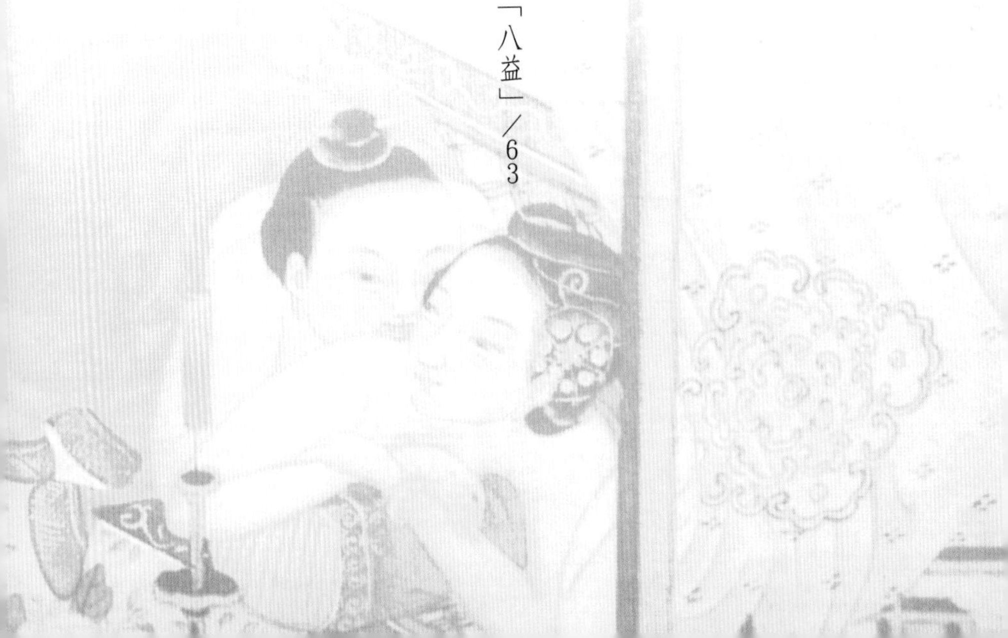

第二章　素女經の「交歡之道」／101

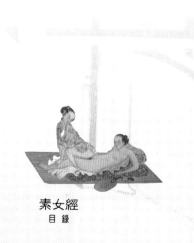

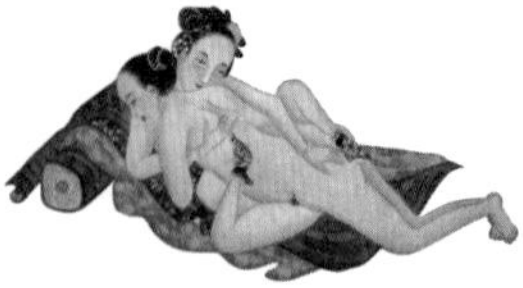

第三章　素女經の「性愛技巧」／165

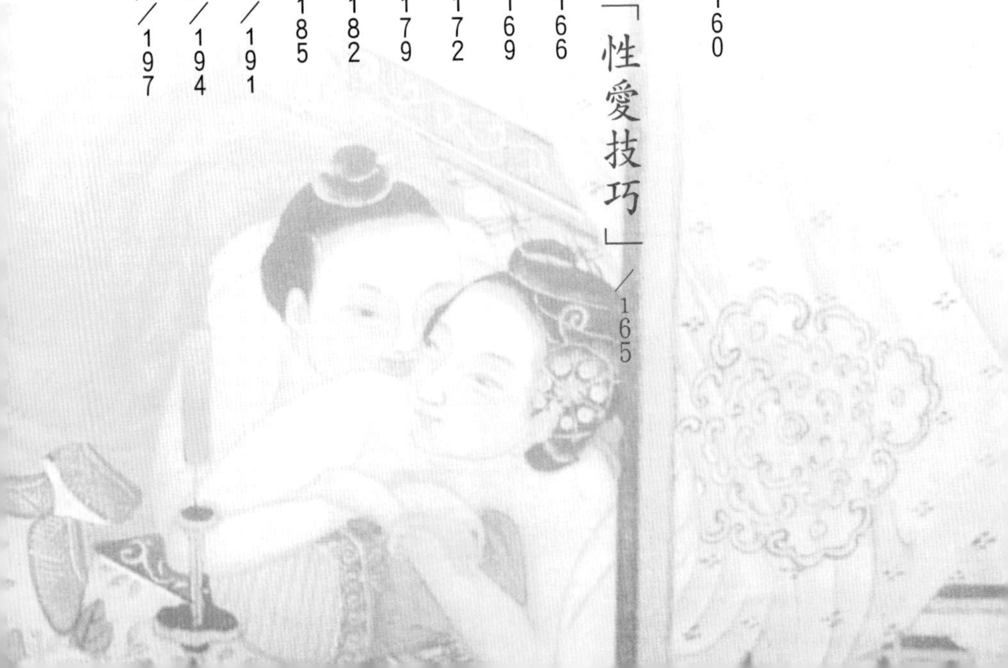

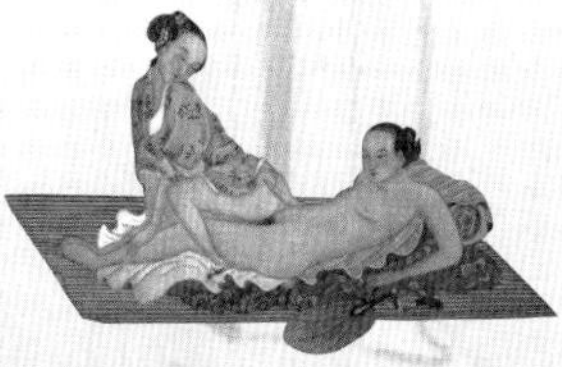

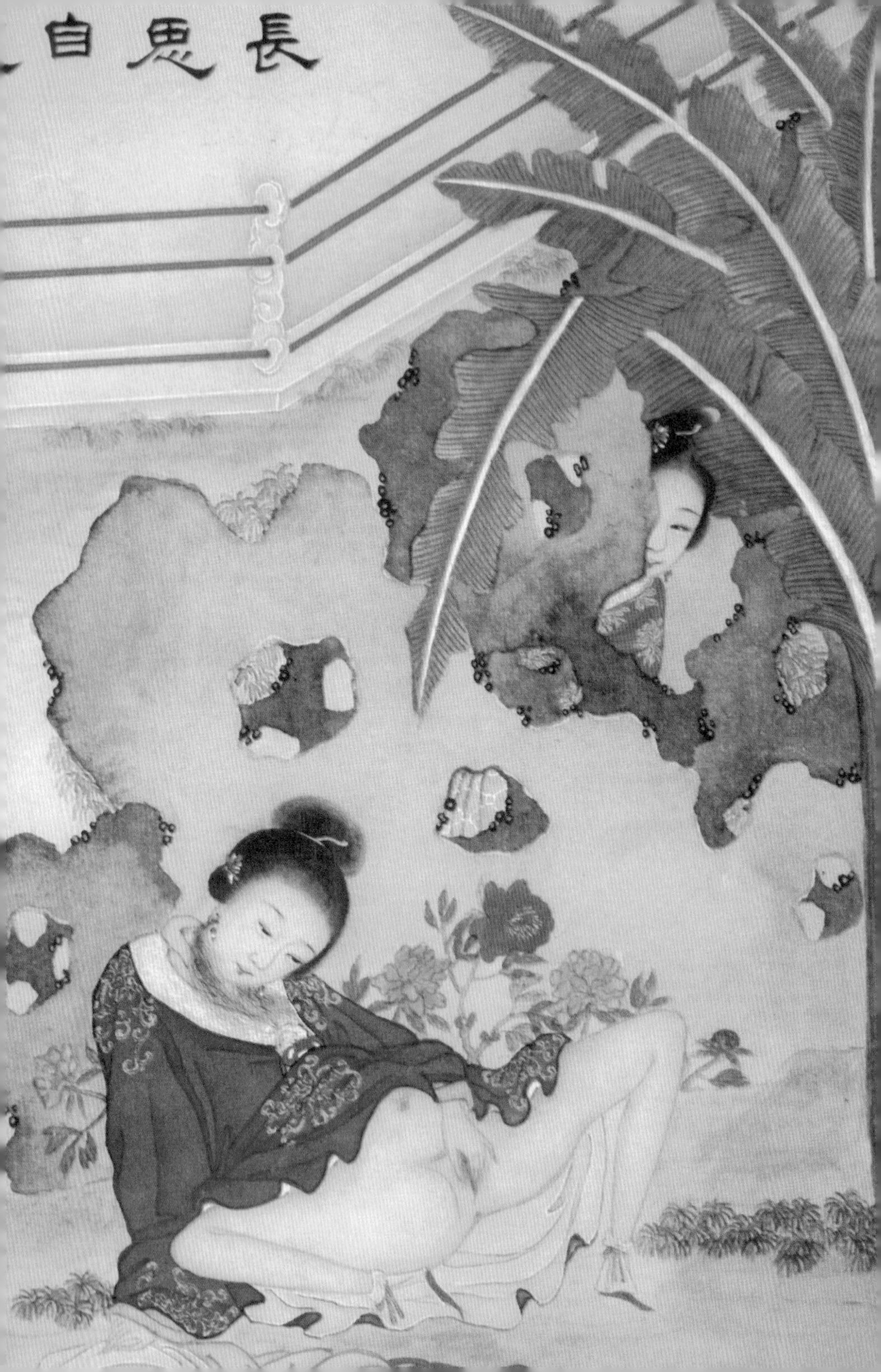
長思自

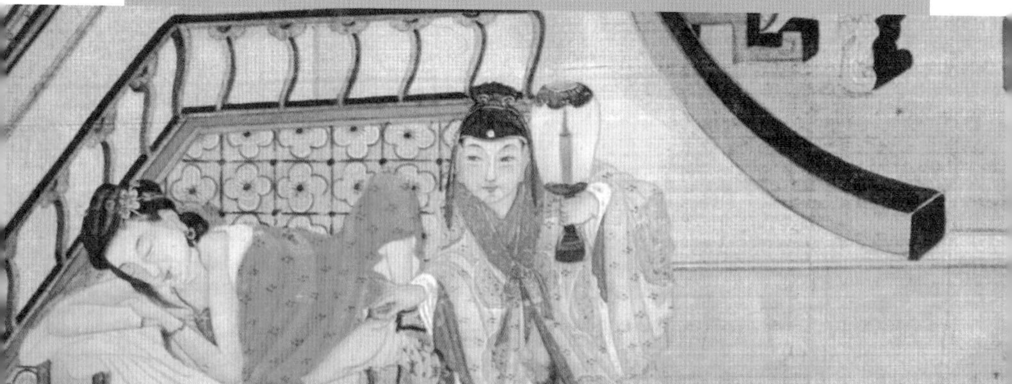

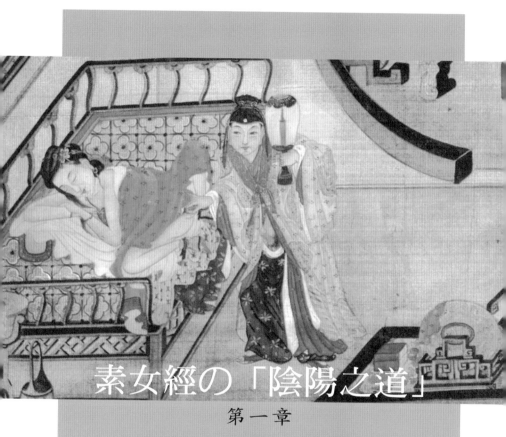

素女經の「陰陽之道」

第一章

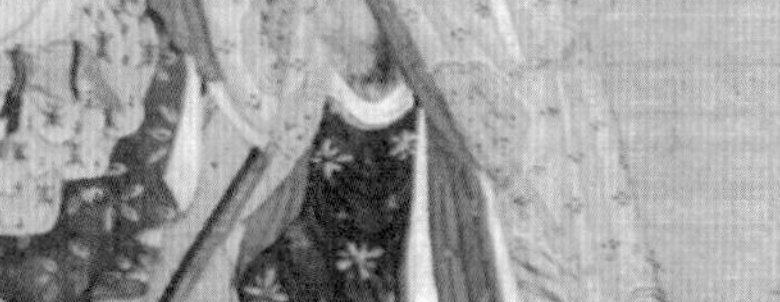

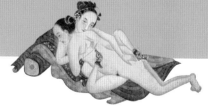

陰陽交合之道

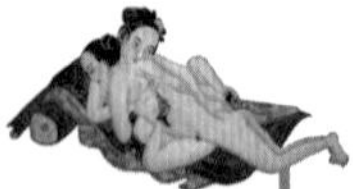

黃帝曰：夫陰陽之道交接奈何？素女曰：交接之道固有形狀，男以致氣，女以除病，心意娛樂，氣力益壯，不知道者則侵以衰。欲知其道在安心和志，精神統歸，不寒不暑，不飽不饑，定身正意，性必舒適，遲深內徐動，出入欲希，以是為節，慎無敢違，女既懽喜，男則不衰！

黃帝問：「何謂陰陽交合之道的原則？」

素女答：「男女交合，是天生自然的一種現象。男人因此而精強氣壯，女子因此而百病消除，彼此心情愉快，身體健康。但若是不了解交合之道，身體便會受損，然後逐漸衰危。」

「至於，交合之道是什麼呢？就是要心情安定、意氣和諧、情緒穩定，身心一致。

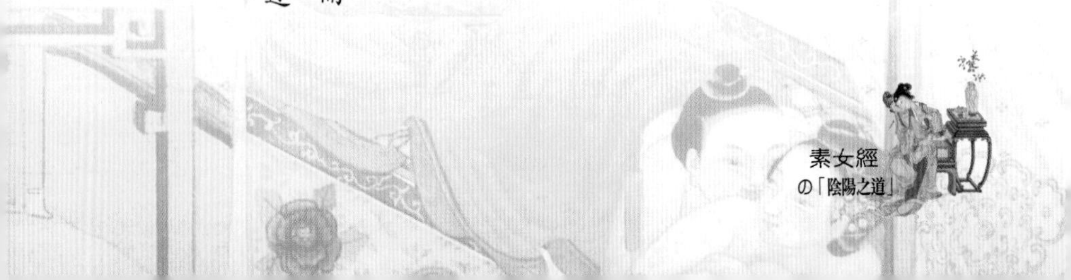

依此養生，不暴寒暑，不過飽饑。心思光明行為磊落，性情自然舒泰翩然。初交合時緩緩插入，慢慢擺動，少做抽送，以此為要領，切勿犯忌，則女子愉快，男人不衰。」

由此可見，素女非常重視心理問題，所以主張男人應在平時韜光養晦，交合時則要情緒安定，心境平和，自然能達到房事愉快，強身長壽的目的。

男人在性方面，感到最苦惱的，恐怕就是「早洩」。深怕自己的早洩，不能滿足女子的慾求，這是性生活中最危險的事。男人若因偶爾有過類似的情形，心存顧忌，在此種心理作祟下，日後交合時，便很容易失去信心，以致萎縮不前。經年累月之後，也就強不起來了。

素女有鑒於此，便教黃帝首先要鎮定，要有自信，儘量增長交合時間，如此便能治好早洩的毛病。

此外，她又傳授如何運用穴道指壓按摩的經絡原理，做交合前的愛撫，期使女子感到愉快，提高性慾，最後達到高潮，關於此，下面我們還會提及。

由於男女性高潮曲線不一致，因此在交合時，男子往往會過早洩精。尤其是沒有經

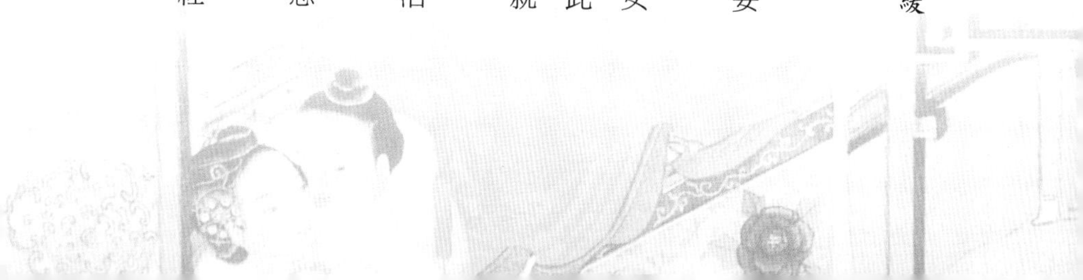

驗的男人，類似這種情形，更是屢見不鮮。

一般而言，年輕人在初次性交時，由於強烈的性興奮和龜頭過於敏感，往往在結合之前即射精了事。

新婚不久的男性，有些人甚至插入不及一分鐘即告結束了。

這種現象其實都是十分普遍的，只要多嘗試幾次，經驗多了就自然而癒，射精的時間也能控制得恰到好處，毋須擔憂。

以插入至射精時間的長短來衡量是否有早洩行為，這是錯誤的。若伴侶在結合之前，花了長時間做愛撫，將妳引至高潮邊緣才結合射精，這時即使只在妳的體內停留約一分鐘，也不能說是早洩，因為他已讓妳達到高潮。

當然初次失敗，也並非完全是男人早洩，但是這種原因卻占十分之一強，也就是說每十個人就有一、兩個人會在交合前便洩精，而導致初交失敗。然而，因為男人不懂溫柔，不熟悉技巧使得女子痛楚而致初交失敗的數字卻三倍於此。

美國著名的專家 Maxta 博士，曾歸納形成早洩的原因如下：

1．經常與妓女做時間短暫的洩慾交易。

2·性行為之前沒有相互進行愛撫。

3·為了避免伴侶懷孕而常做體外射精。

如果，這些情形長期持續，極可能使男性失去信心，甚至形成勃起不能的症狀。

男人在交合前太興奮或太緊張，以至於在剛接觸到女性性器官的刺激還沒插入陰道便已洩精，有更甚者，由於緊張過度，竟然不能勃起，這情況之下自然不能進行交合。有許多男人太過急迫，用在培養氣氛和前戲愛撫的時間都不夠，女性性器潤滑度還不夠就急著要插入，自然不能順利插入而導致女子痛楚，破壞初交的美感而宣告失敗。至於男人帶槍上馬，竟然找不到花徑，摸不清津度，分辨不出陰道口，當然這完全是男人愚昧之罪過。

綜合上述，我們不難發現，由於男人的忽略，根據統計導致初交失敗的機率，竟然高達百分之七十左右，這項數字還未包括另外百分之三十原因未明的答案呢！

素女經中指點男人，要「定氣」、「安心」、「和志」，並要「淺內徐動」、「出入欲希」等等，在幾千年後還是相當管用。

初夜陽具勃起不全、早洩或因其他原因不能完成性交時，絕對不能把它視為病態。

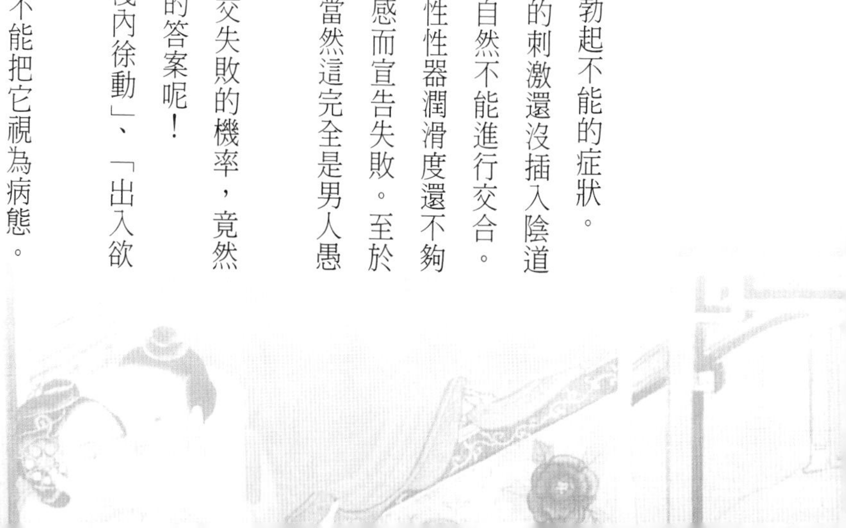

這都是心理因素，太緊張或太興奮所致，也有的是因為早期手淫，而產生自卑心理，又誤信傳說，以致恐懼不能達成任務，最後卻真的不能行房。有此現象的男人，只要平心靜氣，沉著準備，必能在第二回合中，過關斬將，直搗黃龍。

除了心理因素會使男性發生早洩以外，下列所舉的疾病，也可能使陰莖過於敏感，而提前射精，例如：包皮異常、尿道炎、前列腺炎、膀胱炎、痔瘡、肛門發炎等。如果真的患有任何一種疾病，都應盡早延請專門醫生診治。

其中若因假性包皮所致，則只須訓練龜頭，使之遲鈍即可。所謂「假性包皮」是指，平日龜頭隱於包皮之內，只有在性行為時才露出的現象。由於它未曾受到摩擦或其他的刺激，因此，進入陰道後即會禁不起摩擦而迅速射精。

若為「真性包皮」則應接受外科治療，因為，這類陰莖即使在性交中，也無法露出龜頭，如此女方就無法享受性交的樂趣。

若伴侶的身體健康，並無上述的不適現象，則可延長愛撫的時間，等你獲得充分的愛撫後再結合，情形可能就會好轉。

男人早洩時，多少總會有些不安和慚愧。有些對性常識懂得很多的女子，會脫口而說：「咦！你出來了！」、「你好壞！」、「人家還沒好嘛！」等等，如此，則會使男人喪失自信和自尊，往往造成日後真的性無能和早洩。遇到這種情形，女子應該溫柔地說：「沒關係，你今天太累了！」一副若無其事的態度勸對方早點休息，改天再來，或睡一會再試試看。

若是因為女子疼痛，不能順利交合時，千萬不要勉強插入造成不良後果（如日後女性視性交為畏途等）。這時不妨暫停一會，等心情轉好後，利用愛撫和情話，培養良好的氣氛，待對方性器得到充分的潤滑後，再進行交合。

如果在一連幾次都不能順利插入時，夫妻兩人便應一起去找醫生，接受醫生診察和指導。像「處女膜強韌症」是極罕見的，不過無法順利結合大多數還是女子的不安和恐懼所造成的。只要知道性器無異常現象，便大可以放心了。切記男人若太過勉強進行，觸到陰道口造成陰道反射收縮，形成「陰道痙攣」，那就更麻煩了。

為求初次順利而完美，男女雙方都應該找些正確的參考書，了解彼此性器官的構造，和一般性知識。然後再以心平氣和的態度，愉悅地完成「人之大倫」。

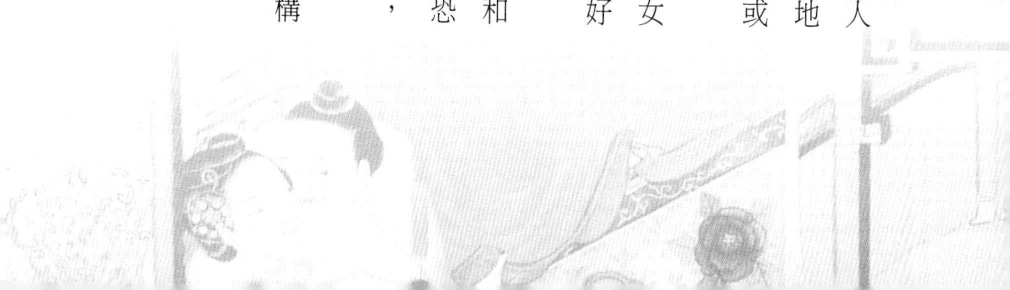

男人是火、女人是水

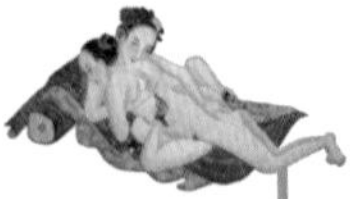

黃帝問素女曰：吾氣衰而不和，心內不樂，身常恐危將如之何？素女曰：凡人之所以衰微者，皆傷於陰陽交接之道爾，夫女之勝男猶水之勝火，知行之如釜鼎能和五味以成羹臛，能知陰陽之道悉成五樂，不知之者身命將夭，何得歡樂？可不慎哉?!

黃帝問素女：「我氣力好像已經衰竭，並且脈理不和，終日憂心忡忡，總覺得自己已面對危險的關卡，大限難逃，到底這是怎麼一回事？」

素女答：「這種現象就是陰陽失調，起因是男女性生活不當所產生的後果。女子精力強、勝過男子時，就像水把火澆熄一樣，使男人招架不住。男女交歡，正像是烹調食物，必須水和火互相配合得宜才能煮出佳餚，做出美味的食物。能夠水火調配得宜，便能盡嘗人間之樂趣。否則，半途敗陣下來，哪裏還有樂趣可言？因此，陰陽之道的交

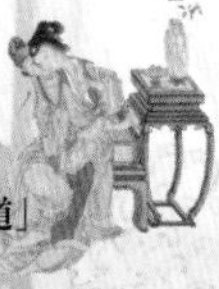

歡，不可不慎！」

黃帝就是軒轅帝，也是歷史上的三皇五帝之一。三皇是指伏羲、神農和黃帝。

史載，伏羲氏發明八卦，窮研陰陽之道，創天地、日月和男女之說，並訂定婚姻大禮。其房中術有云：「天向左轉，地向右轉，男人必如天體般向左轉，女子則向右轉，男人向下衝刺，女子往上迎合。」

這是指出夫婦性交時的基本體位。

黃帝是在黃河流域一帶。幾個大部落的領袖，根據史載，時在紀元前二五五〇年左右。黃帝賢能聰慧，發現指南針原理和太陽運行系統。並觀察地上留下的飛禽走獸爪痕及蹄跡，分辨其異同，進而發明造字原理，開啟文明記事之肇端。

更重要的是，黃帝和歧伯等六位名醫，完成了醫學重典《黃帝內經》一書。歧伯被尊為「天師」，是黃帝的醫學顧問。

黃帝由於出入後宮，御女多而不得法，年僅五十歲左右，便覺得虛虧，於是先後詢問歧伯和素女。

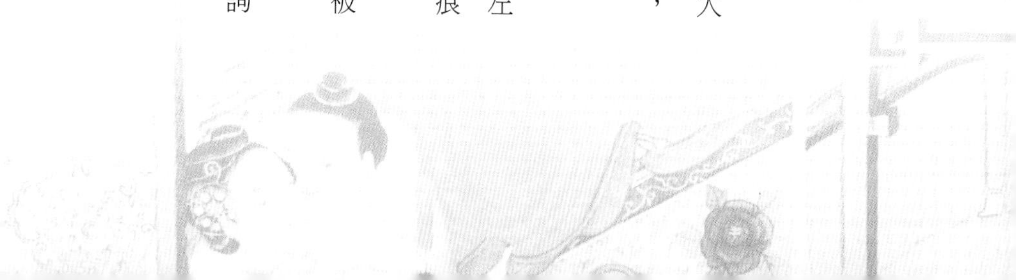

據黃帝內經，上古天真論篇記載：「余（黃帝）聞上古之人，春秋皆度千百歲，而動作不衰。今時之人，年半百而動作皆衰……」

岐伯答說，以前的人之所以長壽，乃是因為他們懂得陰陽之道，性生活合理所致。

老子曰：「萬物負陰而抱陽，沖氣以為和。」

天地陰陽四時，有一定順序，是萬物的始終，是死生的根本道理，違逆這種大自然法則，必然災害叢生。比如春生夏長秋收冬藏的時序，若在秋冬播種，自然要枯死泥中，不能生長。

素女對黃帝這個問題的解答，是根據陰陽五行之說，認為水性太強自然便滅掉了火性，這就是男人體力衰竭的緣故。因為天地間有木、土、水、火和金五個要素，循環不息的存在著，組成天地萬物萬體。五行又相剋，即木能剋土、土剋水、水剋火、火剋金、金又剋木，循環相生。

因此水性（女子）太強則易傷及火性（男人）。而性交之際如不能調配彼此達到高潮時間，也會造成不良後果。一般男人在射精後便會因睏倦而呼呼睡去，此時若女子未能達到高潮，會造成意猶未盡、悵然若失，以致側夜難眠的後果，導致日後夫妻性生活

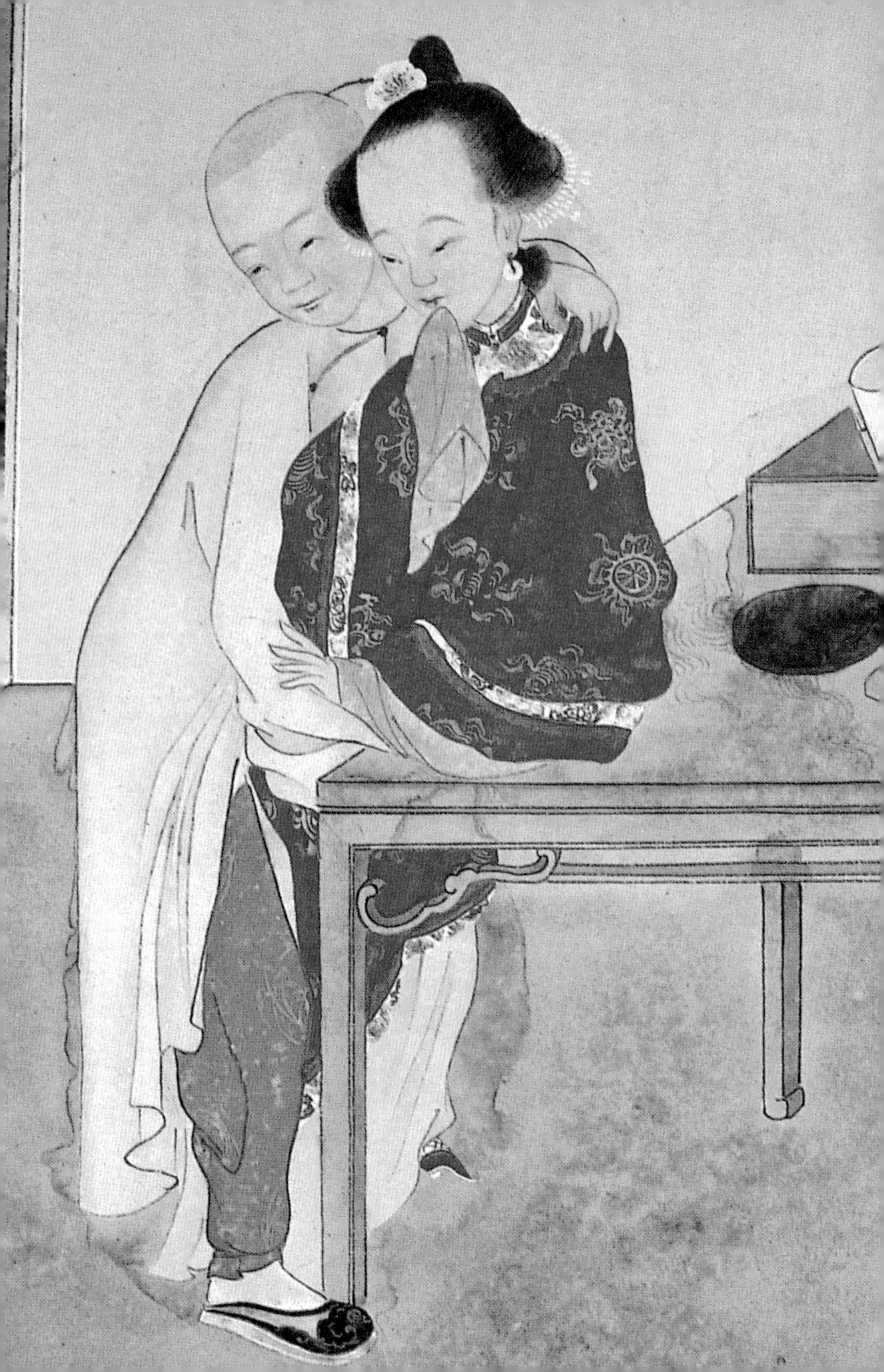

不諧調。

一般而言，男人在射精後，隨即由極度快感曲線上，垂直降至無性感的感覺狀態。新婚的女子往往會懷疑，在性行為前，男人多方的「花言巧語」，在達到「逞慾」目的後，便置之不理，好像變成陌生人一般的冷淡，真是可惡的傢伙。其實這都是女人不了解男人生理的關係。

女子的身體在接受男人進入之後，因為男人性器官的抽送刺激，會讓她感覺快樂興奮，以至於欲罷不能。這正符合了素女所說，男人是火性，若經大水一潑，便因射精而熄滅。女子是水性，愈受火勢焚煮，則鼎中水便愈沸騰、洶湧。

素女忠告黃帝，早洩等於是不了解正常的性生活，他之所以不能充分享受性愛樂趣，甚而衰竭瀕死的緣故，皆在於不了解水火之性，陰陽不調之故。

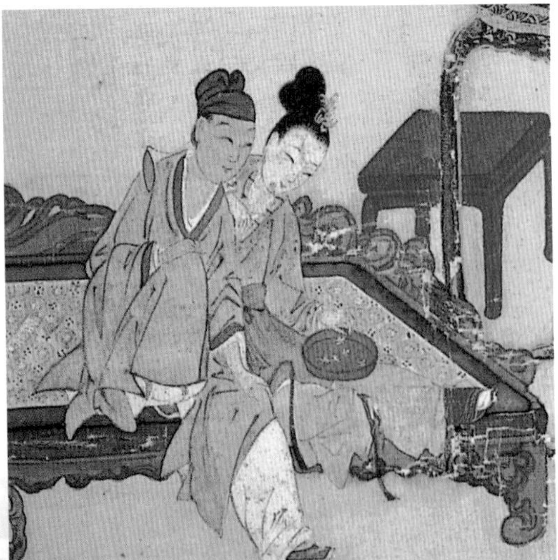

性的禮節——「五常」

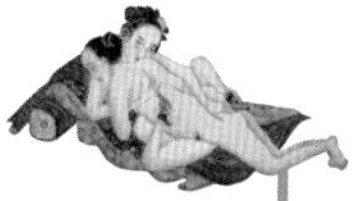

黃帝曰：何謂五常？素女曰：玉莖實有五常之道，深居隱處，執節自守，內懷至德，施行無已，夫玉莖意欲施與者，仁也。中有空者，義也。端有節者，禮也。意欲即起，不欲即止者，信也。臨事低仰者，智也，是故真人因五常而節之，仁雖欲施予，精苦不固義守其空者，明當禁，使無得多實，既禁之道矣，又當施予故禮為之節矣！執誠持之信既著矣，即當知交接之道，故能從五常身乃壽也！

五常

黃帝問：「什麼叫做五常？」

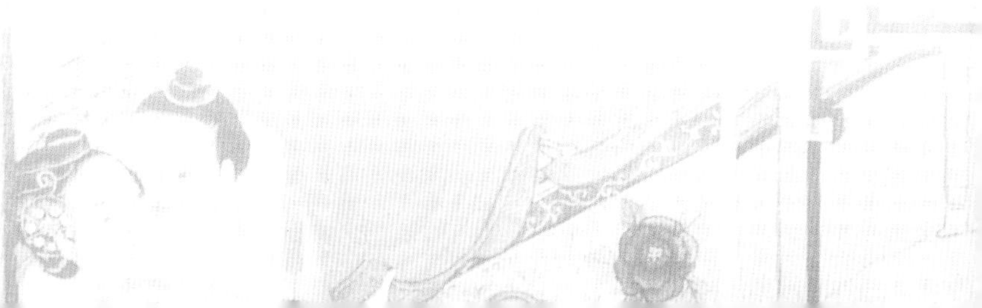

素女答：「陽具有五個必須信守的原則。一、平時深居隱蔽，持節自愛像清居的隱士，懷著至高的仁德之心，施於人而不吝惜，如此可謂仁。二、中間有中空狀態，可謂之義。三、前端有節（龜頭）可謂之禮。四、想要交合便勃然堅挺而起行，不想交合時又能戛然停止而偃息，可謂信。五、房事臨頭亦能平心靜氣思慮交合法度，可謂智。

因此，君子能藉此五常來節制性慾，是為交合的不變法則。

雖然因心存仁德，想要施予女子，奈何因精力不足而不能堅挺，便應固守義德。坦然自禁，以免因房事過多而戕害身體，這便是節制之道。

然若是身體狀況適宜做交合時，要以禮德並以誠心待之，如此便是信德的充分表現。亦即證明能夠確實了解交接之道。所以能謹守這五個原則——仁義禮智信——的人，便能永遠健康快樂，長壽延年。」

所謂「人道」，在素女經中的解釋可謂備至。人道不僅是繁殖生育交合的能力，同時也指的是人倫道德。素女除了講求交合的技巧以達養生目的外，並強調交合的禮節，這才是正確的陰陽之道。因此要習房中術者，要有「仁義禮智信」品德上的修養。正如一些柔道、跆拳道、劍術等武技修為者，必須在品德上更加淬鍊一般。

孔子說「智與聖」，好比射箭的人，箭能射得遠，是智的表現，射得遠而又中鵠，便有賴聖了。以此比擬房中術，即能在男女交合得到快樂與健康固然是智，但若荒淫縱情戕害對方而只求逞強私慾，便是品德上的缺失了。

儒家以夫婦為「五倫」之始端，素女以「五常」為男女之始端，真是百世不變的定論。於此，我們再次加以詳述之。

「仁」人也。男子漢大丈夫氣概，施予而不吝，同時也必須要有己所不欲勿施予人的思想。交合的高潮，男人把寶貴的精液輸注到女子體內，以完成繁衍種族，繼存生命的使命，充分發揮犧牲小我完成大我的精神。反之，若對方不願意接受時，則不可勉強。這便是「仁德」精神的具體表現。

孔子最尚仁道，他不為世人了解時便深居隱藏，若能用世，便以悲天憫人的胸懷義無反顧貢獻自己。而素女以此譬喻男人五常的仁德。實與儒家的主張不謀而合。

「義」宜也。凡所行事必先求其適當，不為己甚。在精氣體力不足以交合時，不可暴虎馮河，欲逞一時之勇，勉強交合致傷心身，終而害義。儒家主張有謂「小杖受之，

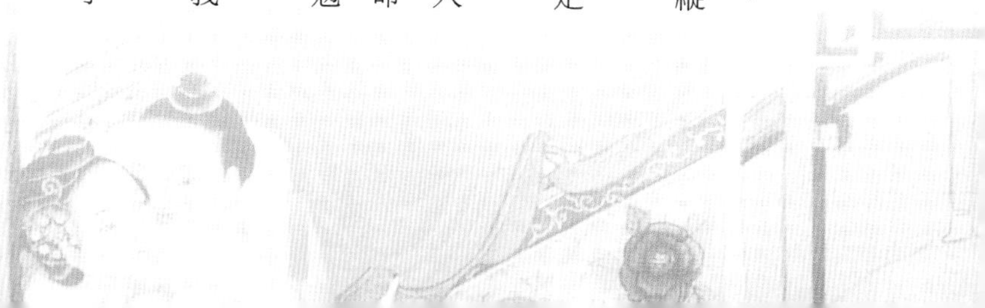

大杖則逃」，告訴做子女的，萬一惹怒父母而受責打時，小杖便受之，若是大杖可能會打傷身體時，便應趕快走避，以免受傷而使父母蒙上不義之罪名。男女交合的道理也是相同。房事可行，可不行。若行而傷義，不如不行。

「禮」理也。即使親密如夫妻，在雲雨之際，魚水之時，也應相互禮敬，才是人倫之道。男女交合，實已負有傳宗接代的神聖使命。膚淺的看法，以為男女性交，只不過是性慾的發洩。其實，生命為了要繁衍生殖，天生即賦有生殖能力，並且內分泌還促使這種欲望取得發洩而滿足。以動物而言，每到春、秋兩季，性的驅力使牠們全力追求異性，達到性交繁殖的目的。以植物而言，花朵中的雌蕊和雄蕊，也是經由各種方法（如風、蟲、水），達到花粉受精的目的。

因此，人類性慾的背後，實在是一股繁衍種族生命的力量，這種力量是神聖而悠久的，是人的權利，也是人的義務。當人們進行性交時，實在已是執行這項神聖任務，因此，男女的交合不可視作淫亂，更不可流於淫亂。要不流於淫亂，便應持之以禮。

禮與節合稱，故曰禮節。禮的原則即在於節。節是有節制，不可肆濫。男女交合，禮的要領也在於茲。床笫之歡，鶼鰈之樂，惟有相互禮敬的基礎上，才能獲得真正的性愛交歡之樂。

「信」誠也。言行一致，坐而言起能行，表裏如一。若有意交合，便能堅硬勃起，否則能偃然息止。此即言必行、行必中正。世聞柳下惠坐懷不亂，即是指出他是君子，誠信為上，不屑苟合。人不分男女，志操信守持節不變，乃是信德的最好表現。

「智」知也。深思熟慮，不但是聰明的行為，也是成熟的表現。素女所說的臨事低仰，就是警告男人，不要一見女色便冒失向前，魯莽行事。孫子兵法也指出：「知己知彼，百戰百勝。」這裏「知」的解釋，也是房中術中的最高境界。

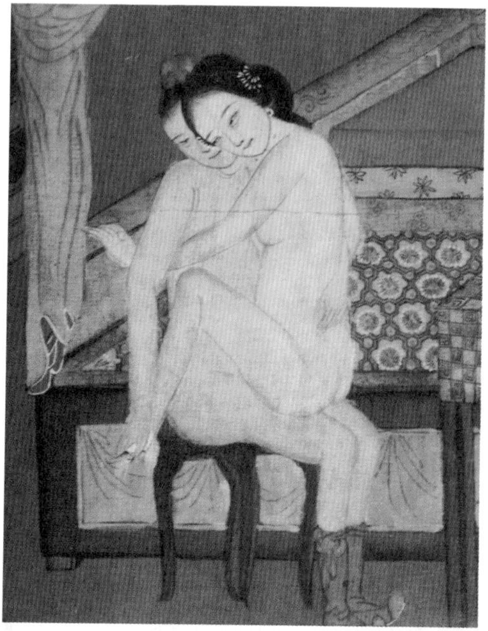

九淺一深、快活無邊

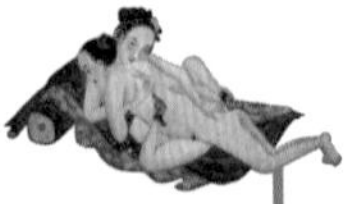

素女曰：御敵家當視敵如瓦石，自視如金玉，若其精動當疾去其鄉，御女當如朽索御奔馬，如臨深坑，下有刃恐墮其中，若能愛精，命亦不窮也！

素女說：「與女人交媾，要把對方看成瓦石，珍視自己如同金玉。發現女子有了快感，身體不停地擺動時，便應速將陽具抽出女子陰外。若想征服女子，則在交合時須特別謹慎小心。就像用腐朽的繮繩在駕馭奔騰的怒馬一般，又像是走在佈滿利刃的深淵一樣，唯恐一失足跌落下去而粉身碎骨。故而要戰戰兢兢，如能設法不要射精。可以保持生命活力於無窮。」

根據醫學測驗結果的顯示，男子比較容易勃起，達到高潮，而高潮之後，又突然成

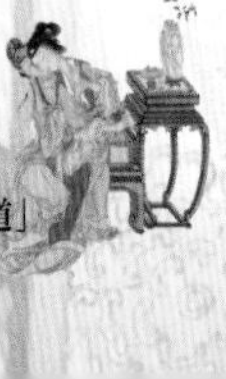

垂直線的降入無性感期。而女子則不同，女子需要較長時間的前戲，以使性慾提高。總而言之，女子高潮時間來得較遲，可是男子往往性慾一來，就横衝直撞，控制不了就先射精，而使性交草草收場。

素女有鑑於此，便提醒黃帝，在交合時應有心理準備，視對方為瓦石，不要太激動，要珍惜自己精氣以免洩精太早，讓對方未能達到高潮，以致影響性交情趣。

類似這種男子提早射精的問題，可說是既古老而又新鮮的問題。現代人應該仍然謹守素女經提示的原則，男女的高潮到來要儘量相互配合。男人不可有只顧自己本身洩慾的快樂，而忽略了女子的感受。

猶太人做愛的習慣，是必須獲得妻子的同意，才可以進行。丈夫如果只顧自己性慾的滿足，而不能給予妻子相對的快樂，即被視為「婚後強姦」。這種事情，在猶太人的倫理社會觀裏，被列為嚴厲之禁忌，因為他們是很重視：「性為人權」這句話。

中國古代，有些聰明人。利用針灸的原理，作為培養交合前的前戲動作，針灸原理，是根據十四經絡脈穴路線，刺激反應而達到預期效果。若循此系統，愛撫女子，就能使女子春情勃發，提升性感，完成達到高潮目的。

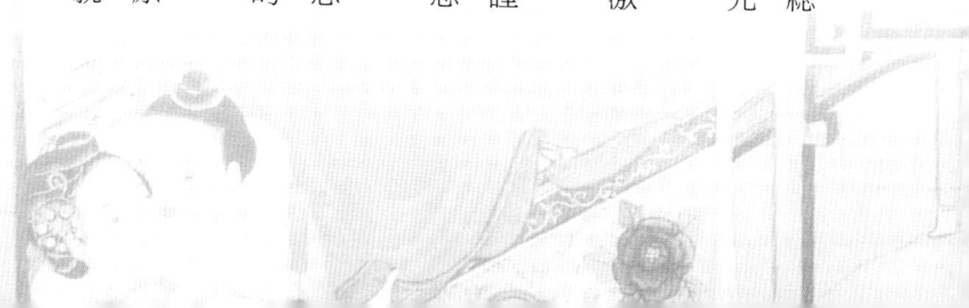

古人房中術的愛撫技巧，是從手指尖到肩膀，足趾尖到大腿，彼此輕輕地愛撫。腳，是先從大拇趾及第二趾開始，而後逐漸向上游移，因為腿部的神經末梢是由上而下分布的。

手，則由中指開始，而及食指與無名指，三指交互摩擦。先摩擦手背，而後進入掌心，由掌心向上游移，用四指在手臂內側專心愛撫，漸上肩膀。

在手腳的愛撫動作完畢後，男人的左手就緊抱女子的背部，右手再向女子重要的性感帶愛撫，同時進行親吻。親吻也是依順序漸進的，要先吻頸，再吻額。男人也用嘴吮吻對方的喉頭、頸部和乳頭，並用齒輕咬耳朵等女子的敏感帶。

經過上述的程序，充分愛撫女子身體的各主要部位後，再慢慢進行「九淺一深」，或「八淺二深」的交合方式，對方就得到十分快感，顯現出非常滿足的樣子。

雖然西醫根據解剖生理學原理，獲悉性交前必須花相當的時間來愛撫女子性感帶，可是還不如中醫針灸原理，由機能生理學的方式來得有效。因為按前述方式專心一意地愛撫女子經絡，則對方的反應會變得非常敏銳，同時也十分自然。

俗云：「九淺一深，右三左三，擺若鰻行，進若蛭步。」

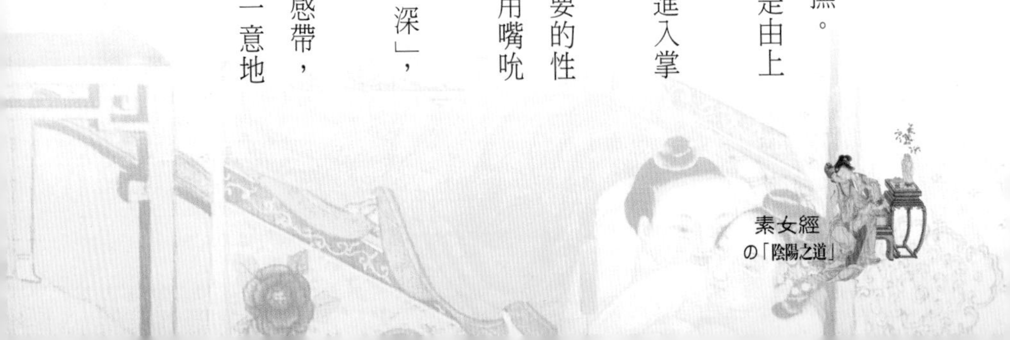

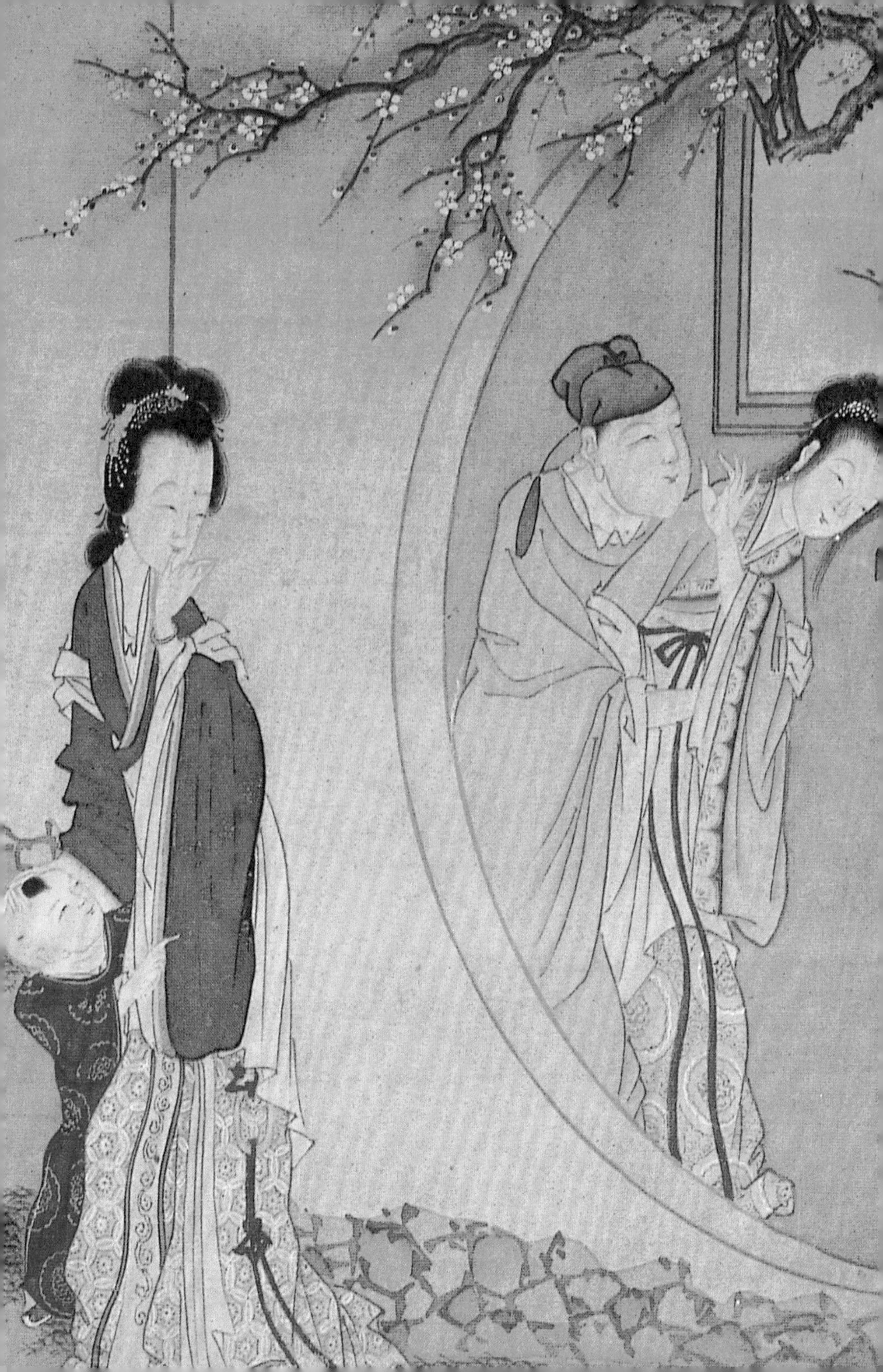

這十六字足以描繪男人在交合時應有的技巧。其最主要的目的，還是在教男人自行理智控制，要儘量使女子快樂，而達到高潮，自己亦能避免過早洩精。

陽具先淺進九次，使女子春意蕩漾，心猿意馬，然後再做深入的一擊，是謂「九淺一深」。因為在九次淺進時，女子能感受溫柔的撫擦的快感，然後又受到深深的一擊，心動氣顫，男人龜頭直抵陰戶深處時，女子即刻會陷入極度的興奮狀態，陰道發生反覆膨脹及不斷緊縮的現象。愈是如此，則對陽具的介入，更能體會出交合快感。

除了「九淺一深」外，陽具還需「左衝右突」，摩擦女子陰戶右邊三次，再左邊三次，此時女子又會感受到不同的快感來自陰道壁，性慾自然會更高漲而不能自已。

此外，男人陽具在進出陰道時，不可呆板地一抽一送，必須像鰻魚游進，橫向擺動身體，以使女子陰道兩壁都能感受到陽具的衝突。或是在進出陰道時，採用像蛭蟲走路一般，一上一下地縱著身體拱進。如此女子的陰道上下壁也能明確地感受到陽具插入的快感，終而神魂顛倒，樂不可支而達到高潮。

《玉房祕訣》這部書，在書中載有——「八淺二深，死往生還、右往左往」。

九淺一深也好，八淺二深也好，都是殊途同歸，指的是性交的韻律。同時限制深入的次數，除非很特殊的例子，女子才須要每次的插入，都要直抵陰道最深處，因為每次都深入，這種強烈的快感，極易導致性感的麻痺，如此反而弄巧成拙。正像在背上搔抓止癢，若是過於用力而次數又太多，很容易便會造成疼痛的後果。

「死往生還」，指的是男子陽具在陰戶內因受內壁的蠕動緊縮和溫度的刺激，很容易就會不自主地洩精，因此在發現陽具衝動而堅硬時，應立即抽出陰道。待它稍微冷卻之後，再行插入，也就是所謂的死往生還，也就是弱入強出的意思。

「右往左往」，是指陽具必須在陰道兩壁，交互摩擦。

《玉房祕訣》、《素女經》，以及所有的性古籍的原則，都主張男人應儘量理智，延後射精，以配合女子高潮的到來。這種原則，直到今日，仍然是醫學界所一致主張的。

男人若能按這種方法經常鍛鍊，必能增強交合的持續力，如此不但永保男女間的魚水之歡，男人也能常保精壯，而百戰百勝。

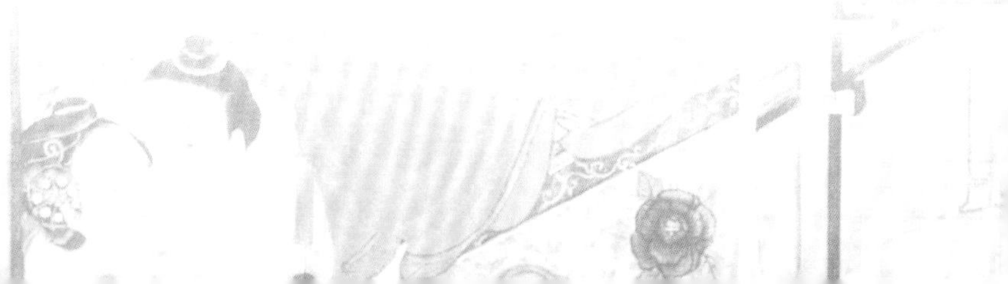

男人交合要「四至」齊備

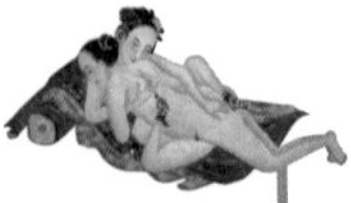

黃帝曰：意貪交接而莖不起，可以強用不？玄女曰：不可矣！夫欲交接之道，男候四至乃可致女九氣！

黃帝曰：何謂四至？玄女曰：玉莖不怒和氣不至，怒而不大肌氣不至，大而不堅而不熱，神氣不至，故怒者精之明，大者精之關，堅者精之戶，熱者精之門，四氣骨氣不至，堅至而節之以道開機不妄開精不洩矣！

黃帝問：「我一直想不停地交合，無奈陽具不能堅挺，是否能勉強去做呢？」

玄女答：「不可以！在交合時，男人必須『四至』齊備，女子要『九氣』全到，才可以進行交合。」

黃帝又問：「那麼男人的四至，指的是什麼呢？」

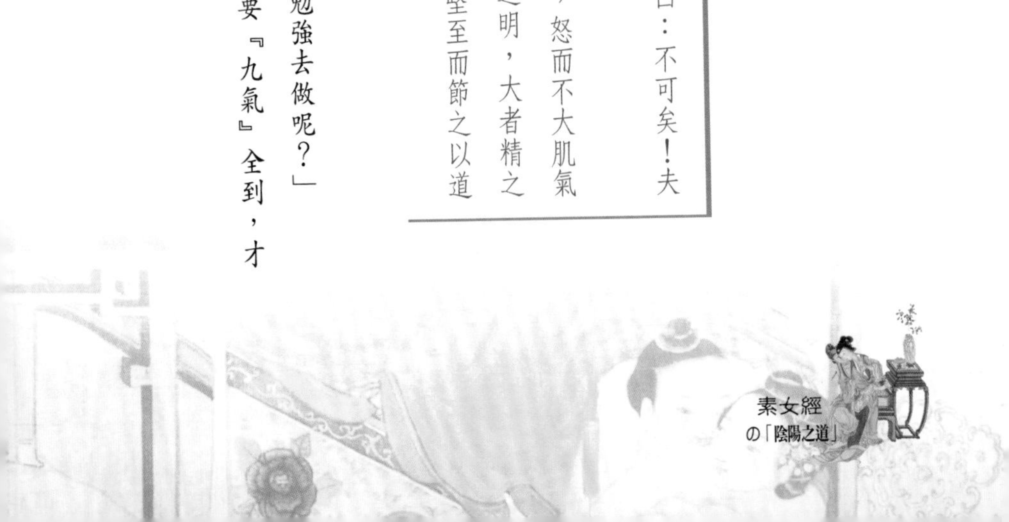

玄女答：「一、陽具不怒張，便是蓄力不充足；二、怒張而不硬大，便是肌力不充足；三、碩大而不堅硬，便是筋力不充足；四、堅硬而不熱燙，便是內力不充足。所以，陽具怒張，就表示蓄力可發，戰志高昂；陽具碩大，就表示軍容壯大，即可進擊；陽具堅硬，就表示摩拳擦掌，叩關攻城；陽具熱燙，就表示烈火沸鼎，欲罷不能。」

玄女接著又特別強調：「即使和氣、肌氣、骨氣和神氣都齊備到來，也不要逞強好勇，損耗元氣。應該曉得節制之道，不隨意興起交合，交合時也不濫行洩精。」

黃帝陽具勃起無力，恐怕是現代繁冗社會中，大多數男人的通病。男人精力的強弱，固然和先天的因素有密切的關係（如遺傳、種族、食物、生活習慣等），但是後天的鍛鍊卻能改變上述的各種影響。

男子氣概等於零的時候，可能就是女子無法得到滿足之際，兩人眼睜睜地看著奄奄一息的陽具，像蠶一般地垂頭喪氣，不禁想起窮途末路的楚霸王，這種羞愧，真會逼得

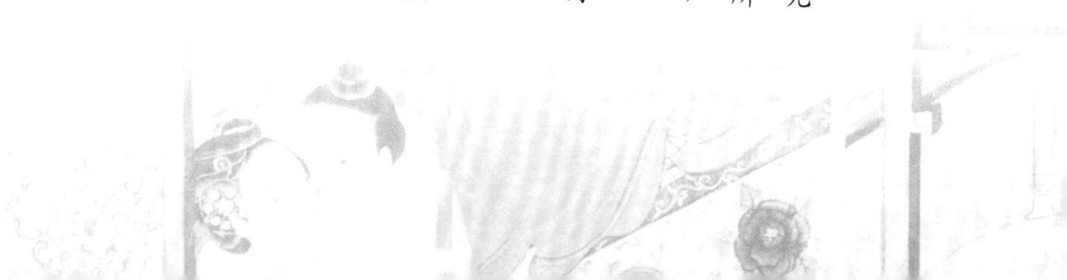

人要烏江自刎。

附帶一提：對於這種性無能，中國醫學古有祕方。古代人發現——「腳趾能影響性能力」，身體的經絡，由五趾的筋循踝、膝而上，經大腿、尻而直通性器。若是腳趾屈伸的機能不夠，就會影響到性器的強健，終於使得性器萎縮，不能人道。

此外，肝臟和腳筋也有密切的關係。一旦肝臟生病，功能惡化，經絡道發生故障，腳趾便屈伸困難，連帶地影響到性器官，使性器萎縮不振，不能人道。

腳趾的五趾中，由於經絡通道之故，使它們與肝、腎、胃和膽等皆發生密切關係。所以性無能的關鍵雖然在足，可是間接的影響，卻是不少。古傳的觀趾法（足心道），由大拇趾診脾肝、二趾斷胃心、中趾察胃脾和無名趾觀膽肺、小趾看膀胱和腎。只要觀察腳趾變形的狀態（彎曲、腫大、細小、僵硬）即可知有關五臟機能的盛衰，而及早治療，袪除疾病。

相反地，若是腳脖子經常做彎曲運動，腳趾不斷地做屈伸，則不但可使內臟健全，陽具勢必也會日見茁壯，所向披靡。

蘿蔔腿或小腿太粗短的女子，大都是性能力不強。這是因為聯絡性器的腳筋，受到拘束，不能充分活動的關係。補救的惟一方法，便是多做腳趾屈伸運動。

在前章中有提到，鍛鍊陽具的方法，就是——「死往生還」，最早見載於《玉房祕訣》。若依照那種方法，約莫十數天，則陽具會堅如鐵棒，熱似火把，成為百戰百勝的利器。

許多古籍小說中也提到關於陽具鍛鍊之事。南北朝時，武成帝的專寵胡氏，曾與西域僧曇獻做雲雨之歡，曇獻僧極擅運氣術，鍛鍊成百鋼打造般的陽具。每逢交合時，都能伸縮自如，縮小時像宦官去勢一般，萎縮難見。伸長時，又暴突怒張，長達廿公分，並且粗壯熱燙，觸手炙熱。

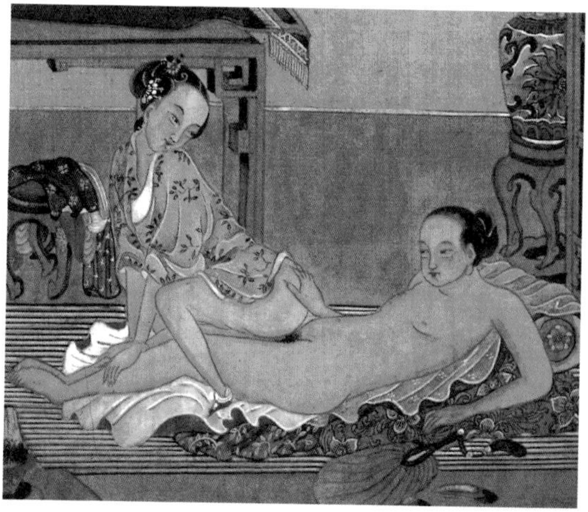

女人做愛須「九氣」全到

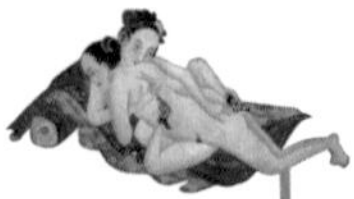

黃帝曰：善哉！女之九氣何以知之？玄女曰：伺其九氣以知之，女人大息而咽唾者，肺氣來至，鳴而吮人者，心氣來至，抱而持人者，脾氣來至，陰門滑澤者，腎氣來至，懃慇咋人者，骨氣來至，足拘人者，筋氣來至，撫弄玉莖者，血氣來至，持弄男乳者，肉氣來至，久與交接，弄其實，以感其意，九氣皆至，有不至者，則容傷，故不至可行其數以治之！

女子九氣

黃帝問：「我已明白男人的四至，那麼女人九氣又是什麼呢？」

玄女答：「女人九氣也不難觀察，分述如下：

一、呼吸急促、吐噝口水，表示肺氣已經充實；
二、低吟呻嗚，吸吮男人，表示心氣已經充實；
三、雙臂抱人、緊纏不已，表示脾氣已經充實；
四、陰部滑濕、濃霧迷濛，表示腎氣已經充實；
五、意態慇懃、齧咬男人，表示骨氣已經充實；
六、雙腳上屈、勾纏男股，表示筋氣已經充實；
七、輕舒柔夷、撫弄陽具，表示血氣已經充實；
八、意亂神迷、撫摸男乳，表示肉氣已經充實；
九、……

男人常與女子交合？必須撫弄對方的陰蒂，探探她的九氣是否全到了？男女交歡務必要等到時機成熟，水到渠成才能交合。否則身心蒙受戕害。若有各氣不充足的現象，便要用九九之道（見第二章）加以治療。」

男人有四至，女子有九氣。四至和九氣是相對相成的。

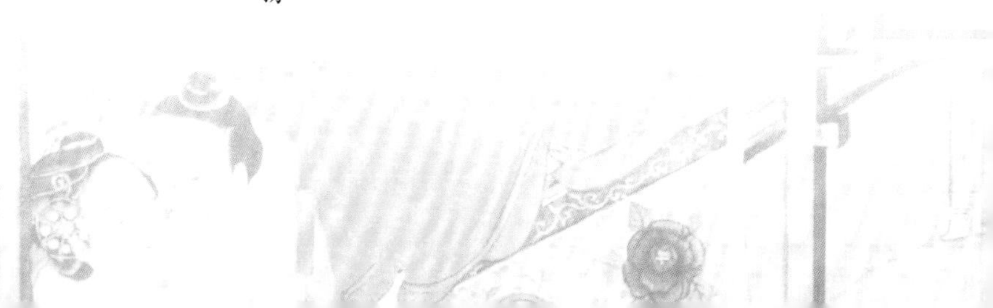

早如玄女者，就發現男女的性反應特徵，教導先民在男女交合時，必須顧及彼此的生理反應。一定得到時機湊巧，果熟蒂落再行交合，這種論點，證之以今日的醫學，是非常明智的見解。美國金賽博士也曾有類似的臨床報告。雙方若不顧及這種自然的性反應，不待時機成熟便行交合，如此因為性高潮的不一致，而使單方面有「早洩」現象，往往造成身心的傷害。

前面我們曾提到內臟與腳趾的密切關係。在此不妨再探討一下，內臟和五官的關係。中醫發現——

肺的反應在鼻；

心的反應在舌；

脾的反應在口；

腎的反應在耳；

肝的反應在眼。

所以當女子力氣充足時，便自然反應在她的動作上，如肺氣充實便會呼吸急促，吞嚥口水；心氣和腎氣充實便低吟呻嗚，舌弄男口；腎氣充實時，陰部就會分泌黏液而潤濕；骨氣充實時，牙齒便想咬人等等……但遺憾的是，玄女經雖云「九氣」，卻只明載了八氣，獨缺一氣，可能是少掉了肝氣。

內臟除了與五官有密切關係外，根據黃帝內經素問的記載，「天食人以五氣，地食人以五味」，五味影響五臟，故酸甜苦辣鹹不可多吃，否則內臟會受到傷害，根據傳統中醫發現——

多食酸，則皮膚褶皺、層皮揭舉；

多食甜，則骨骼痠痛、毛髮脫落；

多食苦，則皮膚乾燥、髮毛掉落；

多食辣，則筋絡急暴、指爪乾枯；

多食鹹，則血行不暢、膚色不良。

五味養五臟，過食則傷之。五味又養哪五臟呢？

酸味益肝，食酸易生津液，津液內溢而強肝，肝盛後影響到脾，脾受損後皮膚便起褶皺，唇皮翻舉，更嚴重的是會導致脊骨彎曲，排尿困難。因為肝屬木、腎屬水、脾屬土，木剋土之故。

甜味益脾，但是多食甜又傷腎，進而令人氣悶、骨骼痠痛、毛髮脫落。因為脾屬土、腎屬水，水剋土之故。

苦味益心，多食後又傷肺，造成皮膚乾燥、髦毛脫落現象。因為心屬火，肺屬金，火剋金之故。

辣味益肺，可是吃多了又會傷肝，以致筋脈急暴，指爪乾燥，精神不濟。因為肺屬金、肝屬木，金剋木之故。

鹹味益腎，然而吃得太鹹後又傷心，造成血行不暢、膚色不良等現象。因為腎屬水、心屬火，水剋火之故。

古代房中術的特色，在於利用男女交合，達到享樂和養生的雙重目的。因此特別強調男人四至和女子九氣。其一，是希望男女皆能達到高潮，享受性愛之樂；其二是希望彼此的官能和內臟都能充分發動，完成應有的功能。所以，玄女才會說九氣不至，易傷身毀身。

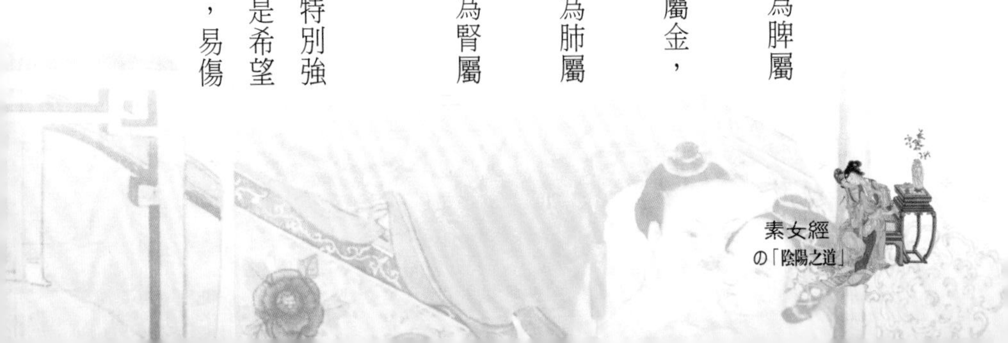

治療性能力衰退的七種方法——「七損」

七損與八益是成對比的，因身體不適而勉強做愛所生的疾症，都可用性交體位當作治療方法。例如：性的衰弱、早洩、無能、萎縮、過勞時性交，或因飲酒、內臟受傷害、房事過多而引起的症狀等等，都是頗使現代人苦惱的問題。

素女經視此為身心不平衡的問題，為了要提倡正常的性生活，那麼，她就可以前述的幾種體位當作恢復機能的方法。

同時，加上八益時，素女經再求變化，處心積慮想出二十四種體位。

她說的目標，含有強壯、長壽和快樂三項益處，從頭到尾都很重視自力更生，這無異是給現代人打了一針強心劑。

現代人由於體力衰退，再加上緊張的壓力，以及穿著緊身的褲子、窄衫，甚至使用保險套性交等，結果使得性能力日漸低落。以致得到性無能症，最後使性生活有如窮途末路。

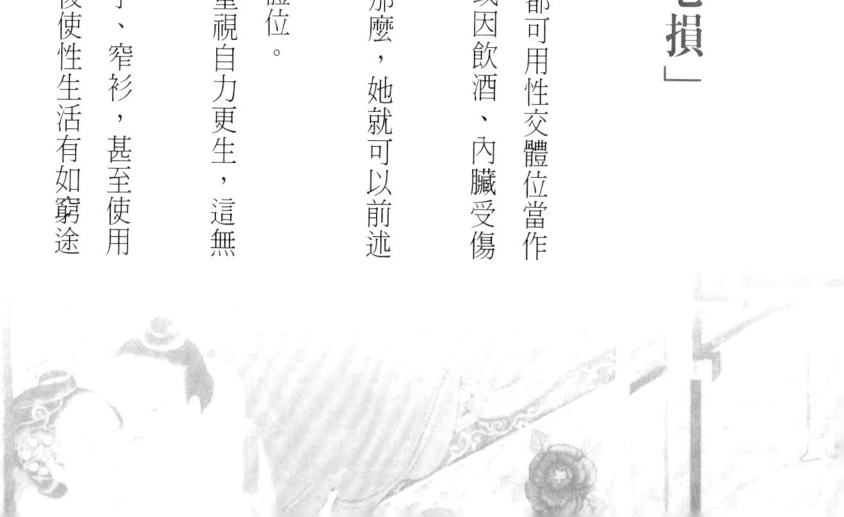

絕氣——七損之一

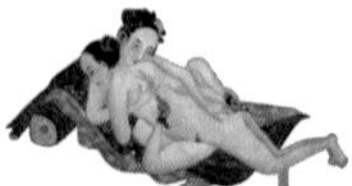

素女曰：一損謂絕氣，絕氣者，心意不欲而強用之，則汗泄氣少，令心熱目冥冥，治之法，令女正臥，男擔其兩股，深案之，令女自搖，女精出止，男勿得快，日九行，十日愈！

素女說：「一損——絕氣。即精氣枯竭之意，性愛動機並不強烈卻欲勉強交合，則會滿身大汗，減少氣力，興奮而睜不開眼睛。而要醫治此病的體位，是讓女性正面仰臥，男性則抬著她的雙腿，而後插入之，使女性自己擺動，女性津液流出，即行停止，男以不洩為原則。若用此法，日行九次，則十日即可治癒此疾。」

精氣枯涸是指喪失「氣」的意思，道家認為「氣」是維持生命最要緊的東西。沒有節制的性生活，會招致身心極不平衡的結果。

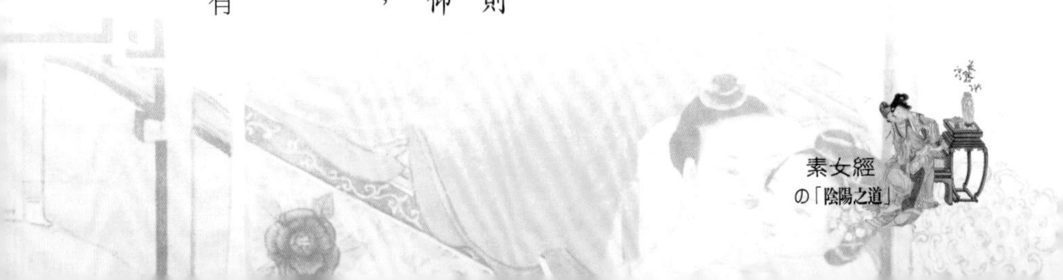

關於治療此症的體位，乃是九法中之猿搏型，這主要由女人主動。老祖宗視屈曲位為男女交合的一種正常位。

屈曲位可以避免因密著度極高的體位所引發的興奮持續與疲勞，這對於男人是很快樂的體位，它與猿搏型不同，但卻很強調女人主動這一點。

如因房事過多而減弱氣勢，以致患上眼睛睜不開的神經衰弱症，那就要變化自己喜歡的體位，提高密著度，讓女人採取主動。

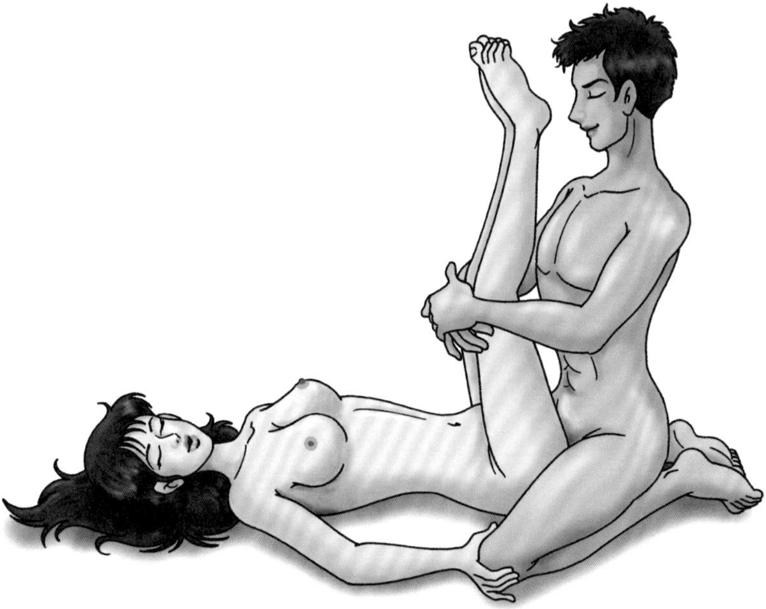

絕氣

溢精——七損之二

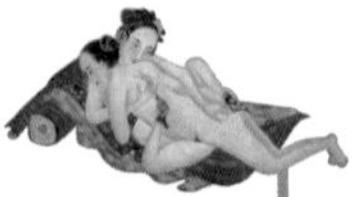

二損謂溢精，溢精者心意貪愛，陰陽未合而用之，精中道溢。又醉飽而交接，喘息氣亂則傷肺，令人欬逆上氣、消渴，喜怒或悲慘慘，口乾身熱而難久立。治之法，令女人正臥屈其兩膝夾男，男淺刺內玉莖寸半，令女子自搖，女精出止，男勿得快，日九行十日愈！

「二損——溢精。所謂溢精者，是指情慾在燃燒，氣勢在膨脹，陰陽尚未調和，即行交合，結果中途洩精。

另外，酒醉後性交，會喘息不止，呼吸零亂，傷及肺部，如果呈咳嗽、火眼、消渴（喉頭發乾，小便尿不出來之症）諸病時，喜怒哀樂的情緒也會更嚴重，喉頭發乾，身體發熱，長此以往，還會變成性無能。

要治此症的體位，即女人正面仰臥，兩膝彎曲，男性則以陽具插進一寸半左右，讓女性腰部擺動，到了女性的津液流出時，即可停止，以不洩為原則。用此方式，一天性交九次，則十日就可治癒上述諸症。」

溢精是繼一損絕氣之後的肉體症狀，與早洩症狀之下，房事過多，醉後性交，結果使得呼吸系統不調和，肺部傷痛，甚至發生長期的性無能症。

至於如何治療這種疾症的體位問題，乃是以舒服的對向位與淺進方式，期以防止早洩，並要讓女性掌握主導性、減少男人的運動量。

因為行房事需要相當於呼吸及循環器等運動

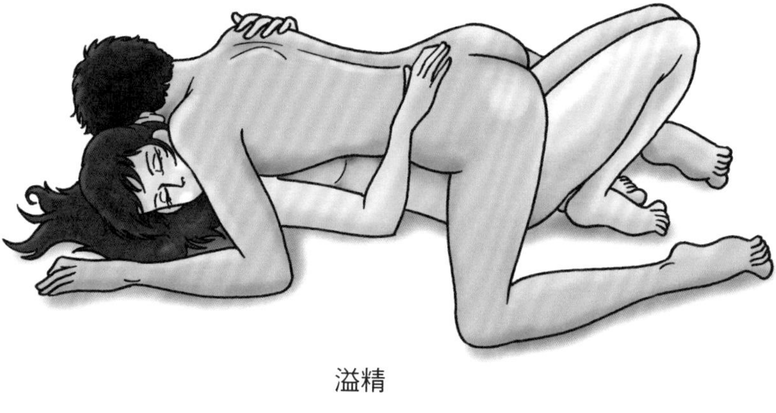

溢精

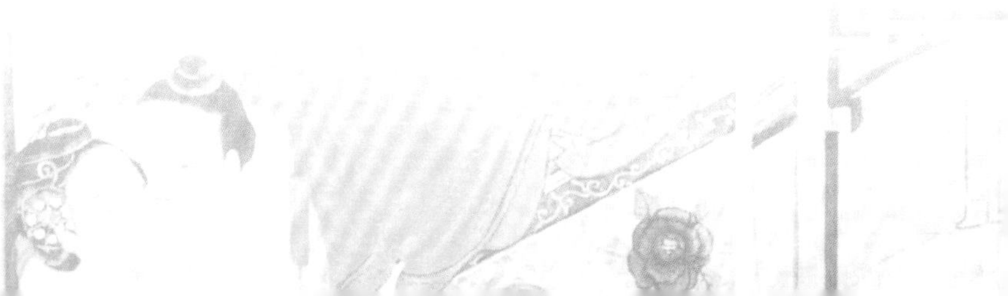

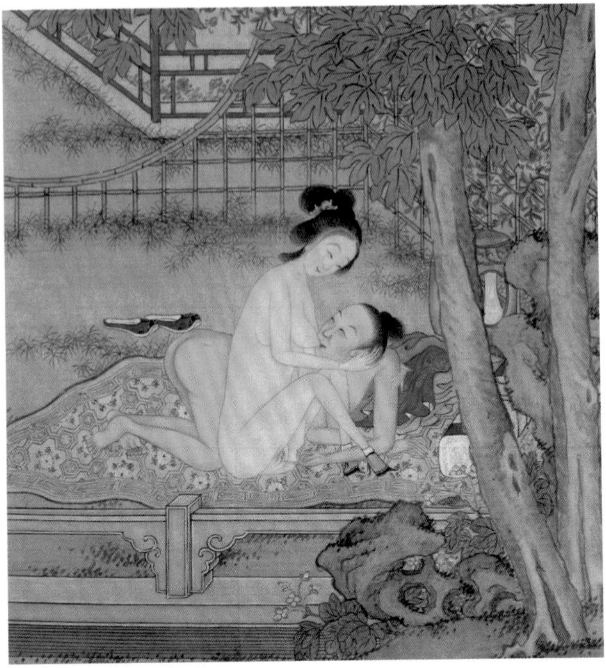

量的精力，所以，一定要研究性交體位，使得絕氣與溢精不要惡劣循環。酒醉後做愛，會使身心失去平衡，變成長期的性無能。

若用上述體位行房事，則十日可治癒以上諸疾。這對於女性來說，她掌握主導權，此種體位可行腹筋的強化體操，這對醫治不感症很有效。同時，一面享受性的樂趣，一面治病，這可以說是古人智慧活用的一個實例。

奪脈——七損之三

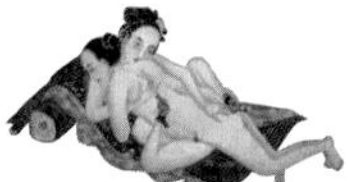

三損謂奪脈。奪脈者，陰不堅而強用之，中道強寫精氣竭。及飽食訖交接傷脾，令人食不化陰痿無精，治之法，令女人正臥以腳鉤男子尻，男則處席內之，令女自搖精出止，男勿快，日九行十日愈！

「三損——奪脈。即全身脈搏不順之狀症。

所謂奪脈，乃是陽具不硬，而勉強用之，結果中途洩精，使得精力枯竭。

吃飽行房事，會傷及脾臟，一旦消化不良，則陽具萎縮，精氣喪失。醫治此症的體位，先要使女性採取正面仰臥，並用雙腳纏住男性屁股的姿勢。男性用雙手抵在床上支撐著身體，陽具向內插入，使女性運動起來，女性滿足後，即行停止，男性雖沒有達到快感，但用此種體位，一日行九次時，十天即可以治癒上述諸症。」

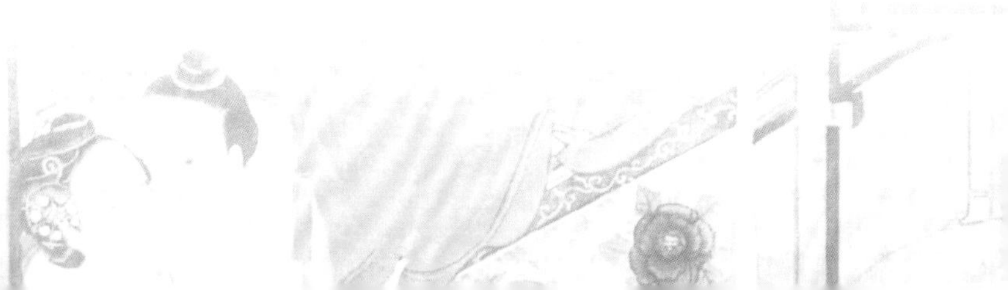

有些消化不良的現象，係由錯誤的性生活而引起的。

脾臟在中醫裏是消化吸收器官，因溢精症而使喉嚨乾渴，或因奪脈症而傷及脾臟，以致引起了消化不良的症狀，這些都是因為消化器系統的不協調所使然的。

中國有句俗話說：「不要吃太飽，可以得長壽。」

亦即是指每胖一寸，會減少三年壽命。

力不從心，也是脾傷的證據。由於消化不良而引起便秘，也是傷脾的紅色信號，這些都會顯露出性衰弱，以及老化的現象。

早上空腹飲水一杯，對於疏通大小便，極有效果，因為便秘是性生活的大敵，在此我們來告訴你，每天早上起來如何迅速排便——

排便妙法

一、早上空腹時要確實地吃一頓豐富的早餐。

二、這麼一來，就會有「胃、結腸反射」，胃開始運作就會連帶地使大腸也跟著蠕動起來，進而加速便意。

三、立即進入廁所去排便。在最初的15秒鐘內就會排出約4分之3的糞便。

四、如果經過一分鐘之後，尚未排出大便的話，可以馬上站起來，做幾次深呼吸，然後再蹲下去排便。

至於，對於脾臟有益的是大豆和牛肉等食品，生藥方面則以茯苓為最佳。

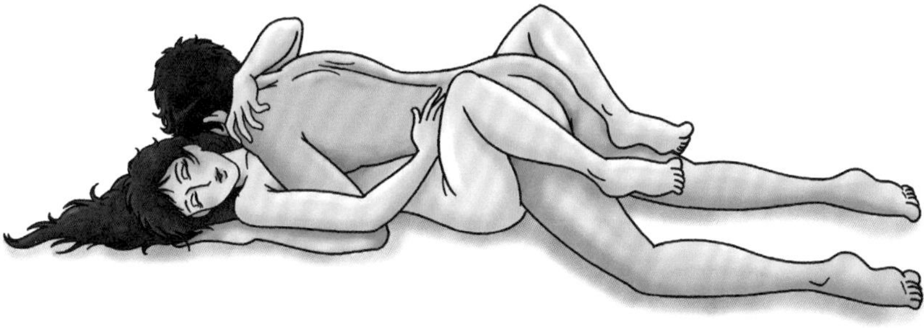

奪脈

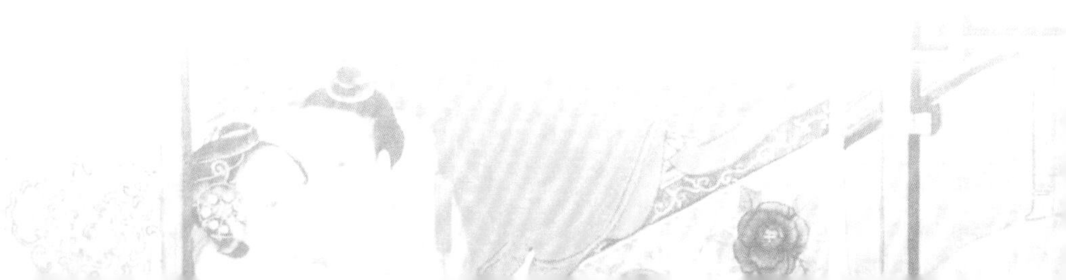

氣泄——七損之四

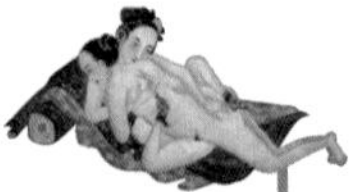

四損謂氣泄。氣泄者，勞倦汗出未乾而交接，令人腹熱脣焦，治之法，令男子正臥，女跨其上向足，女據席淺內玉莖，令女自搖女精出止，男子勿快，日九行十日愈！

「四損——氣泄。即指精氣洩於體外。

所謂氣泄，就是疲倦之餘，滿身出汗，即行交接，結果腹部發熱，口部發乾，治療的性交體位，就是男性正面仰臥，身體伸直，而女性採取面向男性腳部的跨坐姿勢，接著，女性用膝與脛一面支撐身體，一面以陰戶淺縮住陽具，使自己腰部運動起來，女性呈現滿足狀，即行停止，男以不洩為原則，用此體位與方式，一日行九次性交，則連續十日可治好上述諸疾。」

因為勞動而尚未恢復疲勞時，即行房事會使腹部與消化系統發生故障，口部發乾，這種背面騎乘的女性上位法，最不會使男性疲倦，這是運動量最少的體位。這與九法裏的兔吮毫式相似。

古代的文人曾以「倒插蓮花」等文句來形容這種體位。蓮子是最好的強精壯陽藥。關於長生不老的食品，在《本草綱目》一書裏記載說長期服用此藥時，可使力氣強壯，百病消除，身體輕快，延年益壽。

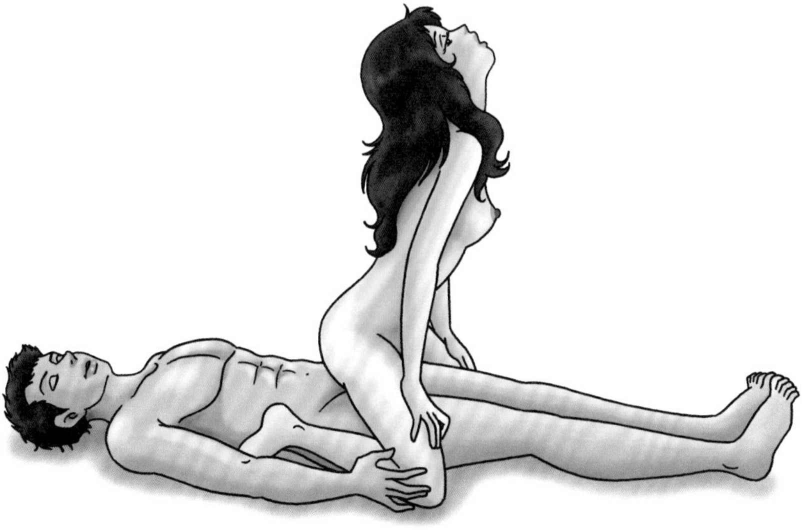

氣泄

機關——七損之五

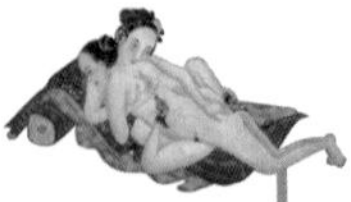

五損謂機關厥傷。機關厥傷者適新大小便，身體未定而強用之，則傷肝，及卒暴交會遲疾不理，不理勞疲筋骨，令人目茫茫，癰疽並發眾脈槁絕，久生偏枯陰痿不起，治之法，令男子正臥，女跨其股踞前向，徐徐案內之，令女人自搖，女精出止，男勿快，日九行十日愈！

「五損——機關。所謂機關，乃是厥傷也（指慢性內臟疾病）。患厥傷者，大小便的排泄困難。當消耗體力之後，趁尚未恢復時又勉強做愛，所以有害於肝臟。即使動作輕微，但沒有顧慮緩急的適度問題，結果會使得筋骨疲勞，眼神失光，循環系統不能活動。長久之後，身體癱瘓，陽痿併發，不能站立。

醫治此病之體位，是要男性正面仰臥，女性跨騎於男性兩腿上，重心略向前傾，慢

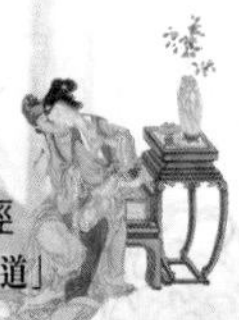

慢地讓陽具進來。同時女性腰部要主動運轉，女性滿足時，即行停止，男以不洩為原則，男性雖沒達到快感。但用此法行性交九次，十日後即可治癒上述諸症。」

如想使循環系統的機能良好，那麼，血液的流通一定要很順利。若能保持氣血的平衡，那麼，身體的調順自然可以恢復起來。活用這些原理和呼吸法，可使陽具壯健，例如在浴室裏一面做深呼吸，一面用手捉緊陽具根部，一面用力吐氣，然後鬆開手指，如此反覆動作可以每天做幾分鐘。

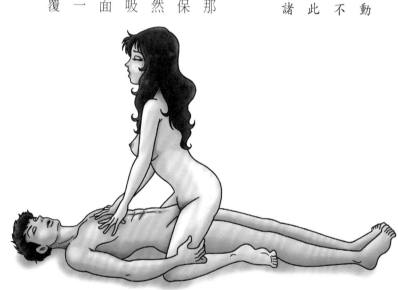

機關

百閉——七損之六

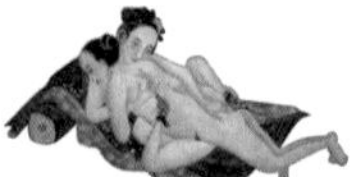

六損謂百閉，百閉者，淫佚於女，自用不節，數交失度，竭其精氣用力強寫精盡不出，百病並生，消渴、目冥冥，治之法，今男正臥女跨其上前伏，據席令女內玉莖相搖，女精出止，男勿快，日九行十日愈！

「六損——百閉。即身體中的脈搏閉塞起來。

所謂百閉，即女性淫心蕩漾，而缺乏自制力時，一連做了幾次愛仍不知節度。男性精氣枯竭，雖想要洩出精來，奈何精盡而洩不出來。因此，百病併發，喉頭乾燥，尿水不通，雙目發暈。

醫治此病的體位，男性先正面仰臥，女跨於男體上，向前伏下，雙手著床而支撐自己的身體，此外，讓女性用陰戶把陽具吸住，而後不斷擺動，滿足後即行停止，男以不洩為原則，但用這種方法一天行九次，十日即可治癒上述諸疾。」

女性上位即俗稱「帆船」的體位。男性於床上仰臥，女性使其陰莖勃起，然後如騎馬的姿勢般將陰莖插入陰道。

此時要注意的是，女性若沒有充分的濡濕，則男性會產生疼痛，而女性本身也會疼痛，兩者的性器都會損傷。特別是女性的陰道一定會多少有點濡濕，但男性的龜頭卻不會自動的濡濕，所以女性必須顧慮到這點。不要一次將陰莖插入，而是要分成數回上下移動腰部，使陰莖濡濕後再插入，也可以使用潤滑劑來幫助插入。

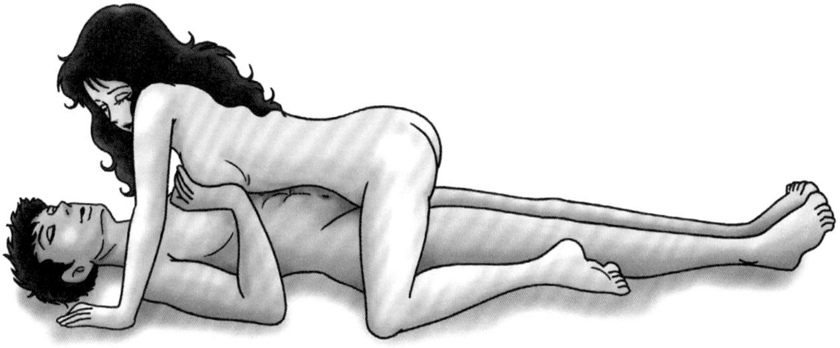

百閉

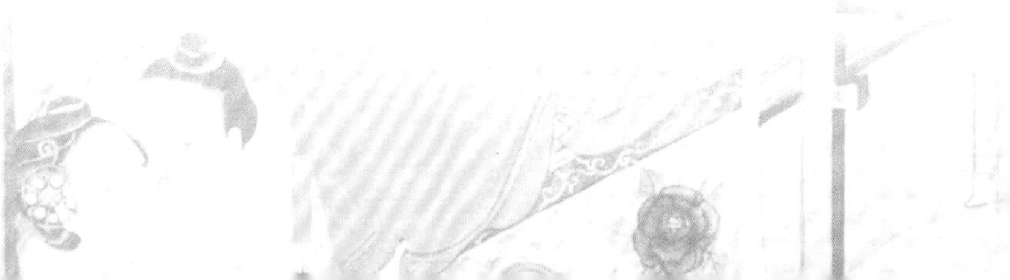

血竭——七損之七

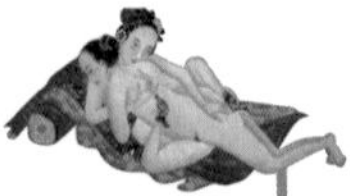

七損謂血竭。血竭者，力作疾行勞困汗出，因以交合俱已之時偃臥推深沒血，治之法，令女正臥高抗其尻，申張兩股，男跪其間，深刺，令女自搖精，為本暴急劇病因發連施不止，血枯氣竭令人皮虛膚急莖痛囊濕精變出止，男勿快，日九行之，十日愈！

「七損——血竭。所謂血竭，乃是努力工作，盡行走路之餘，難免疲乏而滿身流汗，接著又馬上進行交合，深入陣地，耗盡精元。這樣一來，疾病爆發，精洩不止，血液枯竭，精氣喪失殆盡，皮膚變色，尿道生痛，陰囊濕潤，精液成了血尿。

醫治此病的體位是：女性正面仰臥，屁股下墊個枕頭，使之隆起，兩腿伸張開，男人跪於其間，陽具插入進去，使女性腰部擺動，滿足時即行停止。男以不洩為原則。用此法一天性交九次，十日可治癒這些症狀。」

由此可見，四、五、六損都是由於體內障害、房事過多和沒有節制的性生活而引起的症狀，但也都得靠女性上位的舒服的體位，才能治癒上述病症的生理健康法。

七損體位有其共同之點，那就是女性掌握主導權，不使男性洩精，一天房事九次。若能應用此法，讓女性掌握主導權，變化體位，改變刺激部位，並延長持續時間。諸如此類的方法，都是極高智慧的事實。

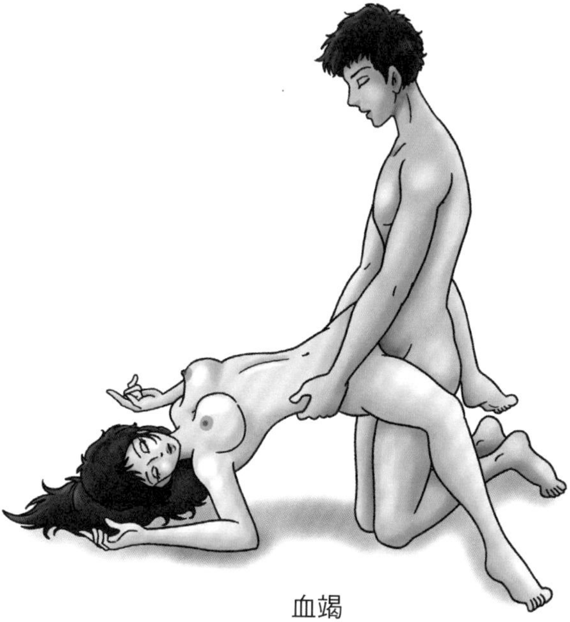

血竭

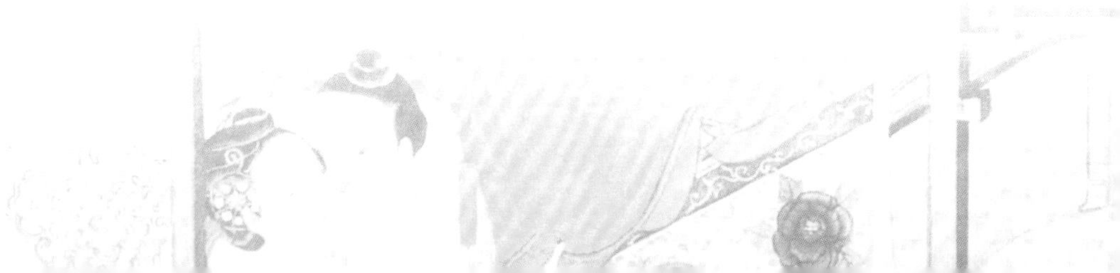

中醫認為眼睛是與肝臟相對應的器官，所以常常會雙眼發暈。

眼睛不但是內臟障害的「窗口」，也是性愛的「窗口」，這個說明是相當科學的。

一般人認為黑眼圈是熱情奔放的表現，而眼角安靜，及眼睛附近呈現櫻花色的女性是精氣旺盛，內臟健康的象徵。內臟沒有障害，性生活也自然會正常。

眼白的部分看起來呈現櫻花色的女性，就表示充滿熱情的意思，她們的血液運行良好，陰戶也常常有適度的溫暖，這是由於性慾要求強烈所使然。

有不少現代女性眼角呈現皺紋，這表示她們在性方面出現紅色信號，因為眼角跟心臟相對應的，所以，心臟也出現紅色信號了。

眼瞼直跳不停的女性，即象徵她在性方面呈現紅燈，因脾臟一向被認為與眼瞼相對應，所以，心中不安即表示分泌腺有了毛病。

要使性慾旺盛，充分享受魚水之歡的男女，首先得使內臟健壯才好。

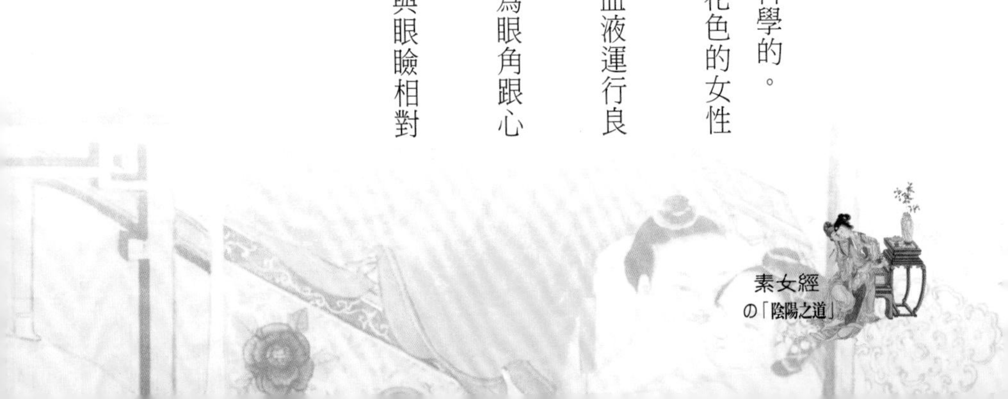

強化性機能的八種方法——「八益」

房中術的「七損」和「八益」之法。它們的作用，都是在使陰陽調和，藉著性交技巧的習練，使得男女不但水乳交融，愛情彌堅，同時更能祛病強身、健康長壽。

中醫比較看重身體內臟器官，認為強身固本，應由內而外。就拿做體操一項而言，如果內臟不健康，肌肉和骨骼也沒法正常的發展。因為內臟的功能，即在控制全身各部位，內臟本身不健全，怎能使身體的肌肉、骨骼、膚髮健康呢？

這種理論早在黃帝內經素問中有所記載：「心之合脈也、共榮色也；肺之合皮也、共榮毛也；肝之合筋也，其榮爪也；脾之合肉也，其榮唇也；腎之合骨也，其榮髮也……」

心臟健全，必使血脈暢通，人的血氣自然紅潤；肺臟健全，必使皮膚潤滑，毛髮自然柔順；肝臟健全，必使筋肌強健，指爪自然健康；脾臟健全，必使肌肉力活，口唇自然鮮艷。

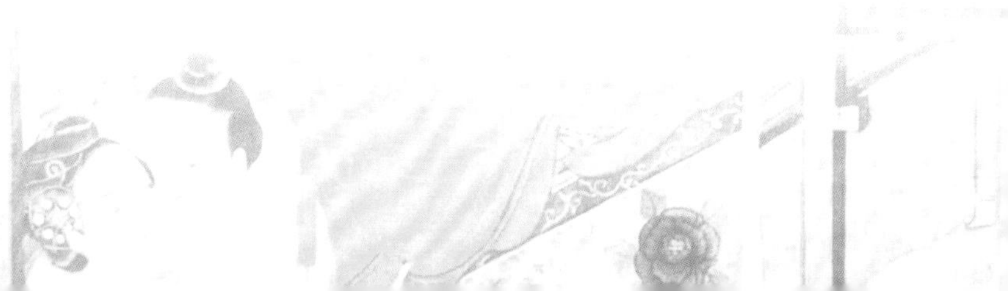

八益法，便是根據這項理論，應用各種性交體位，強化筋肌、關節、內臟、血行、脈絡和神經等機能。八益法除了積極地強化內臟，健全器官組織外，也能在男女行使性交時，去除身體疲倦和精神困頓。

最值得注意的是，在這八法中，性交體位的變化很大，尤其加大了許多側臥的姿勢。這種側位法，是前述九法中所不曾提到過的。由此，我們更能看出素女經的變化多端，考慮周詳。

八益法中女性的姿勢，多為膝部的彎曲、張開、靠緊，腰部的扭轉和其他各部位的充分運動。其目的都在強化內臟的功能，尤其是強化腎臟的功能、使骨盤內血行良好、強健腹部筋肉、健全子宮，並且能使女子保持良好的性慾機能。

總而言之，八益的作用乃在強化內臟功能，並使性機能強固，使男女不但能充分享受性樂，而且能延年益壽、永保健康。

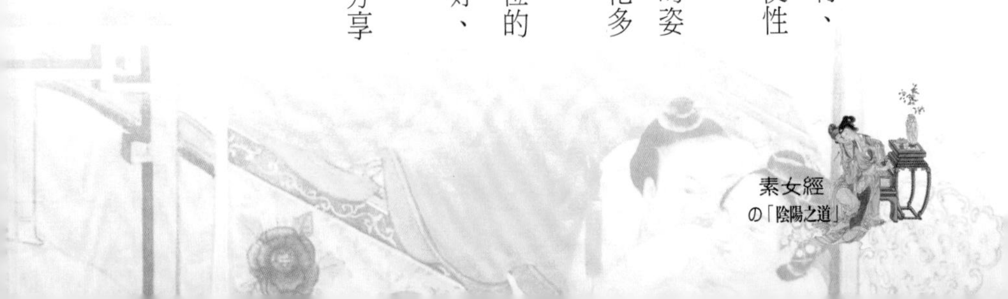

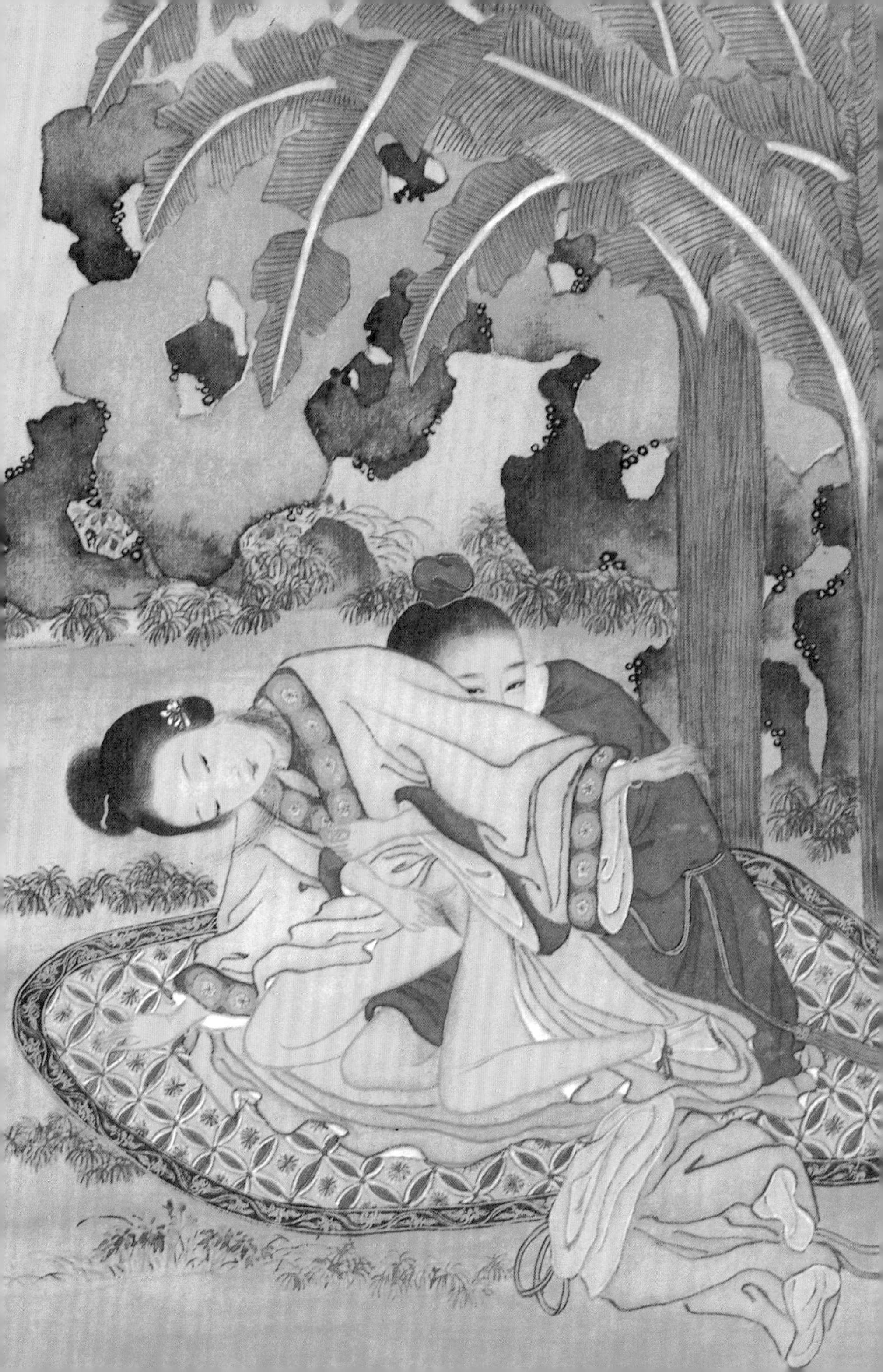

固精——八益之一

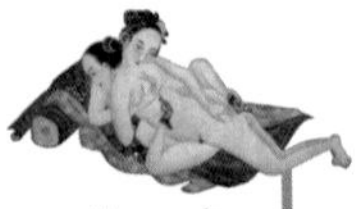

素女曰：陰陽有八損八益，一益曰固精，令女側臥張股，男側臥其中，行二九數，數畢止，令男固精又治女子漏血，日再行，十五日癒！

素女說：「男女性交能損身、也能益身，若行之不得法便會戕害身心。今列下七損八益之法，作為治療規範。

第一益——固精。

女子側臥，張開兩腿，上方腿可略彎曲。男人與她面對面側臥，陽具插入陰道連續十八次，之後就停止。如此男人可固精，並使精液濃厚，女子能治月經過多症。

按照此法，每日做兩次，連做十五天可以治癒漏血及散精之病。」

素女經中，在前述的九淺一深和前面介紹的七損，以及本章的八益法中，有許多關於性交姿勢的介紹。

性交運動，雖然只是男人性器官——陽具，和女子性器官——陰道等的摩擦運動。看起來動作很單純，然而男女的姿勢卻有很多種，細分起來，不下百餘種。粗略的分析，約有八種基本姿勢。

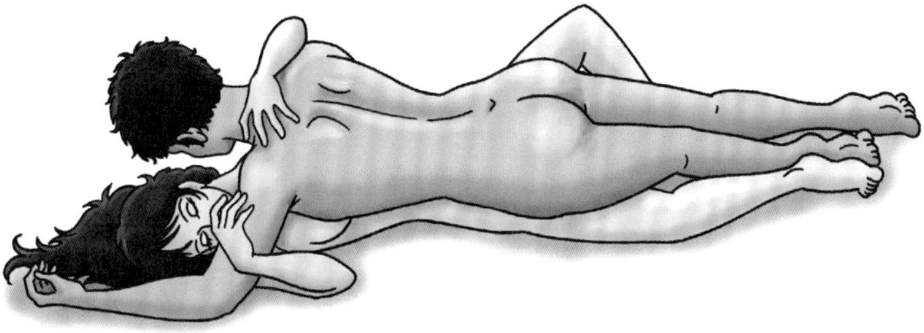

固精

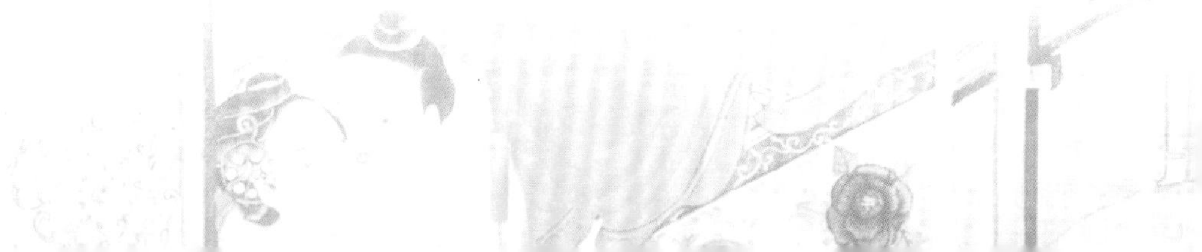

現在，且依男女方向和主被動關係來列述——

對向位（面對面）

(1) 女子面上仰躺位……男人主動
(2) 女子側臥位……男人主動
(3) 男人面上仰躺位……女子主動
(4) 男人坐位……女子主動
(5) 男女皆側臥位……男人主動

背向位（女背向男）

(1) 女子面下趴俯位……男人主動
(2) 男人面上仰躺位……女子主動
(3) 女子坐位……女子主動
(4) 男女皆側臥……男人主動

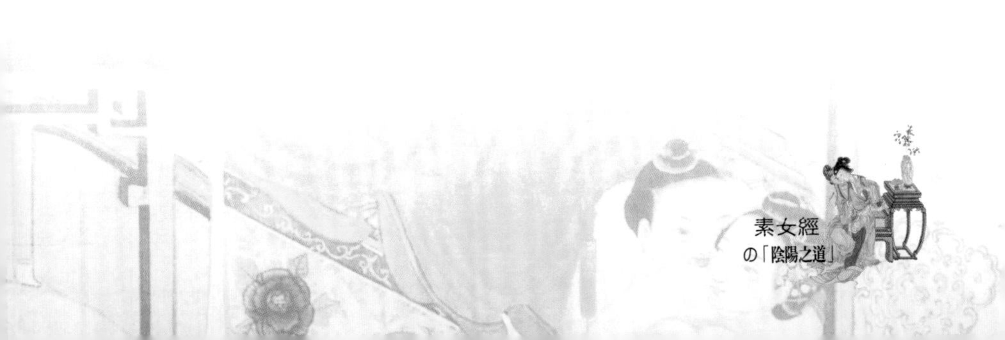

對向位

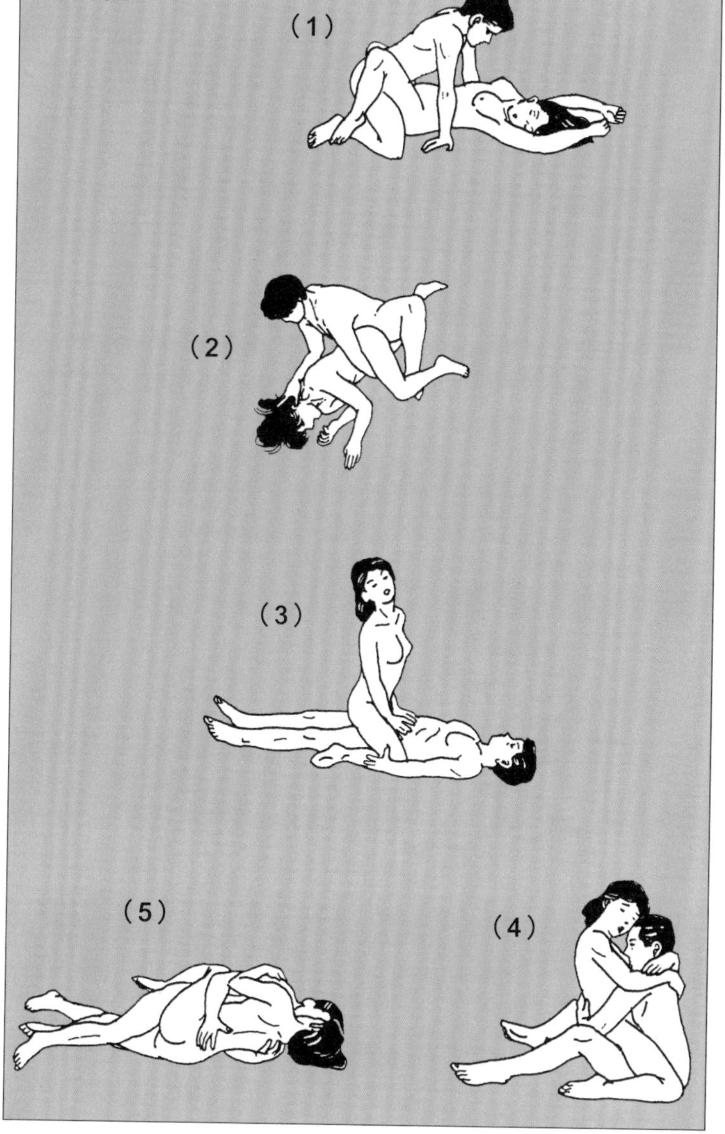

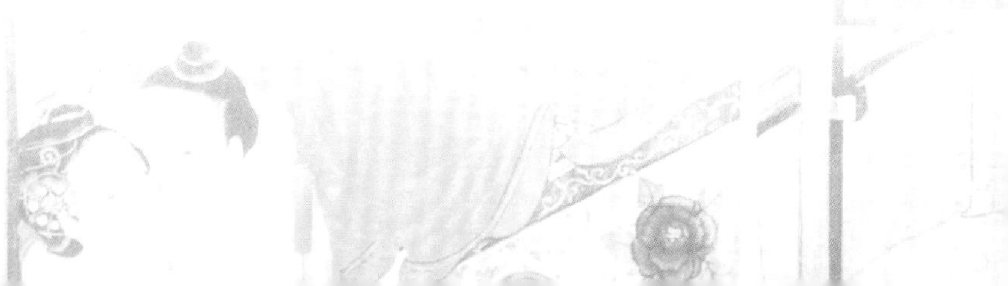

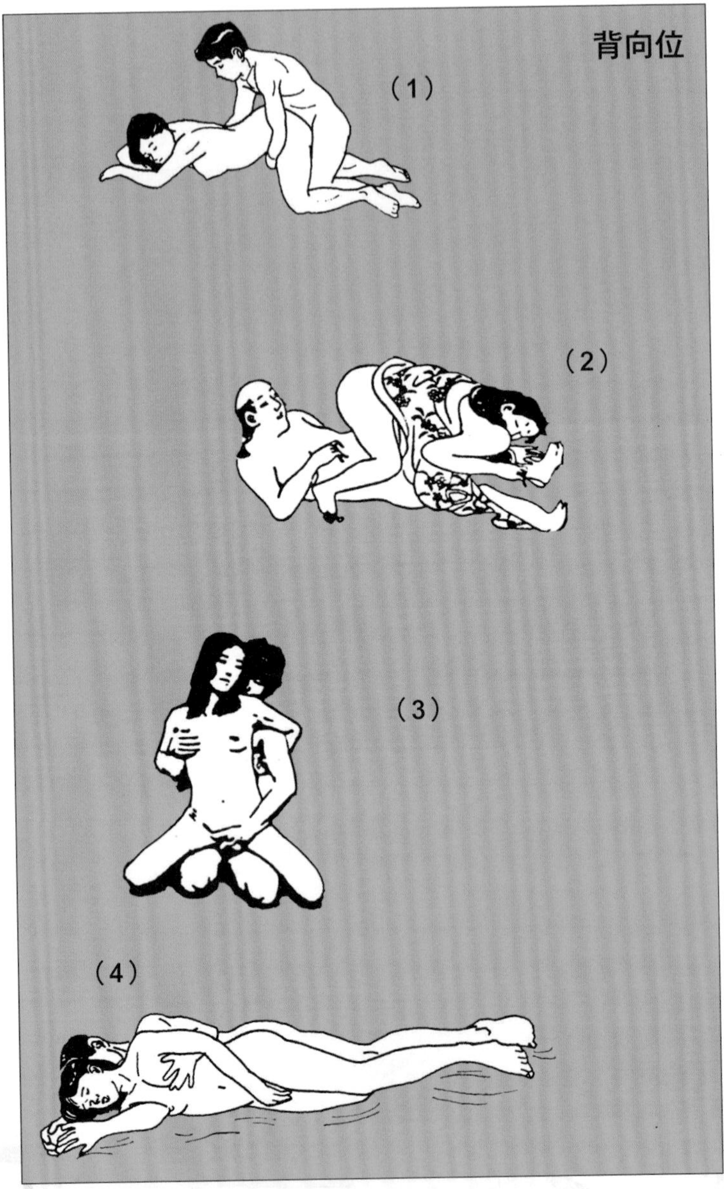
背向位
(1)
(2)
(3)
(4)

以上九種性交主要姿勢，可以說是百餘種性交姿勢的基本姿勢。其他各項變化雖多，但總是些小動作的不同而已。比如在對向位第一種裡，女子因姿勢的小改變，便又衍生出許多不同的姿勢和名稱。如女子曲一腿、曲二腿，或二腿皆舉等等。

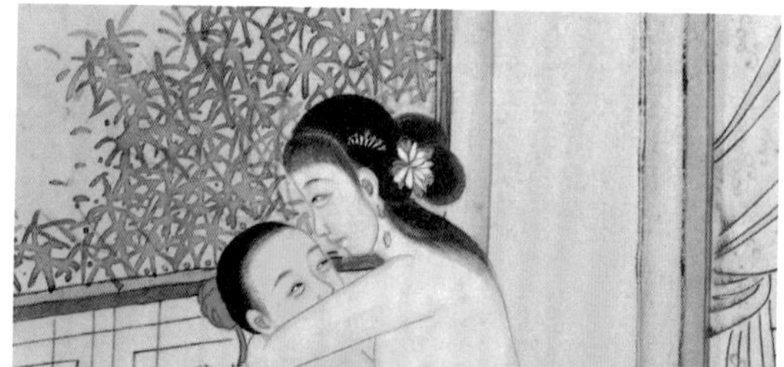

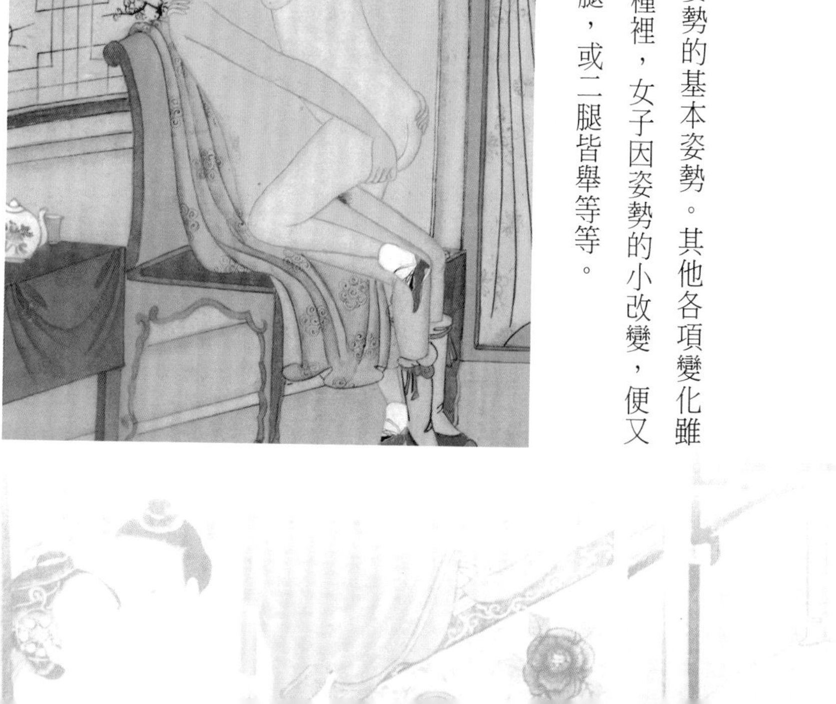

安氣——八益之二

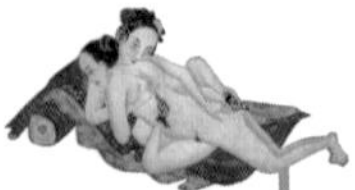

二益曰安氣，令女正臥高枕伸張兩股，男跪其股間，刺之行三九數，數畢止，令人氣和又治女門寒，日三行，二十日愈！

「第二益——安氣。女子仰面正躺，頭墊高枕。雙腿打開平放兩側，男人雙膝及雙手撐地，跪在女子雙腿中間，雙掌分置女臂兩側。陽具插入陰道計廿七次，之後即可停止。此法可使人心靜平和，氣脈爽暢，也能醫治女子陰門寒冷症。上述方法，必須每日三次，連續做二十天，即可收效。」

性交是技術，也是藝術。

比較粗心、魯莽的男人，「一根蠻秤十八兩」，提槍上馬兩三下就清潔溜溜。這種只顧自己洩慾而不顧女子反應的性交，是不智且錯誤的。

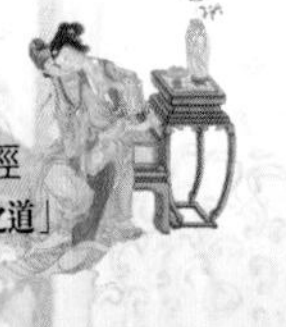

性交，顧名思義是兩性交媾。必須雙方愉悅，而不是單向的洩慾。在心理上，彼此也都以使對方滿足愉快為目的。

交媾的姿勢儘管是五花八門，總不外乎是其中一方採取主動，對方細心來配合。而主動權的歸屬，完全要依性交姿勢作為取捨。

大致說來，男女是各自一半。一般而言，男人採取主動權的機會較多，且多為平躺位。女子掌握主動權的，多是坐位姿勢。在進行坐位性交時，室內溫度又必須適度，不可太寒冷。同時在坐位時，此較不容達到高潮，這又是因為性器官構造所致。

古時候的皇帝大都在後宮養了一大堆佳

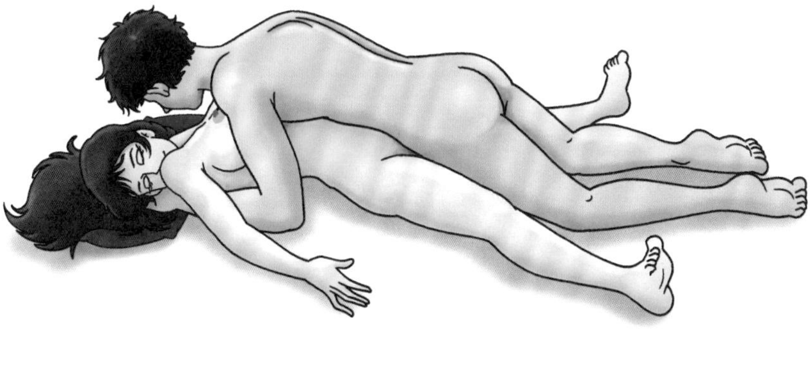

安氣

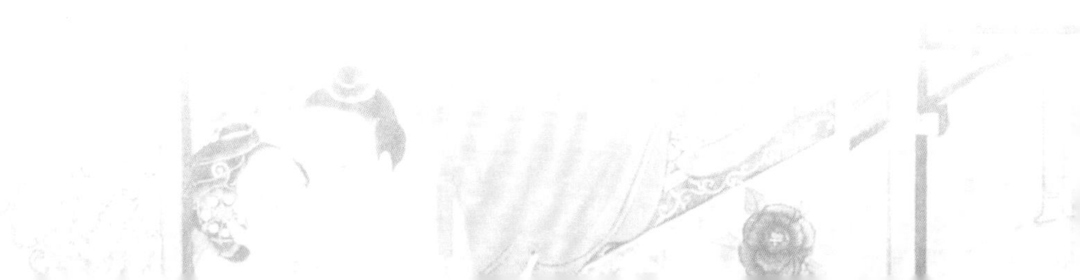

儷，因此玩的花樣特別多，主動的姿勢做累了，就喜歡自己躺在床上，由女子跨騎在他身上，面對面或是背對著進行性交。在這種姿勢下，可以飽覽女子雙乳因振動而顫抖，形成別具風味的「乳波臀浪」。

許多女子以為性交應該由男人主動，其實這是錯誤的觀念，正如同許多女子誤認性交是讓人感到羞恥的一件事。其實「性」與「食」一樣，必須由主婦「主中饋」，求其變化才對。在性交行為中，女子也是要配合男人行動的。而男人也希望女子能夠有時主動，從中獲得新鮮刺激。

閨房之樂並不會因為女子的主動而誤認為對方太男性化或太淫蕩。當然，像在新婚之夜，是不宜由新娘採取主動的，否則新郎即使沒抱頭鼠竄，也會萎了下來。

利臟——八益之三

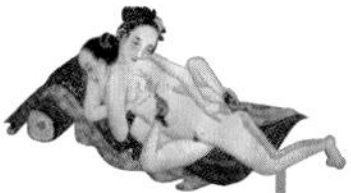

三益曰利藏，令女人側臥屈其兩股，男橫臥卻刺之，行四九數，數畢止，令人氣和又治女門寒，日四行，廿日愈！

「第三益——利臟。女子側臥，彎曲兩腿，使臀股突出暴露。

男人也側臥，由背後攻擊。陽具插入三十六次後即停止。此法可使男人心平氣和，也能治癒女子的冷感症。應用本法，要一天行四次，不洩為原則，連續做二十日，即可治好上述病症。」

利臟也有治療女性虛寒症的功效，在此，要先稍稍詳細的說明一下虛寒症與中醫之間的關係。

夏季中，不論是在家裡或辦公室裡，都有開冷氣。突然，從大熱天的外頭進入，立即撲了一身寒氣。這時，不由得全身起了雞皮疙瘩。這是皮膚在受到刺激時，所採取的自我防衛。

虛寒症有兩種症狀。一種是在一定的氣溫下，身體其他的部位別無感覺，只有特定的部位一直感到冰冷。實際檢查一下，會發現手指或腳部的體溫降低。另外一種是氣溫根本沒有下降，卻只有病人不斷抱怨寒冷。這也是虛寒症的一種。

實際上，虛寒症的症狀可說是林林總總。手腳、腰部、大腿的冰冷，在比例上相當多，有時也會有頭痛、頭暈、站起來時頭昏眼花、下痢、關節痛、腰痛等現象。

嚴重的時候，冰冷的部位會痛得令人徹夜不眠，甚而無法出門上班。

很多人都對治癒虛寒症感到絕望，而採取聽天由命的態度，實際上，很少人只是罹患單純的虛寒症，多半都是潛伏著某種疾病。

經常腰部、下腹部疼痛的人，可能是罹患子宮肌腫、卵巢囊腫。而膀胱炎往往也是造成冰冷的頻尿的原因。

其他，可預期所罹患病症還有很多。在因冰冷、疼痛而不舒服時，請一定要去接受醫生的診斷治療。

運動選手之所以幾乎沒有虛寒症，就是因為經常運動的人血液循環十分良好，血液不會凝滯。

運動正是避免冰冷的首要條件，在西洋醫學上，沒有虛寒症這個病名。醫生多半在病歷表上，寫下致因的病名。實在找不出病根時，結果只得告訴病人：「睡眠要充足，不要焦慮。營養要夠，飲食要均衡。」並開點維他命給病人，就算功德圓滿了。

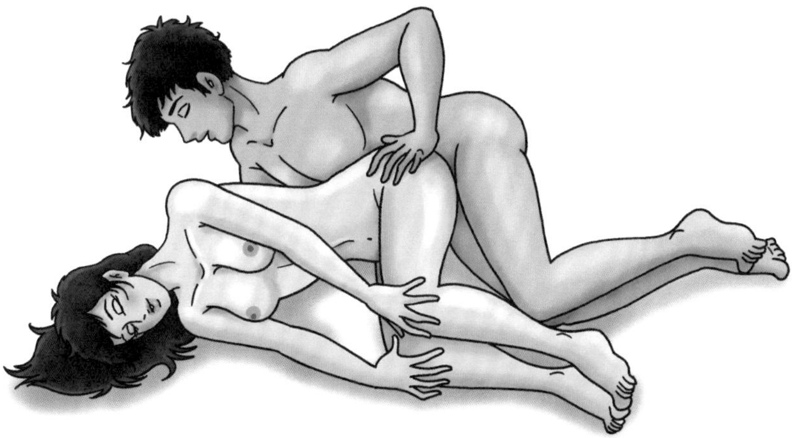

利臟

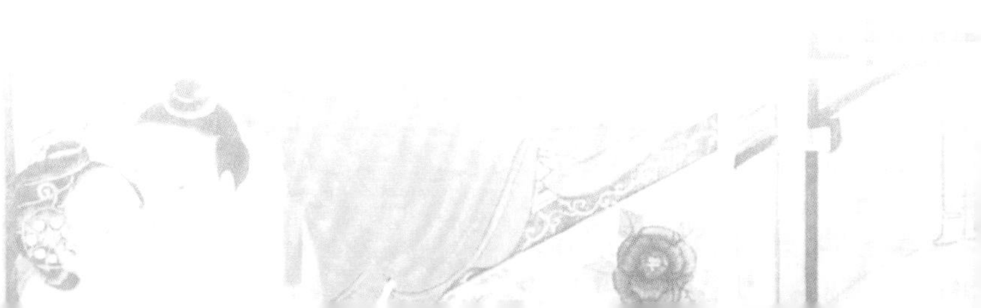

強骨——八益之四

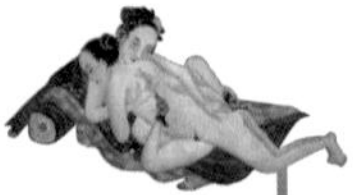

四益曰強骨，令女側臥屈左膝伸其右股，男伏刺之，行五九數，數畢止，令人關節調和又治女閉血，日五行，十日愈！

「第四益——強骨。女子側臥，曲蜷左膝向胸，右腿伸直。男人趴伏在她身上，陽具插入陰道呈以正面攻擊側面的姿勢。

陽具刺插四十五次即停止，每日五次，連續十天。如此，便能使男女關節活絡身輕體快，又能治女子月經久閉症。」

有人主張：「選擇情人之前，先觀察對方頭髮之濃密度。」

此種鑑別女性法之準確率十分高，此地所指的頭髮當然不止於頭上之髮，同時也意味著女性下體的體毛。女性穿著暴露大膽的比基尼泳裝時，最易鑑別下體的毛髮是否叢生繁多。

現代的年輕女孩子愛現，往往都會穿著暴露性感的泳裝，於是不顧一切將下體體毛剃光，尤其是近年來流行的修長V字型三角褲與丁字褲，為凸顯修長的雙腿，大家相繼剃光體毛。不過，雖然剃光體毛，有心人士若想觀察，依然可以從中窺見一斑。

古人說：「毛髮濃厚之女性，其感情也深厚！」是否確有此理？

毛髮生長方式如同人之長相般，一人一樣，十人十樣，個別差異相當懸殊。

不過，女性最普遍的陰毛生長方向，大都從底邊向肚臍呈逆三角形。

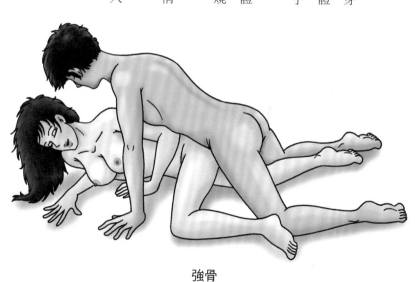

強骨

咦!?我的女友長的方向正好相反，從肚臍向下叢生如三角形狀，表示男性荷爾蒙分泌旺盛。反之，逆三角形的頂點處係受男女荷爾蒙之影響而生長。

結果定論是一樣的，即為——「毛髮濃厚的女人勝過男人。」

這句話用現代語言來詮釋即為：「兩人一上床時，此類型女人喜歡佔上風。」

其實，此類女性不僅做愛積極，而且熱心公益、精通於做生意、多子多孫。

總之，無論從事何種工作，總是幹勁十足，不知什麼叫做「疲勞」的健康積極型的。

不過其相反的無毛症也相當優良，所以歸根結柢，有毛也好、無毛也好，只要是女人，男人就喜歡。

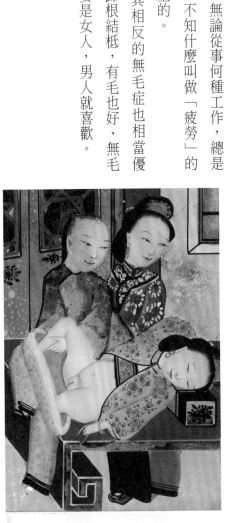

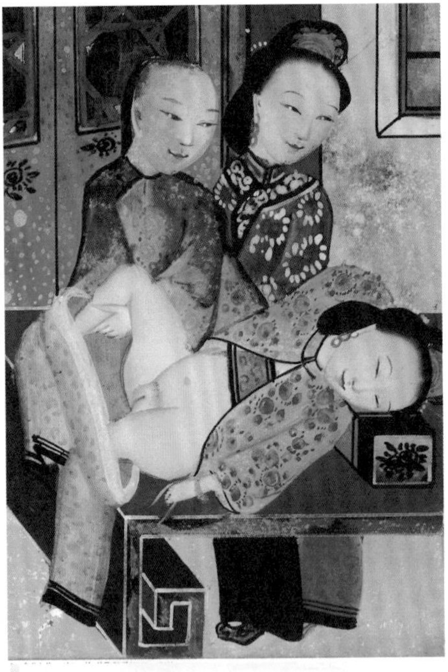

調脈——八益之五

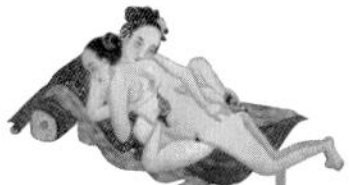

五益曰調脈，令女側臥屈其右膝伸其左股，男處地刺之行六九數，數畢止，令人脈通利又治女門辟，日六行，廿日愈！

「第五益——是調脈。女子側臥向右，彎曲右膝向胸，左腿伸直。男人趴伏在女子身上，以正面攻擊女子側面。

陽具插入陰道五十四次，每日六次，連續二十日。用這種方法可使男人氣脈通暢，又能治癒女性陰道的痙攣症。

這種姿勢，女子的側臥與前法完全相同，只是前法曲蜷左腿，本法則彎曲右腿。」

男性往往認為夢遺、射精、清晨勃起是男人的專利，其實女性也有精力旺盛的現象，是否真如此，並無醫學上記載，但近代醫學確實證明女性也有清晨勃起的現象。

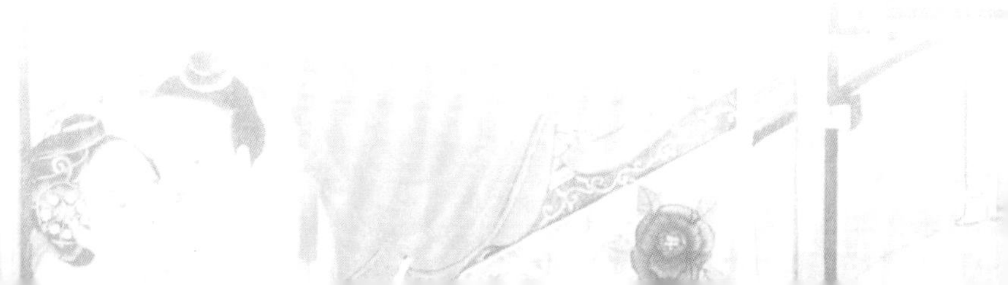

換言之，女性也有該退化而沒退化完全的陰莖，也會產生勃起現象，此部位位於濃厚陰毛之正下方，左右小陰唇之交接處，被皮膚包裹著。既會堆積污垢也會發癢，與男性陰莖全然一致。唯一不同處係女性此部位之皮膚上聚集著無數觸覺小體之神經，一被觸摸時，女性身體就像觸電般，全身會有電擊之感。

其實此部位就是陰蒂，依生理之學理而言，男性陰莖與女性陰蒂都是生殖莖，於胎兒期中，五個月後才開始分離。陰蒂左右有一對陰核海綿體，其先端為陰核龜頭，刺激此龜頭會產生勃起現象，睡眠中，也會產生斷續性勃起現象，相當於男性之勃起現象。

陰蒂大小約三～四公分，「陰蒂太大性交時

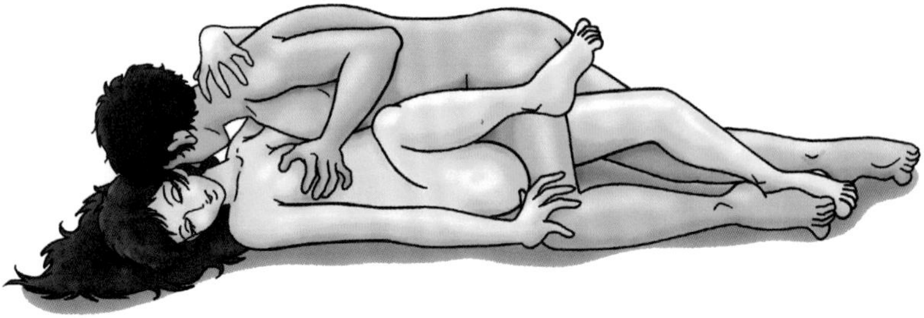

調脈

反而會礙手礙腳。」所以陰蒂如冰山般，只有最前端突出於體外，下半段全都隱藏於身體內。

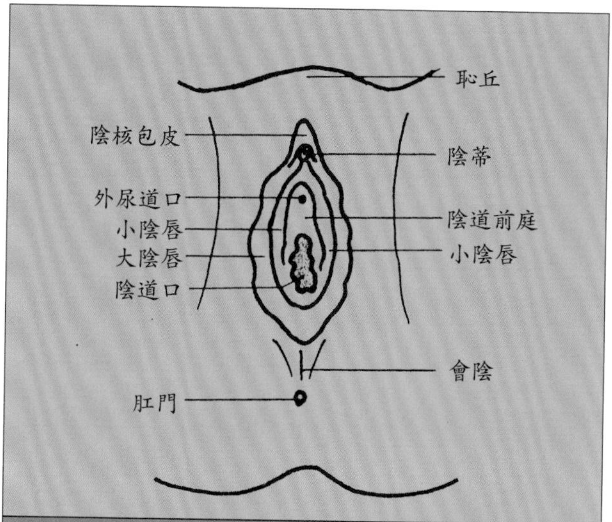

女性的外性器

蓄血——八益之六

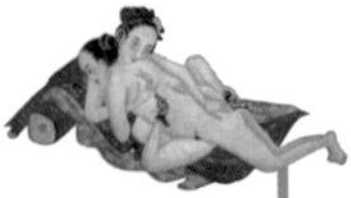

六益曰蓄血，男正偃臥，令女戴尻跪其上極內之，令女行七九數，數畢止，令人力強又治女子月經不利，日七行，十日愈！

「第六益——蓄血。男人正面向上仰躺，採被動姿勢。女子跨跪在男人胯上，雙膝跪在男臀兩側，陰戶正對陽具。女子使陰戶來湊陽具，讓陽具深深插入六十三次，然後停止。此法可使男人氣強力壯，又能使女子的月經不順症痊癒。本法需每日行七次，連續十天即可見效。」

遇到陰道口狹窄之女性時，可採取對面騎乘位，插入會比較深。

勃起力不振之男性，宜採取背面側臥位。

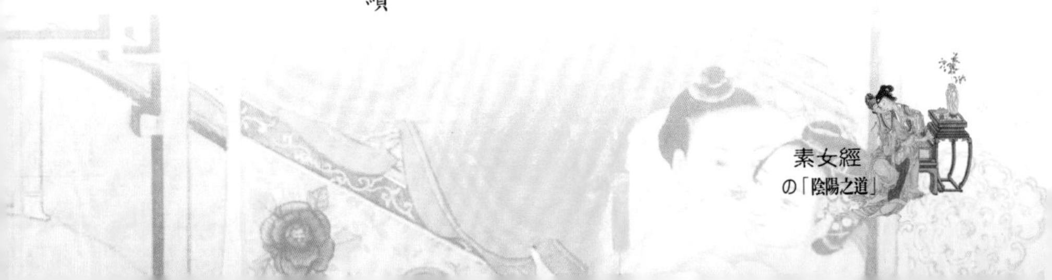

疲倦時，宜採取對面側臥位。另外病人或老人也可採此體位，其他男女雙方身高不成比例時也可採用。

未曾體驗過高潮之女性，可採取對面騎乘位，即女方向前屈身，兩手置於床上，這是引導達到高潮之預備動作，做一陣子之後再轉換成正常體位，如此比較容易達到高潮。此種體位對於男性之勃起不振、早洩現象也有相當助益。

不可諱言，雙方應該多多嘗試各種體位，向新體位挑戰，不僅可從中取得無限樂趣，有時還會有意想不到之發現。

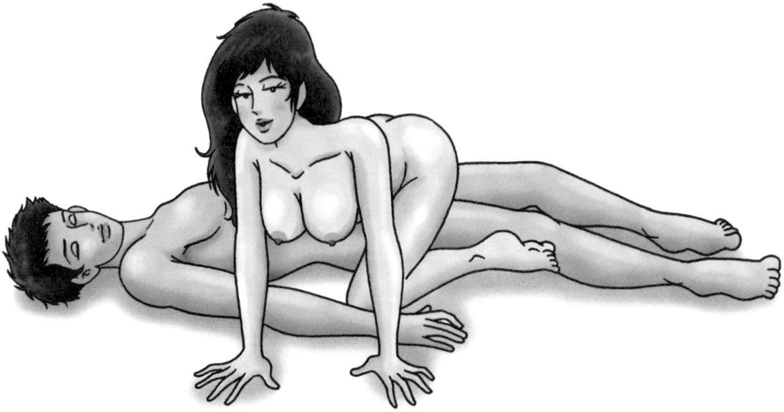

蓄血

益液——八益之七

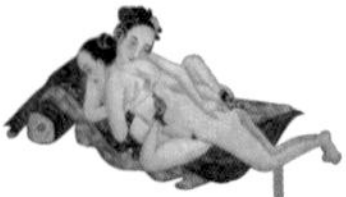

七益曰益液，令女人正伏，舉後，男上往行八九數，數畢止，令人骨填。

「第七益——益液。這種性交姿勢中，女子俯趴向下，臀部下墊枕頭，使小腹三角地區高聳，陰戶凸出，以便陽具插入。男人以雙手及雙膝撐地，雙腿跨在女腿兩側，陽具插入陰戶，抽送七十二次後停止。益液法，可使性交者骨骼質地堅硬。」

素女經原文雖然未載此法每日應交接幾次，但是按照前面六法，和最後的第八法看來，益液似乎是日行八次，連續十天，較為正確。

黃色小說在描寫女性做愛的時候，一定到最後關頭才達高潮，而且高潮會接踵而至，沒完沒了的樣子。

或許男性會認為：「我的伴侶為何不會因達高潮而失神或哭叫？」

多數女性會達到某程度之性慾滿足和興奮，卻無法臻至高潮程度。據調查指出僅有百分之五十六的女性，曾經體驗過何謂「高潮」。

雙方性器相結合，單憑陽具前後抽送運動，女方極難達到高潮。欲使女方達到高潮的關鍵全握於陰蒂。即抽送運動傳達大小陰唇，再間接性刺激陰蒂，如此雙管齊下，才會使女人快活而達高潮。

「我的女友每次做愛都沒辦法達到高潮，會不會是因為我的性技巧拙劣所致。」

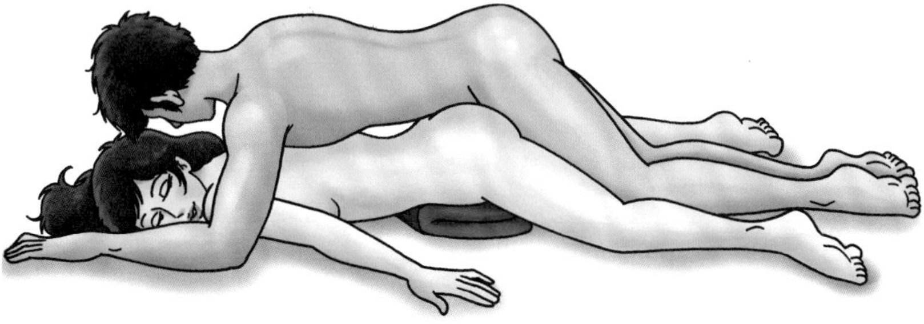

溢液

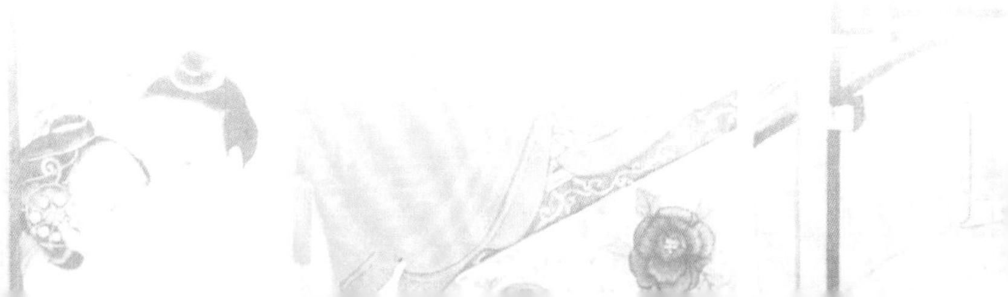

「很有可能囉！」

「這我就不明白了，我閱讀了不少黃色書刊，而且很用心從中去學習揣摩。」

黃色書刊的描寫特別渲染女性的感受程度，實在不可靠。與其研讀黃色書刊，倒不如兩人懇切討論，互相研究一種適宜彼此之體位與方法。

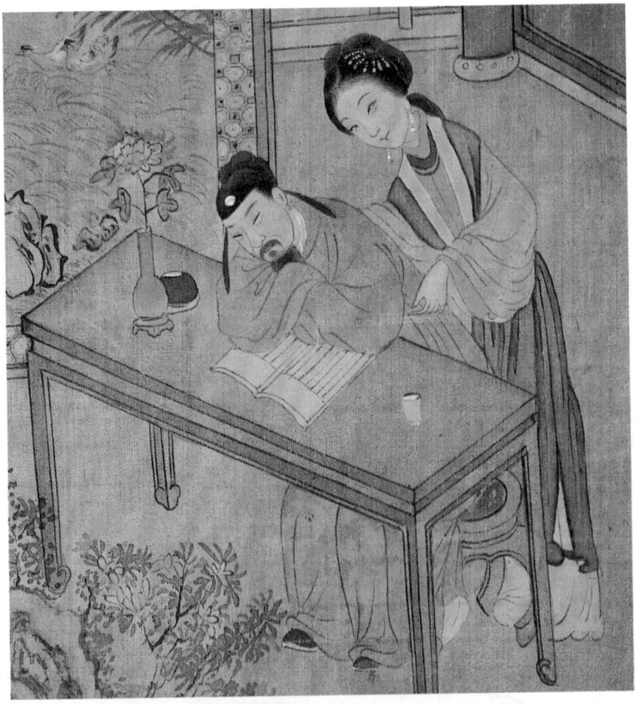

道體——八益之八

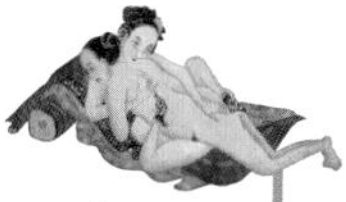

八益曰道體，令女正臥屈其股足迫尻下，男以股脅刺之，以行九九數，數畢止，令骨實又治女陰臭，日九行，九日愈！

「第八益——道體。女子正面向上仰臥，雙腳向後彎曲，足踵觸臀。男人則以雙膝、雙手著地，兩腳跨放在女子兩側。陽具插入陰戶進出八十一次，然後停止。道體法必須每日九次，連續九天，便能治癒女子陰部惡臭。」

運用本法，最大的困擾，在男人而言，就是每日要行房九次，而每次又必須陽具抽送八十一次，這中間要完全不洩精才行。在女子而言，便是雙腿的彎曲痛苦。可是以上兩點，正是素女經的要求，不如此則不能達到健康長壽的目的，兩相權衡，取其輕者以行之。根據中醫的說法，骨與骨髓都跟腎有關係，而腎被認為是司掌生殖以及人體的生長發育，衰老等生命過程的藏精器官。所以，八益可使男性強精，調整身體，並且是可以治病的體位。

現代有不少人從嬰兒期起到老年期止，由於紫外線的不足，所以，骨骼軟弱，腰部與諸關節都發生了病痛。

他們雖然身材高大，但筋骨不見得很強，由於閱讀不少性生活方面的書籍，也許懂得不少性交體位的知識，但在實技方面，卻沒有持續力，甚至有很多人可能是屬於性無能一族哩！

如學會八益，則可強健筋骨，關節圓滑，或強化內臟，結果自然疾病就會減少，持續力增強，假性的性無能也可以被治癒了。

在如何增強精力方面，有幾種方法，例如，用手掌在肚臍周圍，腰椎第二節附近以及其下的仙骨（骶骨）之處按摩，並用深呼吸的腹壓法，或收縮肛門忍住便意的姿

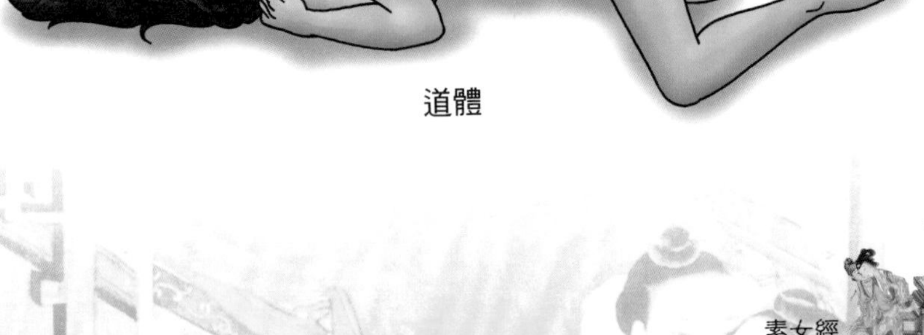

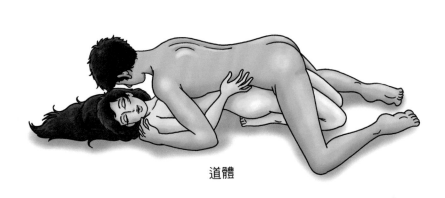

道體

勢，而行左右開弓方式的體操，這些都是強化腎臟機能的方法。

古代有位叫香姝的妓女，她從長久的經驗中獲悉若干實用的性交體位。

香姝從老鴇處學到數十種體位，結果她認為下述兩種最好：

「關於體位方面，老鴇雖然教我幾十種，但我只想推薦兩種：

一、女性仰臥於床上，男性伏壓在上面，女性抬高兩腳纏住男性的腰部，互相用兩手緊抱，使身體密著為一體，這雖是常用的姿勢，但也不可等閒視之。

二、女性仰臥床邊，男性站在床下，並握著女人雙腳，好像採取壓著兩柄一輪車的姿勢。這樣一來，女性就毋須擔心男性會從上面壓下，男人也不必彎膝駝背，一直一橫，一臥一立，不但能自由行動，而且舒服無比，尤其夏天涼快，這種體位最適當。」

不過，體位的選用也要視體格如何而定，當然，喜好問題也有個人的差異。

在這兩種體位，可能身為妓女，不得不講究效率而選定第一種，這姿勢確能使男女軀體密著一體，而且下部的動作也能配合得好，彼此皆大歡喜，所以不愧為一種實用的的體位。

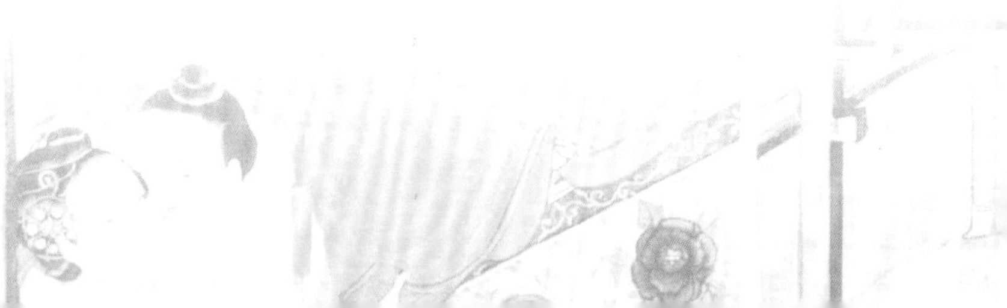

男人精力之盛衰

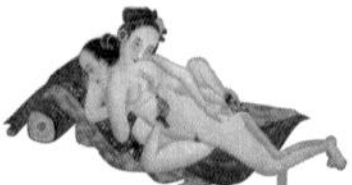

采女曰：男之盛衰何以為候？彭祖曰：陽盛得氣則玉莖當熱，陽精濃而凝也，其衰有五：一曰精洩而出則氣傷也，二曰精清而少此肉傷也，三曰精變而臭此筋傷也，四曰精出不射此骨傷也，五曰陰衰不起此體傷也，凡此眾傷，皆由不徐交接而卒暴施寫之所致也，治之法，但御而不施，不過百日氣力必致百倍！

采女問：「關於男人精力的盛衰，有什麼徵候可以看出來？」

彭祖答：「若男人精神飽滿，或是飽獲精氣，則陽具會發熱，精水濃凝，一旦衰退時，會有五個象徵出現——

一、精液洩出時，乃精神受到傷害。

二、精液稀薄時，乃係肉體受傷。

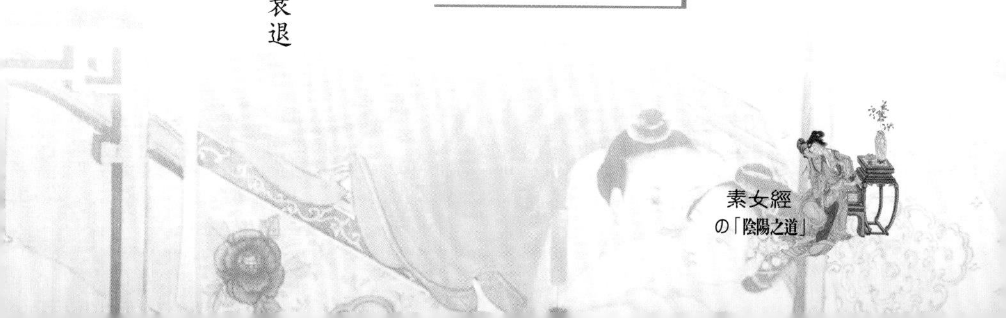

三、精液變臭時，乃係筋受傷。
四、雖然洩精，但不用射出，乃骨骼受傷。
五、精力衰弱，不能勃起，乃是身體受傷。
一般而言，這些傷害都是由於交接匆促，以及情緒不安定時洩精所引起。醫治的方法是：只要性交，但不洩精，則百日不到，一定可以氣力百倍。」

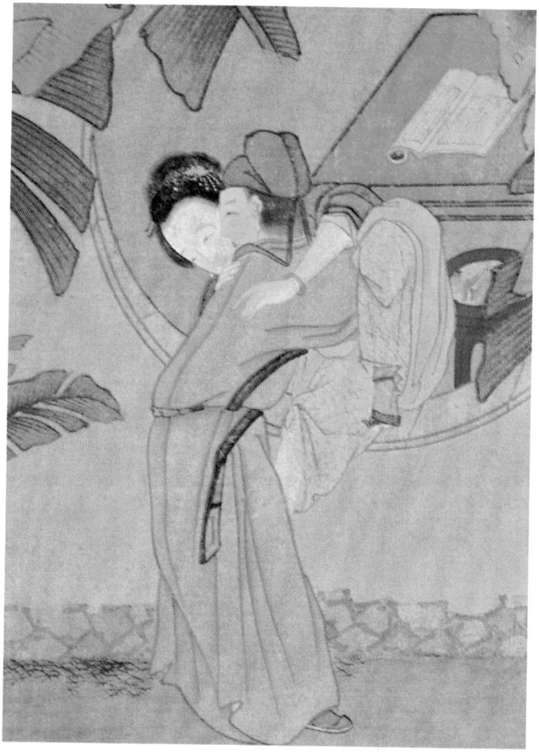

為了不損壞體力，則不能亂暴（亂搞）；所以，性交時要慢慢地持續下去。

《玉房祕訣》說，由於交接的關係，常常會腰酸背痛，那麼脊柱靠壁而伸著腰。不要太低頭或過於仰首，腰部與脊柱要盡可能挨著牆壁，就可以治好。

增強視力的強健法，即行將洩精之際，仰首止息，一面長吐一口氣，一面張目四望，收縮腹部，使行將洩出的精氣被呼回體內的循環器官裏。

古代有位叫沖和子的修道人，他曾經說：「這是吸取古代養生法的導引法，與胎息法等的醫療體操，配合呼吸法而練成的房中術。」

鍛鍊耳朵的方法（捏耳朵），除了這些方法之外，尚有叩齒者，即叩打著上下牙齒，可以導出消除邪氣的強健法。這是由於齒與腎具有相當密切的關係，所才會發現這種強健之法。

強壯內臟才是健康之本

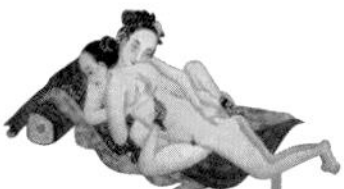

黃帝問玄女曰：吾受素女陰陽之術自有法矣，願復命之以悉其道。玄女曰：天地之間動須陰陽，陽得陰而化，陰得陽而通，一陰一陽相須而行，故男感堅強女動避張，二氣交精流液相通，男有八節女有九宮，用之失度，男發癰疽女害女經，百病坐長，壽命消亡，能知其道樂而且強壽，即增延色如華英！

黃帝向玄女說：「關於陰陽之道，從素女那兒已了解了個大概，希望妳再跟我說得深入詳盡些。」

玄女說：「天地一切事物，都根據陰陽交合衍生得來，陽得陰而化育、陰獲陽而成長，陰陽相輔相成，互相感應，循環相生。因此，男人陽具一接觸到女性，便會堅硬勃起；女子受性刺激後，陰道自會開啟，於是陰陽二氣相觸，精液交流，琴瑟和鳴。

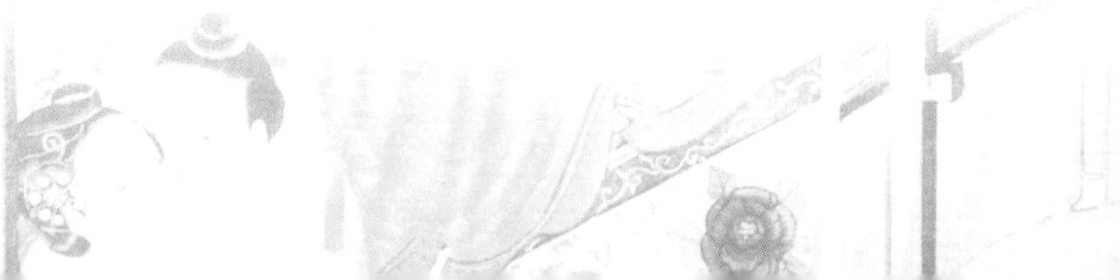

在交合之際，男人應遵守八戒，女子有九律，若忽視這些戒律而濫行交接，男人身上的皮膚易紅腫而生出膿的瘡毒，女子則會導致月經不順，百病叢生，最後則一命嗚呼，永訣人世。反之若能了解並奉行陰陽之道，便能健康，快樂而長壽。」

雖然沒有明指男人八節，是哪八戒？女人九宮是哪九律？但是我們可以在後面的其他各篇中，窺見全貌。

玄女與素女都是房中術的權威，後世人常把房中術稱為「玄素之道」。並傳有《玄女經》一書，這是一本假玄女之名而問世的性學醫書，略晚於素女經。

玄女經中也提及性生活必須要順應自然的韻律，要有適當的節度。同時也提出警告，謂若無節制，則會百病叢生，甚而招致生命夭折之危險。反之，若能領悟陰陽之道，實行適度有節的性生活，則不但可以享床笫之樂，並兼能有強身長壽之益。

日本石原明醫學博士的疾病觀，也是根據陰陽二面而產生。他說：「人體也不脫陰陽二元的支配，男屬陽而女屬陰，則早已受到天生性別的支配。身體各部位也是如此，背部為陽、腹部為陰，皮膚為陽，皮膚以下為陰，內臟中的五臟（即實質性的臟器官，如：心、肝、脾、肺和腎）屬陰，六腑（膽、胃、小腸、大腸、膀胱、三焦）則屬陽。彼此的功用互相制衡，也互相調和。故而順陰陽之理，即能康健。否則陰陽失調，失去平衡，情況嚴重時，便會罹患疾病。」

黃帝內經第二卷，記載中指出，天有四時和五行——「天生收藏」和「寒暑燥濕風」。也就是春生、夏長、秋收、冬藏；冬屬水故塞、夏屬火故暑、秋屬金故燥、春屬木故風、長夏屬土故濕。大自然中有四時五行，春夏秋冬和水火金木土，以運天時以衍萬物。人則有五臟，化正氣。五臟是肝、心、脾、肺、腎，五氣是喜怒悲憂恐。

喜怒傷氣，寒暑傷形。人若喜怒不節制，寒暑又過度則必然生機不固，容易生病。

中醫所謂「五勞七傷」，即是喜傷心，怒傷肝，悲傷肺、憂思傷脾、驚恐傷腎。為了要保護五臟，則在情緒上應該力求平穩。情緒不穩定的人，喜怒無常，自然會影響到內臟功能，進而危及健康。心情緊張或興奮過度的人常有樂極生悲的不幸結果，因心臟會受影響，而心的功能在掌理血脈，則此人看起來，必定憔悴而無精打采；天性悲觀的人，肺臟受影響，肺臟司呼吸和膚髮，則此人外表一定是皮膚粗糙、毛髮脫落而且毫無光澤，呼吸器官也必然多病。許多氣喘病患，縱有多少雄心壯志，也會被氣喘的苦痛消磨殆盡，擔驚受怕，生活緊張的人，腎臟受影響，腎主司骨髓、體液和排泄，則此人常會感到疲累，精力不繼，排泄不正常，如便秘之類，最為顯著。新兵入營，在起初一星期內，由於精神緊張，大多數會便秘。直到生活適應後，才能恢復正常。

五臟不健康不但會顯現在人的外貌，同時也會出現在睡眠時的夢中。

黃帝內經素問第廿四篇說，肺氣虛的人，常會夢見金屬兵刃物和斬人殺雞鴨之事，若是在秋天得夢（秋屬金），便會夢見兩兵交戰或兩人鬥毆。

腎氣虛的人，常會在夏天夢見乘船溺水游泳之事，若在冬天得夢（冬屬水），便會夢見自己戰慄躲伏在水中或冰天雪地裏畏懼恐慌至甚。肝氣虛的人，常會夢見奇花異卉，香菇蕈草，若在春天得夢（春屬木），便會夢見匿伏在茂林密葉，深山叢莽中，心氣虛的人，常會夢見火燒紙焚或男人陽物之類，若在夏天得夢（夢屬火），便會夢見大火燒山，救火救災之事。脾氣虛的人，常會夢見饑餓難當情形，若在二、五、八、十二月得夢，便會夢見蓋房築屋，填土埋磚，以補腹空。

五臟屬陰，六腑屬陽，以上所述五臟氣虛，陽氣有餘而陰氣不足的現象。反之，晚間夢到參加奧林匹克游泳大賽；技冠群倫，獲頒冠軍金牌時，且莫沾沾自喜，應當留意

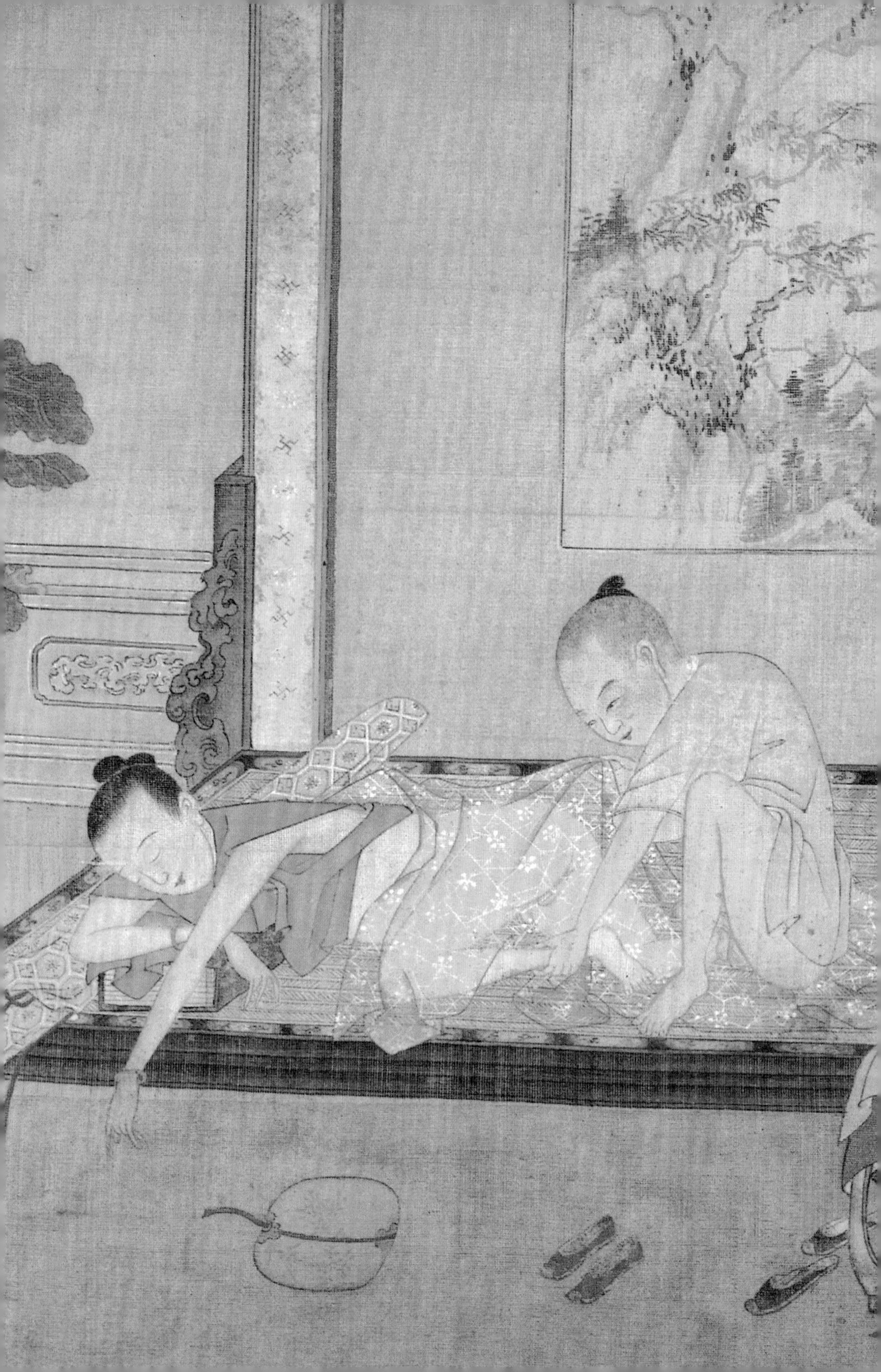

腎臟患病，不妨細心回想，此前是否受到驚嚇，近來生活是否緊張，日常生活是否隱藏什麼壓力難題或危險？再善用自己的智慧去解析疑慮，克服困難。

上述因夢斷病的記載，證諸近世的醫學或心理學理論，也是相同的。精神分析師佛洛伊德，他對夢做過深入的研究，發現人在現實社會裏的挫折，會在夢中宣洩。比如一個小職員，經常會夢見自己發了財，當大公司的董事長，對手下職員指揮吆喝。膽小的人在夢中常變成戰鬥英雄。因此，脾虛的人，常會夢見自己據案大嚼，或是填土埋坑，蓋房造屋。原來都是心理學上的「補償作用」。

醫學界公認人的身心是一致的，身體能影響心理，心理也能影響身體。所以身體生理上的缺憾，如脾虛，則人便會事無大小皆「大而化之」，不夠精確，雖然天性開朗，笑口常開，卻失於玩忽。由於脾臟職司肌肉等組織，則易使人虛胖不實，內力餞餒。睡眠時形之於夢，便會有大吃大喝現象，甚而會成為偉大建築家，填壑滿谷，營宮建舍，巍巍然巨廈廣室，皆為所造。

古代哲人所云，天為陽地為陰，日為陽月為陰，晝為陽夜為陰，陰陽一體，猶物之兩面。素女經曰：「陽得陰而化，陰得陽而道，一陰一陽相須而行。」

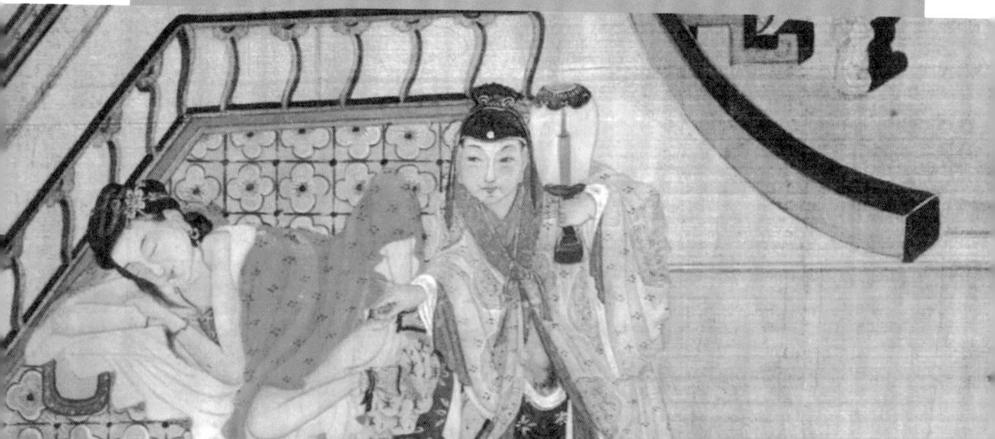

素女經の「交歡之道」

第二章

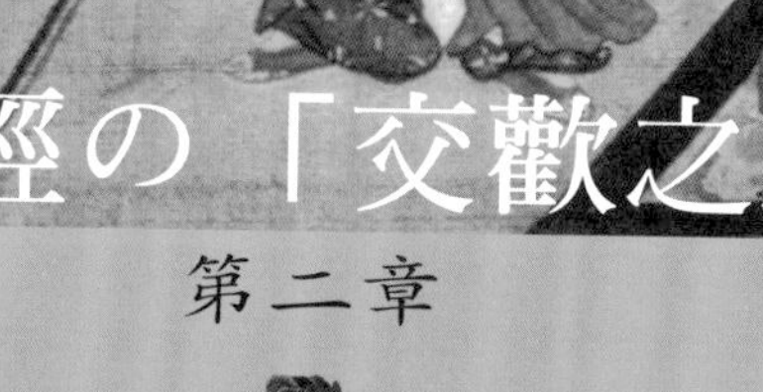

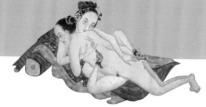

男女交歡要如何進行？

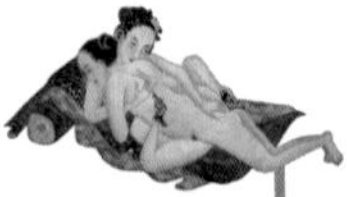

黃帝曰：陰陽貴有法乎？素女曰：臨御時，首先令婦人放平，安身屈兩腳，男人其間，銜其口，吮其舌，拊搏其玉莖，擊其門戶，東西兩旁如是食頃，徐徐內入，玉莖肥大者內寸半，弱小者入一寸，勿搖動之，徐出更入除百病，勿令四旁洩出，玉莖入玉門，自然生熱且急，婦人身當自動搖上與男相得，然後深之，男女百病消滅。淺刺琴絃入三寸半，當閉口刺之一二三四五六七八九，因深之至崑石旁往來，口當婦人口而吸氣行九九之道，訖乃如此！

黃帝問：「男女交合，須要遵守一定的順序法則嗎？」

素女答：「男人在和女子交合前。首先使女子心情安定平躺著，彎曲打開雙腿。男人便俯臥在她兩腿之間，吻其香唇，吸吮玉舌。用手撥弄陽具彈擊陰戶和兩旁，如此前戲一段時間後，再慢慢插入女子陰道。

陽具肥大的人，插入一寸半，瘦小者插入一寸左右，不要搖動，緩緩抽出後再行插入，更能消除百病。洩精時，不可洩溢在陰戶外。陽具插入陰道後，自然會生熱激動而射精。此時，女子便會情不自禁地搖動身體，與男人節奏配合。際此，男人再行深深插入，則男女百病自都消除。

九九之道

再淺刺女子陰核，更深插入三寸半，在陰戶內緊縮的當口，由一、二、三……數到九，陽具再往最深處插入，直抵子宮，在此一進一出之際，男子吸吮著女子的朱唇，這便是男女交合的九九順序法則。」

素女經的記載，不得不令現代人拍案叫絕。素女了解女子的性高潮，是漸漸上升，達到頂點後，又緩緩下降而恢復原狀。因此她要男人在交合前，先各種調情動作，並在

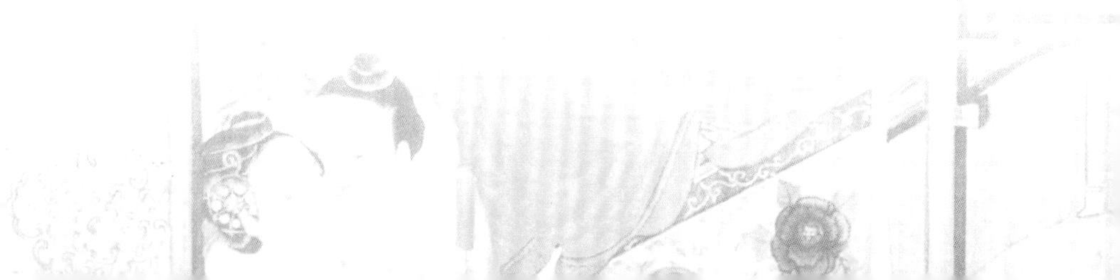

射精後，仍須完成相當的交合動作，以使女子逐漸地回復平靜。

素女強調口唇的運用，這是非常有見地的。口唇是刺激性感的副交感神經的通道。法國有句諺語說：「女要精於烹調和床第工夫」。這正與中國人所說的「食色性也」的道理相通。因為，這兩者畢竟是人之大欲！

提到陽具插入的尺寸，這裏所謂的「寸」，不是度量衡的寸，而是針灸術取穴法用的尺度，也就是以中指的第二節長度為標準。男人量左手，女人度右手。

前者曾經提到性慾感受部位——性感帶——可粗分為外部和內部兩大部分。性器官也可分為外性器官和內性器官。女人的外性器可分為陰阜、大陰唇、小陰唇、陰蒂、前庭和處女膜等。

陰阜在小腹之下，外陰部上方。皮下脂肪較多，賁起如小丘，叢生陰毛。肌肉下有恥骨（骨盤骨的一部分），成為交合時男人著力的支撐點之一。

大陰唇，是舟狀的外陰戶，左右一對厚大而隆起，皮膚有褶皺，富於皮下脂肪，陰毛叢生。受到陽具刺激時或壓迫時，能產生性慾，但其快樂程度較小。

小陰唇，緊沿大陰唇內側，為兩小瓣狀褶皺皮膚。處女時呈淡紅色，經過性經驗和

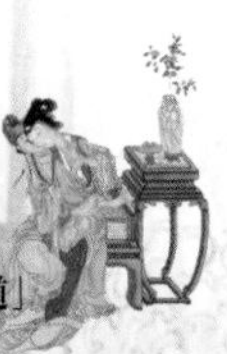

分娩後，顏色越濃而暗烏。左右兩瓣小陰唇，上方連接著包住陰蒂的包皮，下方則連接在陰道口下方。由於密布很多知覺神經，故而對性刺激非常敏感。

非洲的 Hottentot 一族以小陰唇愈大為愈美，女子多喜以手自己拉扯，使之增大以博取異性的歡心。

陰蒂在左右小陰唇交合上方，為豆狀大小的海綿凸起組織，相當於男性的陽具。受到刺激時也會充血而增大勃起。它是一個特別敏銳的部位，性感的程度大於小陰唇。

前庭，是小陰唇所包圍著船底狀的狹窄部分。其下半部有陰道的入口，上半部有尿道的出口。由陰阜上方看下去的順序，為：陰蒂、尿道口、陰道口、會陰和肛門。其中有三個出入口，其間有兩個性感帶（陰蒂和會陰）。會陰和肛門間也是很重要的性感帶。但是女性手淫卻多半利用陰蒂與陰道。

處女膜，遮住陰道的入口，為具有彈力的黏膜性薄膜。雖是處女，其陰道口也都能有一指粗的空隙，以便月經排泄。處女膜多在初次交合時破裂。但是激烈運動或其他偶然狀況下（如騎馬、騎車）也很容易破裂。也有韌性大伸縮力強的處女膜，雖有多次性交，仍然保持原狀。故而以處女膜來衡量是否處女，是極為不智的。在屢行性交或分娩

數次後，處女膜便只留殘痕，終至消失。

陰道旁腺管和大前庭腺，前者在尿道口的兩側共一對，後者一對在陰道口兩側。當興奮刺激時，小陰唇開啟，此三腺管便分泌出透明無味的潤滑黏液。

素女指點出，陽具插入陰戶的深度，是諳合女子生理構造的。因為陰道在受到陽具插入的刺激時，便因被強迫擴張，而力求收縮，以排除外界異物。這種四周緊縮的力量來自骨盤底的肌肉群。特別是陰道口收縮肌（球海綿體肌）和陰道壁收縮膜（舉肛肌）。陰道管外部三分之一的地方，收縮力特別強大，能夠十分強力地箍緊壓迫陽具，使男人感到非常愉快，進而誘使男人射精。

因此男人陽具摩擦，也以陰道此部位為主。

而陰道內部，又由於男子深入摩擦抵撞，刺激於腹膜，遂而導致女子達到高潮。這便是素女經中早就提到的交合順序和規則的生理剖析。

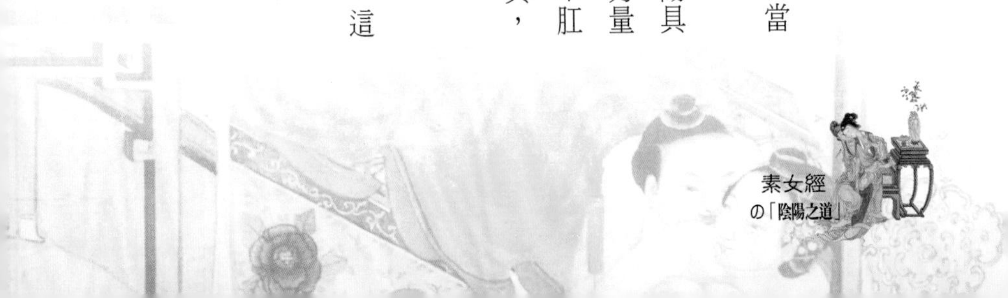

男女和諧，開花結果

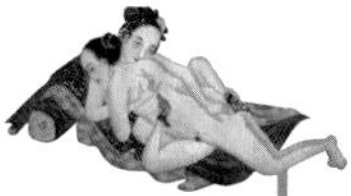

黃帝曰：夫陰陽交接節度為之奈何？素女曰：交接之道故有形狀男致不衰女除百病，心意娛樂氣力強，然不知行者漸以衰損，欲知其道在於定氣安心和志，三氣皆至神明統歸，不寒不熱不饑不飽，享身定體性必舒遲淺內徐動出入，欲希女快意，男盛不衰，以此為節。

黃帝問：「那麼男女交合的節度要領，是怎樣的呢？」

素女說：「男女交合是天生本能的，但總以不使得男人日漸衰弱，女子能除百病，彼此身心愉快，身強氣盛為原則。若不了解陰陽之道，身體便會日漸衰弱。其實交合的要領在於情緒安定、心境轉鬆、精神飽滿。若此三氣充盈，精氣神集中，則自然能不畏寒暑，不過飽、不中饑。身體狀況良佳，情緒也舒緩悠然。在交合時，仍守淺進、緩動的要領。想要使女子快意，而又保男人精力不衰，便應謹守上述的原則。」

素女告訴黃帝的交合之道，要領是在平時注意身心調養，做好鍛鍊和準備。一旦身臨戰地，便應情緒穩定、心境輕鬆、精神飽滿，然後才能身心兩健，無往而不利。

猶太人的智者之書《塔木德》一書中也有類似而有趣的戒條：「如果夫婦真誠相愛，即使窄如劍刃的床鋪，也能睡得舒適愉快，否則，夫婦感情不睦，睡在再大的床鋪，也不會安適坦然。」這也是指的男女必須心平氣和，兩相愉悅而全無戾氣，夫婦之道，即在其中。

兩性之間調節性感度，有賴於：一、大腦性中樞的反應，二、外界刺激，三、性交技巧的運用。此三者是基本支柱，缺一不可。

這三項雖說是連鎖反應，可是後兩者，卻需要男人主動地培養烘托。心理學家發現，性交的氣氛，對女性而言，是很重要的一環。

根據調查，男人僅憑想像，就能造成陽具勃起或產生性興奮。而女子的性感則是比較現實的，必須藉重於視覺、聽覺或觸覺，才能引起性慾。因此，交合時的氣氛，便須特別留意。

女子的性慾也容易受外界不良的刺激而中斷。性學專家指出，女子比較喜歡不開燈做愛，而男人則相反。男人喜歡看到彼此交合的姿態和女子的全身反應。剛開始女子在通室明亮或光天化日下，比較不容易達到高潮，但雙方熟悉之後，挑燈夜戰也是別有一番滋味。此外，女子也不喜歡中途停止性交，比如正在雲雨之際，接聽電話，男人仍可以重新來過，女子慾火則較難再旺，這便是女子比較重視氣氛的明證。

由於求愛現象與生物現象極有關聯，在動物和未開化的人類之間，性生活是有季節性和週期性的，尤其是雌性的一方。大部分的動物並非常年有性交行為。許多高等動物也都有交配季節，一年一度或兩度，即在春季、秋季，或春秋兩季。許多未開化的民族也有這種習性，地球上有許多棲居分散得很遠，而很不相干的民族，在春季、秋季，或春秋兩季，都有盛大的狂歡節日，讓青年男女有交往與結婚的機會。

在文明國度裏，婦女得胎成孕的頻數，也有它的週期性，大抵是一年中的曲線，在春季或秋季要高出很多，便是這種原始節日的風流餘韻了。

有時候，夫婦兩人對性交的興趣並不能一致，此時便需要所謂「氣氛的培養」了。

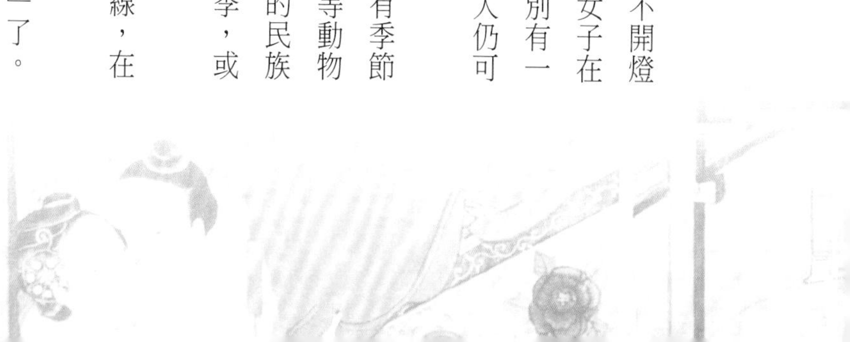

女子固然有生理週期（月經），根據醫學界指出，在月經前後是性慾最強烈時期。而男人也有廿八天的性往返或性循環，男人每月性往返有兩個頂點，大的頂點在月圓之後，小的則在新月時期。這種說法，又和原始民族的經驗相合，他們的狂歡集會也都是和月圓月缺有密切關聯。

女子性慾熾烈期有的學者主張是在月經之後的幾天內。近幾年，美國有位女醫師戴維斯，在觀察過三千個女子的性生活後，發現她們性慾最熾烈的時候，幾乎都是在月經前兩天到月經後七天之內。尤其是經前更強於經後。

關於上述男女的性慾高漲時間既然不同，則在性交時氣氛的培養更屬必要。

前面提到的性交時，女子不喜歡光亮，這或多或少也是女子羞怯心理之一，在動物界亦然。最初。羞怯總是雌性動物的拒絕表示，因為發情期尚未到來。等到發情期到時，這種羞怯心雖還在，但和性衝動的力量結合後，就成為若即若離，半迎半拒的獻媚態度與行為。時至此際，雌性的對雄性的態度便時而接近，時而靠近，雖是逃避，而走的路線卻是個圓圈。

女子在交合時態度亦復如此。一種原始的害羞心理與逃避總是不時浮現腦際，而主動攻擊的男人，要想捕捉這頭美麗的牝獸，並共享比翼之樂，便須編織誘人的陷阱，也就是交合前氣氛的培養。

素女經主張，陰陽之道，在於男女和諧，培養氣氛，真是一針見血之論，如果不遵行這個原理，則女子的性之花朵自然開不出來，甚而會變成一棵不開花的鐵樹！

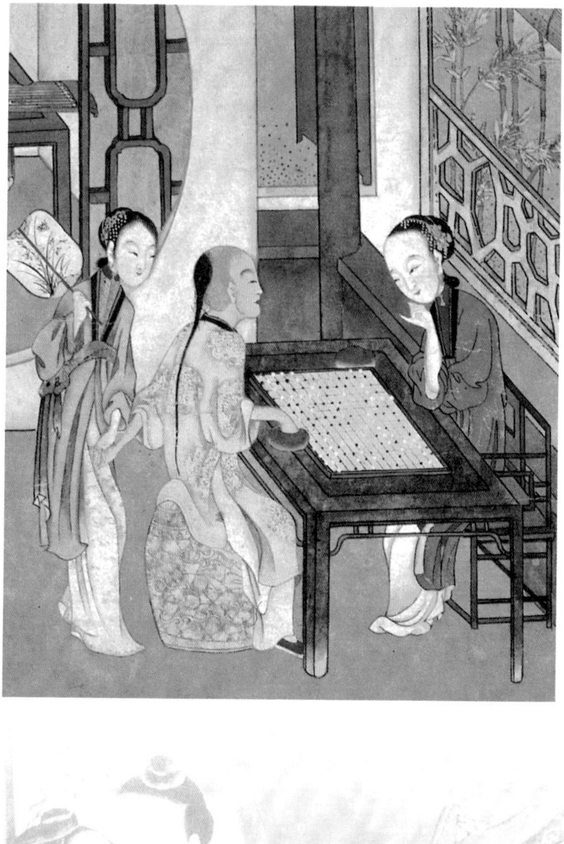

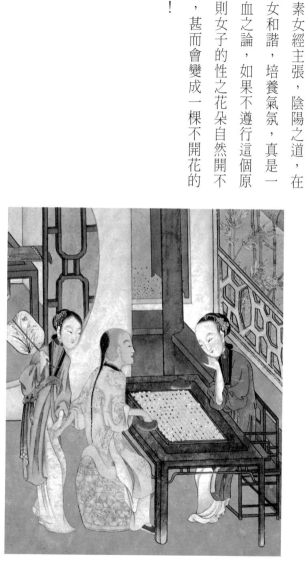

什麼樣的女人最讓人喜愛？

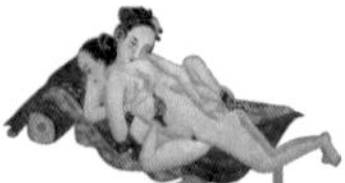

黃帝曰：入相女人云何謂其事？素女曰：入相女人天性婉順，氣聲濡行絲髮黑，弱肌細骨，不長不短，不大不小，鑿孔居高，陰上無毛，多精液者，年二五以上卅以還，未在產期交接之時，精液流漾，身體動搖不能自定，汗流四逋，隨人舉止，男子者雖不行法得此人由不為損。

黃帝問：「所謂長相令人喜愛的女人，到底是指些什麼呢？」

素女回答：「所謂長相令人喜歡者，就是天性溫和，聲音不乾涸，頭髮細黑，肌肉柔軟，骨骼精細，身體不高不矮，不胖不瘦，小腿結實，陰戶局部不長毛，而且黏液一直好像水溝一樣濕濕地，年紀大約在二十五到三十歲之間的未婚女人。她們做愛時，津液濕潤，身體擺動得不能自已，汗流滿身，任男人去擺佈，而且還會隨著男人的意思而行動。如果男人獲得這種女人的話，即使沒有遵循交合的規則，也不會損壞身體的。」

素女對於黃帝的問題，曾詳細地舉出各種條件，並且解釋得好像女體浮現在眼前那般地栩栩如生。

大體來說，音域遼闊而且響亮，才是女中豪傑。當她一出聲，就有充分的準備。「恥丘殷實」，若以別種表現法，則相當於「陰戶向前」的意思，乃是骨盤構造的特徵。「九法」中的第三項——猿搏的姿態，與第五項——龜騰的姿態等屈曲位，這些都近於正常位，也是在春宮畫裏常常被人描寫的體位。

有人說：「好淫者，牝上不長毛。」這就是說好淫的女人，陰部不長毛。根據統計陰毛的數量，跟眉毛和手腳的體毛幾乎成正比例。在中國稱女人的同性愛為「磨鏡」，這是由於無毛被視為理所當然而引起的。

在古代的醫學書裏，認為鑑定一個女人的好壞，首先要詳細調查她陰戶與腋下的毛髮。如果毛髮軟軟地，靜靜地，則那個女人就屬於上品。同時，如果她的髮色是紅的，這是表示會損壞男身的象徵。所以，紅髮是被男人所忌諱的。「白、鼓、軟、紅、緊」

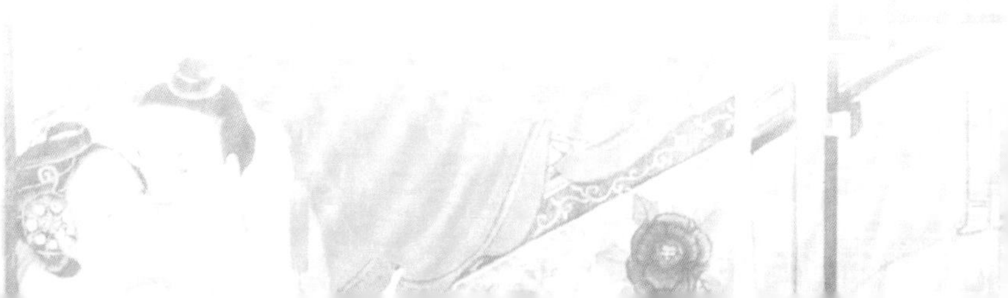

五字的排列順序，也就是表示被男人喜愛的情況。

此外，聲音要細，也就是說女人的風騷聲是好的象徵。假如男人獲有這種條件的女人，他不但會樂此不疲，而且還能飽養精氣，延年益壽。

曾有一本《雜事祕辛》的書，內容記載後漢恒帝的選妃標準，女人身上各部分的尺寸，都被記得很具體。例如：「肩寬一尺六寸，屁股比肩寬少三寸，從肩到手指上，各長為二尺七寸，指離掌四寸，細小比較受人歡迎，從腿到腳趾的長度是三尺三寸，腳的長度為八寸，脛與甲要肥而豔，腳底很平，腳趾很短，沒有黑子與麻子……」

現在傳說的仙道，也就是古代的房中術，它說能否給予男性某種陽氣，這完全要看女人的條件是否被男人看中來決定。

照古代房中術的說法，擇伴時要考慮以下四個條件——眉清、目秀、唇紅、齒白。

這四個條件說來真是有趣。

首先是眉毛，凡是一字眉的女人，被認為性交技術不佳，缺乏羞答答的姿態，不能得到男人的歡心。兩邊的眉毛相繫的女人，其持續力衰弱，而且神經質。

除了八字眉外，只有眉毛叢生的女人才最喜歡陰陽交接之道，她的床上工夫會使得男人如醉如痴。這種女人的眉叫做「眉清」。此外，瞳偏向上方，好像怪眼的下三白眼，或使媚眼兒的女性也會令男人銷魂。這種女人稱為「目秀」。瞳偏向下方的上三白眼的女人，則會使男人身體衰弱和生病，所以要嚴加警惕才好。

口唇血紅，或者口唇紫色的女人，容易引起心臟痲痺。但只有紅色的口唇，才是一個健康女性的象徵，這種女性的口唇。稱為「唇紅」。

齒列潔白的女人，可謂陽氣飽滿，齒與腎的關係很深。齒列不好的人，常因病弱而不能過度做愛。

從《肉蒲團》書中，我們可以獲悉男人最喜歡的女人，乃是平凡而新鮮，即要求精通床上工夫的意思——

……有位名叫花晨的女人，她曾授與未央生的真傳：「要先看畫，接著一面行陰陽之道，一面要讀書和聽聲音。」

花晨道：「那些是極容易做，也極有趣，是三件九個字，唸與你聽，你就明白了。」

未央生道：「哪三件九個字?」

花晨就唸出來道：「看春意、讀淫書、聽騷聲。」

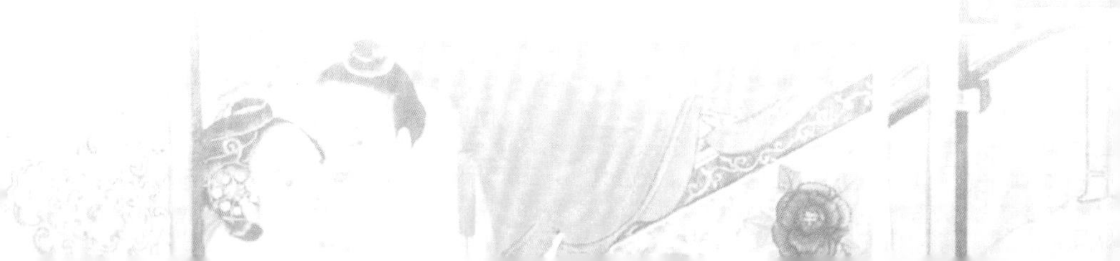

未央生道：「看春意、讀淫書這兩件事我初婚的時節，都曾做過，果然覺得動興，看到兩三遍就無味了，這樣法子也只好偶一為之，不是長久之法。」

花晨道：「想是這兩件東西，你家裏收藏得少，所以一覽而盡，覺得索然，我家裏這樣東西買得極多，春宮有幾十副，淫書有百種，看完之後，那前面看過的，又好忘記了，所以從頭看來，依舊動興，只是這兩種東西，也各有看的時候，看春意要在未動手之先，兩個穿好了衣服，相對如賓看一副，講究一副的妙處就是偶然動興，也還不曾做事，○○等他自○○等她自流，只是不要去理他，直等看到數十副以後，萬萬禁止不得方才幹起事來，這等一個看法，方才得那春宮之力。讀淫書要在已動手之夜，未曾幹事之前，讀來方有用處，將幹的時節，先把淫書放在面前，兩個幹了一會，然後打開，或是他唸我聽，或是我唸他聽，唸到高興之處，又幹起事來，幹到少興之處，又唸來方才得那淫書之力。」

未央生道：「這段議論極為精微，可見我以前讀書總是粗心浮氣，沒有進益，不但那文字不曾做過，題目也解說不來。甚麼叫做聽騷聲？」

花晨道：「男子與婦人幹事，那種歡暢之情，淫樂之趣，自己看來也還不過如此，

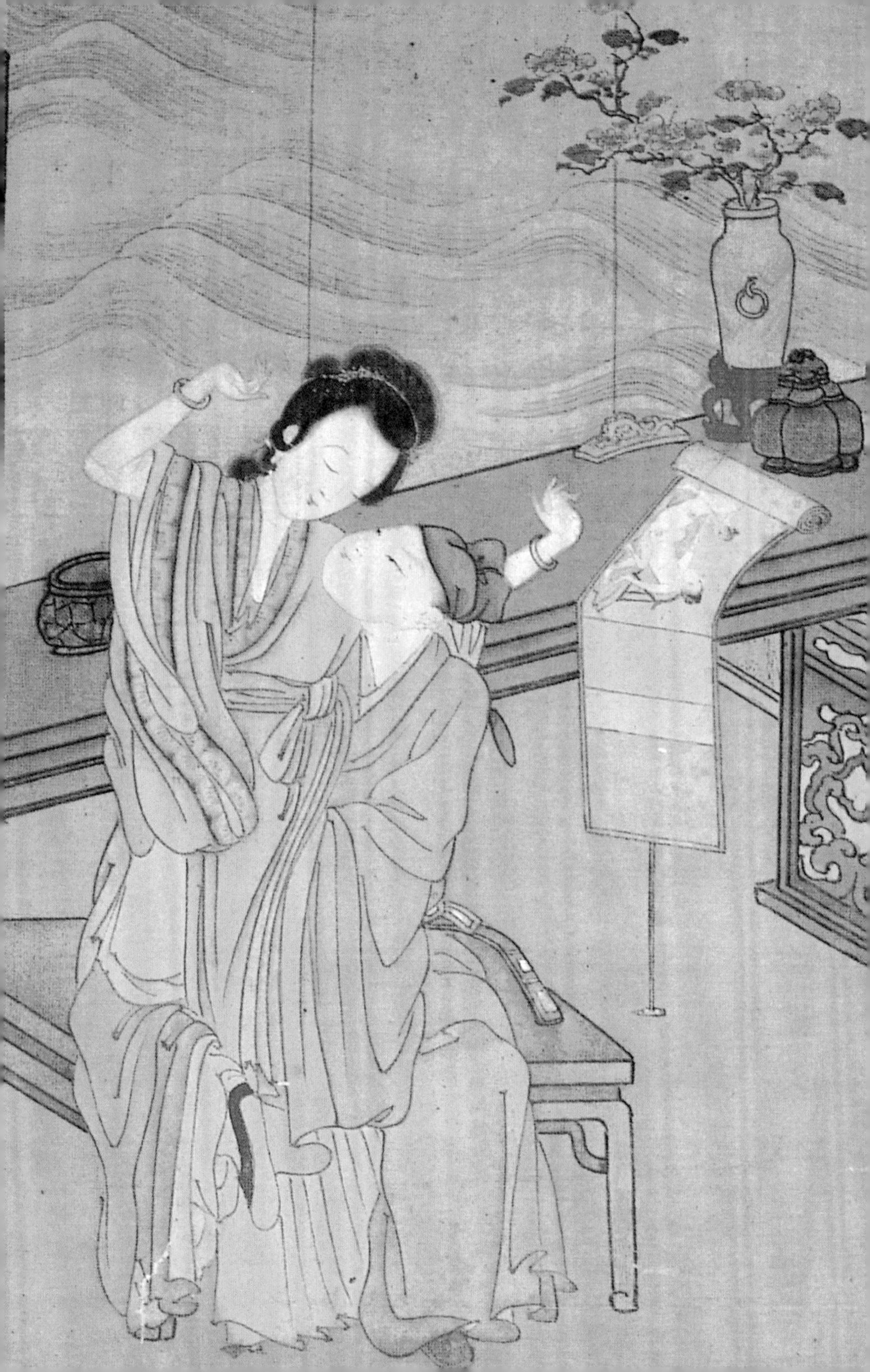

我生平極喜聽人幹事，當初丈夫在的時節，故意叫他去偷摸丫鬟，又要他弄得極響，幹得極急，等丫鬟快活不過，叫喊起來，我聽到興熱之際，然後咳了一聲，他就爬上床來把〇〇塞進去狠抽亂弄，不許他按兵法，只是一味野戰，這等幹起來，不但裏面快活，連心裏都快活進去的，只消七、八百抽就要洩了，這個法子，比起看春意，讀淫書還更覺得有趣。」

未央生道：「這議論一發奇暢不過，只是一件，妳方才說來尊夫的精力也是單薄的，怎麼能夠先弄丫鬟，後弄主人，況且起先要做得極響，做得極急，料想弄過來以後，一定是無力的了，為甚麼能夠再肆野戰這種事？我還不敢輕信。」

……

不過，一般人看過了幾張圖和幾本書後，就沒有作用了。應當備上數百張，或數百冊書，要先看看畫，但不宜很快進入陰陽之道的境界，僅在十分興奮時進入陰陽之道。在這一進一出的狀態中，一面互相讀書和聽聲音。待入興奮狀態，才開始運動。

但是，事情並非如此繼續下去就好，而是暫停片刻，讓陽具依然放在陰戶裏，再次看畫讀書。

此外，再聞聲音，也就是聽人的聲音，當然是指聽在陰陽道上那個人的聲音，而且單人做亦可。花晨叫女傭人單獨使用道具，照這種方式表演。

未央生在世時，所謂看、讀、聽的動作，其實不過如此罷了。現在也是花樣百出，花晨的方法，正是好好利用男人喜愛的，女性之床上工夫，「溫故知新」就是指這件事而言。

素女說男人所喜愛的條件，也是指男人喜歡一個能給自己快樂與長壽的女人。其次，素女也從房中術談到一般交接的禁忌。

所謂禁忌者，乃是指陰陽道理論，以及根據這個理論而來的民間信仰。例如素女經雖也提到房事的禁忌日期等，但由於此中迷信味道很濃，所以這部分的原文恕不贅述。

《玉房祕訣》有下面一段有趣的敘述：

「姦淫所以不能長生者，不但是觸怒鬼神，而且自作自受。如放入粉末的媚藥，或用象牙做道具來用，都會衰老，甚至夭壽。」

由此可見這是放入媚藥以及使用道具的情況。媚藥雖然詳情不悉，但這是男性用來增強性慾，好像西方王母陰道中放的乾棗等。

前戲是性愛的加油站

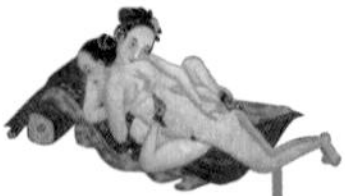

黃帝曰：交接之時女或不悅，其質不動，其液不出，玉莖不強，小而不勢，何以爾也？玄女曰：陰陽者相感而應耳，故陽不得陰則不喜，陰不得陽則不起，男欲接而女不樂，女欲接而男不欲，二心不和精氣不感加以卒上暴下愛樂未施，男欲求女女欲求男，情意合同俱有悅心，故女質振感，男莖盛，男勢營，扣俞鼠，精液流溢，玉莖施縱，乍緩乍急，玉戶開翕，或實作而不勞。強敵自佚吸精引氣灌溉朱室，今陳八事其法備悉：伸縮、俯仰、前卻、屈折，帝審行之慣莫違失！

黃帝問：「交合時，女子沒有快感，不覺春情蕩漾，陰道也不潤濕不流津液。男人陽具無法勃起，勢小而力弱。這是什麼原因呢？」

玄女答：「陰陽二者，相應相生。所以，女子須受男人的刺激才能產生愉快的性感覺，同理，男人若沒有女子的刺激，也不能勃起。在此情況下，男人想插入，女子必定不愉快，反之，女子想交合，男人也必興致缺缺。

男女雙方心意不能相投，彼此都引發不起對方性慾，若要強行交合，動作粗暴，自然會使對方嫌惡。相反的情形下，若男有情、女有意，則意氣相投，女子自然會芳心大動，意態媚妍。男人的陽具即刻勃起，勇不可當。龜頭並會滴出少許液體，此時男人要扣壓俞鼠部位，然後將陽具插入陰道。快慢自如，隨心所欲。女子陰戶也能配合做開啟張合動作。如此不必花費太多的氣力，便能使女子得到很大的快感。

男人際此之時，便應吸入女子精氣，以補充體力。交合的八種技巧，方法具備——伸縮、俯仰、前驅、轉折，希望帝能審慎實地做去，萬勿違反這些原則。」

玄女指出，在交合時，若彼此的性慾程度不同時，則另一方雖有滿盆熱火，也燃不著北極的冰山，若要勉強交合，不但不能達到快感，反而會使對方發生厭惡感。

她勸黃帝要善用「前戲」的技巧，尤其著重身體重要部位的愛撫。特別是和經絡針

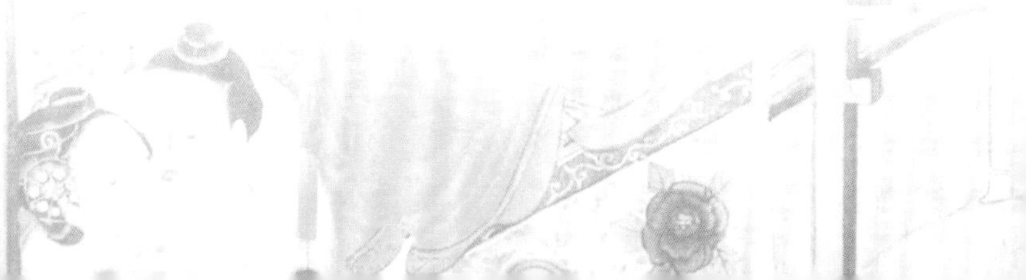

灸穴道關鍵的部位。中國房中術一向主張，為了要使女性及早達到高潮，並又能避免男人浪費精力起見，都極強調交合前戲的技巧。

並且在性交時，摩擦次數不宜太多。動作也要儘量緩慢，以免太過興奮而造成早洩。並須壓撫女子「玉門」，然後再向上撫壓「俞鼠」部。

縱觀本章，主要的意思有二：其一是要撫摩性感帶，其二是吸女子精氣，以「還精補腦」。

關於性感帶，粗分一下，可以分為外部性感帶和內部性感帶。至於女子到底是內部或外部的刺激比較強呢？這固然是個人的感覺差異問題，並且與經驗多少也有連帶關係。素女經的記載顯示出，在興奮發生時，外部的感覺會比內部強而敏感。因此，現代人切勿以為既然最終目標在於男女性器的交合，便不須再做外部的愛撫刺激，就大錯特錯。而因此造成女子不能達到高潮，男人易於早洩的後果，即是此種急功近利，欲速不達的必然結果。

現在已是由女性來積極對男性愛撫的行動大受歡迎的時代，但在以前的男性似乎很厭惡性交時女性的積極的愛撫。

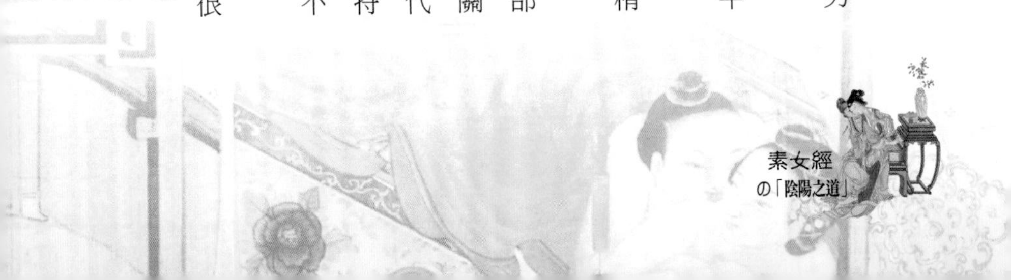

但是，性感並非單只由陰莖的插入陰道來獲得，所以不論今昔，真心相愛的男女間，一定都不會是單方面行動的性遊戲的。

而且，女性也有性慾，也會對陰莖感興趣。性絕非單方面的。當然，在初開始時不可強行要求女性的愛撫，女性累積了性經驗、開發了性感之後，自然就會對男性愛撫。這也是兩人在性愛方面的更上一層樓。

上床後受到男性強烈的擁抱時，女性也會用力將兩手繞住男性的腰部，這也是女性對男性的一種愛撫。

此時就和跳慢舞的要領一樣，當女性自己將臀部向男性的腰壓過去時，男性便會想：「喔，今晚將會很棒哦！」這種方法最為有效。

「男莖盛，男勢營……精液流溢」，指的是男人陽具勃起和黏液發生的現象。

人們一興奮，血液就會集中在皮膚下的微小血管裏，因此會有臉紅現象，陽具也如此。它的血管構造很特殊，乃由許多的結締組織、動靜脈管和平滑的肌肉所組成，稱為「勃起性的體素」，它可由中樞喚起也可以由觸覺激發。因此男人腦中想到色情時，陽具便會勃起堅挺，若經女子撥弄也會霍然怒張，這都是陽具因興奮充血的結果。

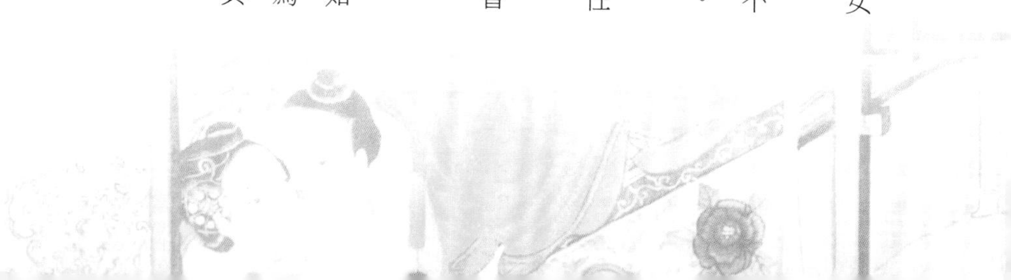

勃起現象，不但是男人有，女人同樣也有，只是這種勃起體素和充血的特點比較不明顯而已。非洲有種大猩猩，母的在性慾激動時，陰蒂和大陰唇的充血現象，便是一望即知，非常顯著的。人類一則因為陰蒂本來就不發達了，再則因為有新演化而成的陰阜和大陰唇，於是充血現象便隱而不彰。

雖然不易看到女子充血現象，可是憑藉觸覺仍然可以查知。因為女子這些部位富有海綿式的彈性，一經充血，彈性便大增，女子的陰道，包括子宮在內，滿佈著血管。因此在性慾發作時，即呈高度的充血現象，可以用手指敏銳的觸覺體會得出，此與陽具的勃起情形明顯不同，陽具除了勃起外，並會由尿道滴出些黏液的來源，是一些小的腺體，它們都在尿道旁，和尿道相通，每遇性興奮時，便會自動分泌黏液。以前禁慾主義的神學家，也知道這種黏液的存在和意義。也曉得它和精液是兩回事，更知道黏液的流出是心頭有淫念的證據。希臘羅馬時代也曾發現這個現象與性慾的關係。可是許多現代人，卻把它與精液混為一談，真是誤會大了。

與此相反的，女子陰道的分泌物，卻比男人的現象要明顯得多。女子陰道在充血現象時，便會分祕一種液體。散佈浸淫著陰道口四周，這種無色無臭的液體，平時就有，它的功用在潤濕陰道內外各部。但是在性慾發作時，會更大量的放射出來，其目的自然在使陰道更加潤滑，俾使陽具於交合時更易進出。胎兒若要由陰道出來，也必須有此種液體的潤澤和滑溜的功用。這種黏液大部分是由腺體分泌而出，此腺體也分布在尿道口附近，它與腦神經中樞有著密切聯繫的關係。

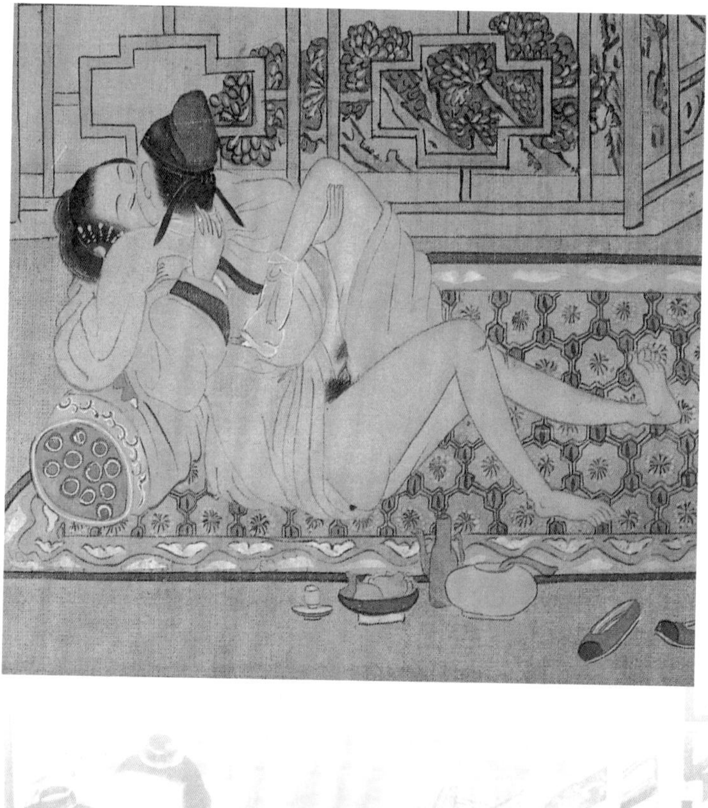

女性需求的判斷——「五欲」

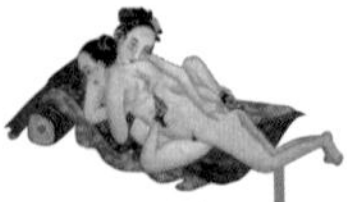

素女曰：五欲者以知其應，一曰意欲得之則屏息屏氣，二曰陰欲得之則鼻口兩張，三曰精欲煩者則振掉而抱男，四曰心欲滿者則汗流濕衣裳，五曰其快欲之甚者身直目眠。

素女說：「五欲，是女子在性交時，因性慾程度，而有不同的動作反應。從這裡，男人可判斷出她的快感程度。

女子五欲

一、女子有被摟抱欲望時，就會屏息凝氣以待。

二、陰部需要撫弄時，鼻孔口唇會開張翕合。

三、陰液流出，欲望激增時，會振動身體，緊抱男人。

四、達到高潮、快感滿足時，即汗流浹背，濕透衣裳。

五、若到了極度快感，此時欲仙欲死，身如騰雲駕霧，神魂飄升，身直目閉。陶醉仙境而不自覺。」

陰陽交合，陰靜陽動，陰受陽施。關乎此，不但人類，大自然中絕大多數的動物都是如此。女子的性慾無寧說是較為被動的，須要男人發動、引導而達成。因此男人不但要引發女子性慾，加強其性慾，並須善用方法使對方完滿地達到頂點高潮。

女子對性的需要，不是沒有，也不是不強烈，只是天生就比較隱晦而不明顯。但是在她的動作中卻能尋出蛛絲馬跡。至於女子在這方面的需求，不容否認的，也和男人相差無幾。有過性交經驗的女子，自然對男女交合有著渴求和希望，即使是從未有過性交經驗的女子，也會以撫弄或被撫弄身體器官，作為取得性慾滿足的替代。

至今仍有很多男性認定女性的性感帶是乳房及性器，特別是性經驗少的男性，其愛撫常為直線且集中於乳房及性器。

男性們必須明白，由遠離乳房及性器的地方開始愛撫，反而更有效果。

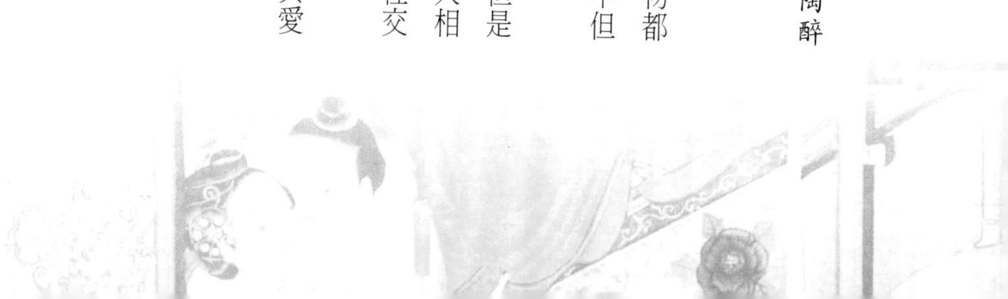

認為女性全身均為性感帶並沒有錯，但別忘了性感帶的反應，也會隨性經驗的累積而產生變化。

例如，知道背後有性感帶、脖子也有性感帶，所以就集中愛撫這個地方，但女性卻只感到搔癢而不感到性感。

為不使愛撫成為教條式而令女性失望，請先充分了解性感帶。

耳垂及耳朵是性感極強的地方。頸部或脖子在男女擁抱的姿勢即自然可以碰到。男性以手輕撫頭髮，而後向下至耳、頸部。以嘴唇來愛撫更具效果，以口輕壓，以舌尖輕舔，還有以牙齒輕咬耳垂之法。

若在耳朵周邊輕輕吸氣，則會造成更大的刺激。此時加以變化，反覆以手、口唇、舌來愛撫。

女性的乳房和性器一樣都是性感的最高集中處。乳房被包括在性器的範圍內，乳房的反應也一定會伴隨性器的反應。

乳部分為乳暈與乳房。乳暈是最敏感之處，可與陰莖的龜頭相對照。此部分的反應有個人差異，而有授乳經驗的女性及沒有經驗的女性的反應也有差別。

乳暈的愛撫是由輕輕撫摸或以手指輕轉開始。其反應則以年輕女性較為激烈。

對其愛撫要如同包緊乳房全體般的壓迫。生產過的女性或不太敏感的女性，則以手指直接捏揉乳暈，較易令其產生性反應。乳房的感應有很大的個人差異。首先要輕觸乳房並觀察女性的反應。

肩部也有性感帶?很多人都會感到意外，但當母親在安撫幼兒時，無意識中便撫摸其肩。能獲得安心感的是肩的愛撫。沒有必要特別去意識肩的愛撫，在擁抱之時，將女性的兩肩如圍緊般拉至男性旁側，乃是訣竅。

此外，在就寢時女性將頭枕在男性的手腕上橫躺，而如果男性能抱其肩，則女性會得到安心感及好情緒。

不去特別意識就自然會受到愛撫的，乃是女性的背部。在上床後，大部分男女都會側臥相對。於是很自然地，男性的手會徘徊在女性的肩背及臀部。

隨著性經驗的累積，則和頸部同樣地、背部也有以口唇來愛撫的方法。只是，背部的感受程度有個人差異。而且，有很多男性並不相信此種全身的性感。

由腋下通過身體側部的是腋下腺，撫摸腋下時，男女都會感到搔癢。

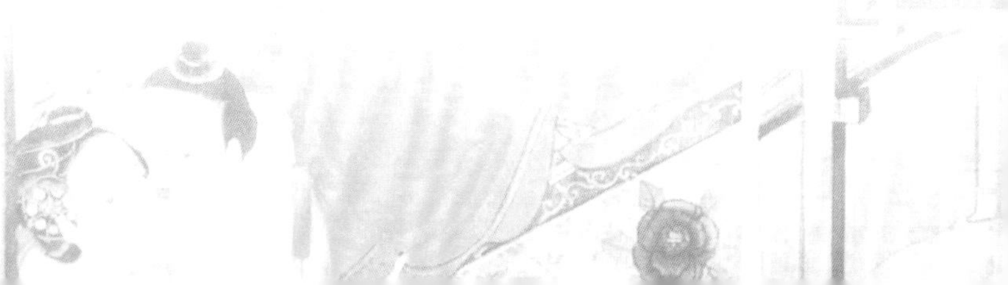

雖然這也是女性的重要性感帶，但若不認清性興奮的程度，則女性可能會因搔癢而逃開，在性經驗少的情況下最好避免。

愛撫的方法為避開腋下，而以手上下撫摸腋下腺全體。同時要加上腹部的愛撫。由腋下到腹部，再到下腹部。如果接受了下腹部的愛撫，則女性的興奮度已非常高昂。所以，先由腹部進至下腹部，然後一邊輕輕撫摸大腿內部，一邊向陰部前進。

在陰部的愛撫上，首先要使用由恥骨上輕撫陰毛的方法，避免突然將手指插入性器內。反覆愛撫陰毛及性器的周邊，然後確認性器的反應，特別是愛液的分泌狀態。如果愛液的分泌少時，就要回到下腹部的愛撫……

女子不但有被愛撫的欲望，也有主動撫愛男人的衝動行為。有的人，尤其是女子，在沒有或一時不能完全的交合行為之前，這種愛撫的觸覺，已經足以供給適當的快感與滿足。

女子的情緒生活中，觸覺是比較明顯的一部分。根據研究大學女生的審美情緒，發現她們觸覺的情緒比其他的情緒都要彰明。女子在春情啟動的年齡，所表示性的欲望，大都不是指性交，而是接吻或擁抱這些比較單純的觸覺行為。就是已婚女子，或有交合經驗的女子，亦莫不是如此。

有些作家在小說裏是如此寫著：「她儘管竭力的抵抗、掙扎，想擺脫他兩臂的環抱，但一望而知，她的目的無非是要把他和她接觸的點、面，線，儘量的增加。」

女詩人Renee Vivien說：「觸的藝術是詭異的、複雜的，它和香的夢境，以及音的奇蹟，佔有同等的地位。」

這句話，出自女子之口，尤其值得我們重視。

素女深知女子對觸覺的敏感，因此在房中術裏，屢屢提示愛撫的重要性。因此五欲第一點列出的，便是全身的摟抱，第二點是陰部的撫弄，第三點以後便是陰道的摩擦。最後便水到渠成達到高潮的頂點。

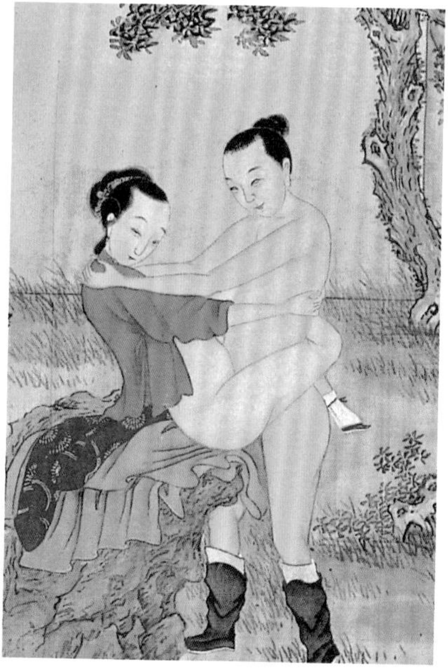

女性快感的測定——「五徵」

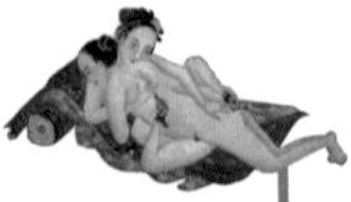

黃帝曰：何以知女之快也？素女曰：有五徵五欲又有十動，以觀其變而知其故，夫五徵之侯，一曰面赤則徐徐合之，二曰乳堅鼻汗則徐徐內之，三曰叫乾咽唾則徐徐搖之，四曰陰滑則徐徐深之，五曰尻傳液則徐徐引之。

黃帝問：「女子快感時，有些什麼徵候呢？」

素女答：「女子一有快感，便會顯現出各種徵兆，即是所謂五徵五欲和十動。以這些徵候便能知道女子是否快意，並且需要些什麼愛撫。

女子五徵

一、臉頰暈紅時，男人可將陽具輕輕附在陰戶上。

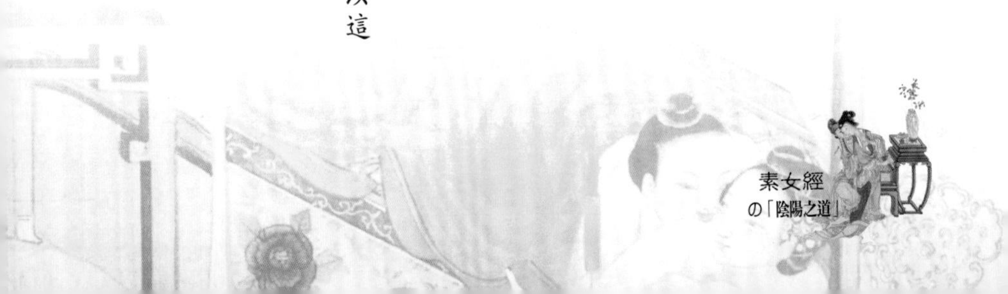

二、乳頭堅硬，鼻間沁汗時，則慢慢插入陰戶。

三、喉乾唇燥，吞嚥唾液時，陽具慢慢搖晃擺動陰戶。

四、陰道潤滑時，陽具徐徐有序地深深插入。

五、大量黏液流在臀部後，便要慢慢地抽出陽具。」

素女除了指出女子會有各種性反應外，並且教導男人視對方的反應，做應有的動作。因為女性性慾高潮出現較慢，費時也較多。男人便須做深度不同的動作，以滿足她的需要，並達到高潮頂點。由始至終，設想周密。或因各人生理反應不一，表達也有程度上的差異，然則萬宗不離其本，女子的性反應大抵都是相似的。男人若能善自觀察，把握時機，配合適當的戰術，必能克敵致果，無往不利。

女子性的反應，陰道分泌黏液已在上章提到，現在僅以臉頰變紅及出汗等現象，略加敘述。

性交過程中，比較明顯的現象有兩組：其一是循環系統和呼吸系統，其二是肌肉動作。事實上這兩組是分不開的。交合時的呼吸較為淺短而急促，並有斷續間止，這種呼

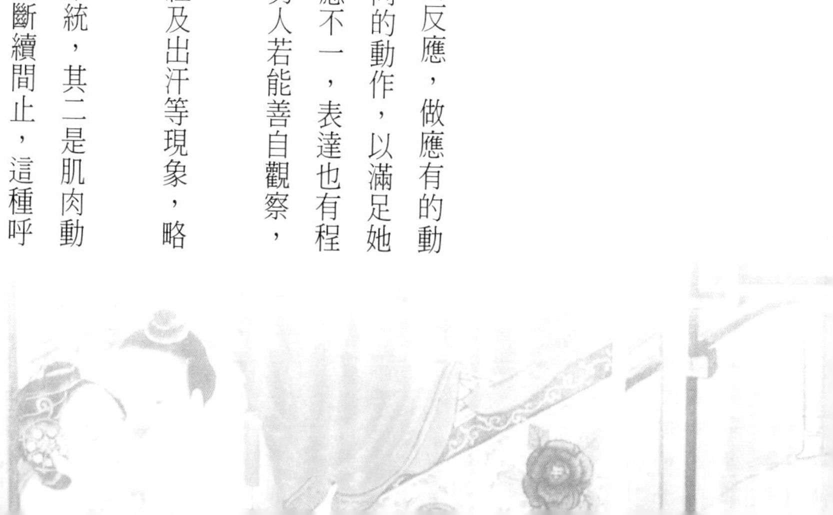

吸使血液變紫，亦即是靜脈的活動高於動脈。因而刺激血管運動的中樞，而提高全身的血壓，尤其是勃起性體素的血壓。在性交過程中，人們高血壓的提升是顯著的現象。根據研究動物學家 Poussep 的觀察，動物在交尾時，血管的緊縮和鬆弛的轉換現象，快速而驚人，這種快速的轉換，包括全身和腦部。

心跳加快，皮膚浮現的動脈血管更見鼓暴。眼球也會變紅。腺體作用也有全盤加速的趨勢，各種分泌的分量都有很大的增減。所有皮膚組織無形中都加緊工作，因而汗量增加，汗流浹背中所摻雜的臭味，各種分泌，如腋下的狐臭等也都跟著增加。口腔裏的唾液也大增，同時腎臟的工作量也會增加。

第二組的肌肉動作中，隨意肌的活動力量減小動作，反之，不隨意肌的動作不但增多，而且散布得很廣，也很亂。比如，膀胱會在性交時起收縮作用，由於男女構造不同，其影響則相反。男子陽具勃起後，通常會暫時不能排尿。女子則不但會增加排尿的欲望，往往還會不由自主的溺出。此外，如全身發抖、喉嚨緊收、口乾唇燥、打嗝放屁和其他類似的不自主的動作傾向。女子性慾亢進時，子宮頸部會發生節奏性的張弛動作，同時有大量的黏液放射而出。凡此，都是肌肉動作在交合時常見的現象。

在性交時，男人面部表情，往往顯得特別的奮發有為。女子則益顯得鮮艷可愛容光煥發。一旦屆臨高潮時，雙方的外觀就有了變化，瞳孔放大，鼻孔張大，禁不住地流出唾液，舌尖也不由自主地要來回翻動。總而言之，無非表示一種官覺欲望的滿足，在快要來之前，大有迫不及待之勢。有些動物連耳朵都會豎起，人們此際往往口中喃喃說些支離破碎沒有意義的字眼，或是呼喚對方姓名，甚至是愉快的呻吟。

由於瞳仁放大而引起怕光的現象，所以在性交或接吻時，人們總是緊閉雙眼。在此之際，眼部肌肉的活動亢進程度大增，上眼瞼的肌肉緊縮，故而眼球會變大，特別流動而有光芒。

高潮以後，這種愉快深入四肢百骸，它的震撼力量有時會引起很嚴重的影響。男人所受的影響更大於女子，因為後者的性慾下降曲線較為和緩，這對女子說來可算是一種天然保障。初次性交的男子，在射精後往往有昏暈、嘔吐、遺尿、遺便的現象。患癲癇的人，每每也會發作。更有的會內臟破裂出血。年事高者，動脈管經不起高度的血壓，因而破裂的也時有所聞，若破裂出血部位是腦部，則往往就會腦溢血而中風或半身不遂。老年人娶年輕的老婆或嫖妓，有時即造成牡丹花下風流死的下場。

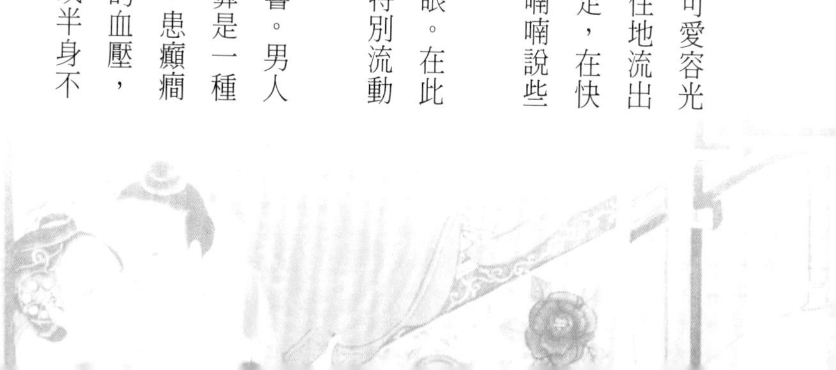

當然，上述現象並不多見，除非是神經特別脆弱，經不起刺激或太不自愛，完全不顧性知識與性衛生，才會發生此類事件。通常而言，性交達到高潮後，是有益於身心的。這是一個十分自然的過程，也是生物體的一種十分美妙的功能。即使是個不很健康的人，也不會有什麼不良的影響。只要環境適宜，行之有度，這種過程即可說是完全有利的。因為它能消除在欲望中所蓄積的緊張，減低血虛，恢復肌肉正常狀態。獲取精神上的滿足，一種通體飄浮的感覺，舒暢懶散的心情，心神解放，了無牽掛，萬物自得，天地皆春的愉悅，是很難用筆墨形容的。

據說有些女子，她們能一夜丟到十次以上，同時神清氣爽，從前不知哪一個國家的王后曾訂定出這樣一條法律來：就是一個男子一夜應該和他的妻子至少要交合七次，自然，這是例外，是變態的。總之，交歡的次數須看夫婦雙方的體質而定，不能超越理智的範圍。

夫婦之間的性慾強弱不同，是很不幸的事，不論丈夫或妻子是熱情的、壯健的，他們的對方不能認同他們的性慾時，是很煩惱的，被動而勉強應從的一方面，所蒙受損失尤大，這種缺陷，自然也只有設法補救。即身體健康而性慾強的一方面也應該竭力節制，而身體羸弱的方面則應該盡力以增進本身的健康。這樣慢慢地就會互相接近了。強者馴良，弱者變為健壯，於是彼此之間就會趨於美滿了。

有許多女子，她們簡直沒有性方面的欲望，但是她們的性器官卻又發育得很完全。這種婦女稱之為「性之麻木」者。據許多醫生說，近代的女子竟有百分之四十是「性之麻木」者，這或許是近代社會生活及養育不良所致。這些女子雖然她也在同丈夫性交，但是她們從沒有感到性的樂趣的，享受更不必談起了。她們的性器官很少有淫水的分泌，所以交合時非常勉強，她們性交時從沒有經驗過高潮。所以性交對於她們非但不發生好感，甚且認為痛苦非常，她們也能生育子女，但是只視為是一種責任而已。

不過缺乏性慾的女子，並非先天的，是後天環境所造成的。有些婦女，在結婚生活的初期，他們完全是缺乏性慾的，但是稍久，她們能漸漸改變常態。這或許是因為她們沒有得到丈夫「求歡」的訊息所致，或許是丈夫猶如貪婪的自私者一般，只知自己的快樂，忽略了對方的感受，在這種情況上，妻子怎麼能感到性交的意味呢?她怎麼能真實的了解性的機能呢?這種情景是最大的悲劇，個中的隱痛實非言語所能形容的，但這大部分是她丈夫的無知所造成的。

女性欲求的辨別——「十動」

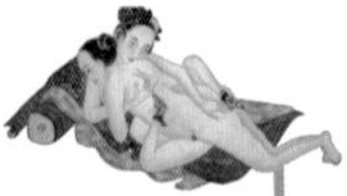

素女曰：十動之效，一曰兩手抱人者欲體相薄相當也，二曰伸其兩腿者切磨其上方也，三曰張腹者欲其洩也，四曰尻動者快善也，五曰舉兩腳拘人者欲其深也，六曰交其兩股者內痒滔滔也，七曰側搖者欲深切左右也，八曰舉身迫人搖樂甚也，九曰身巾縱者支體快也，十曰陰液滑者精已洩也，見其效以知女之快也。

素女說：「女子有十個動作可以表達出她的欲求。

女子十動

一、兩手抱男人時，是想緊摟對方，是希望陽具與陰戶相觸。

二、挺伸雙腿，是希望陰戶上方受到充分的摩擦。

三、露張腹部起伏狀若迎奉，無非是希望男子射精。
四、臀部擺動，顯示女子已有快感。
五、雙腳彎曲，勾搭男人身體，是要陽具插得更深。
六、兩腿相交，表示陰道內淫癢難禁。
七、腰向側擺，希望陽具深插且左右搖弄。
八、屈身向上緊依男人時，已在高潮之途。
九、全身縱擺伸直，顯示出四肢百骸已達快樂頂點。
十、陰戶津液肆流，表示已達性感巔峰，完成高潮。
——由以上女子十種動作，便能看出她快樂的程度。」

素女雖然列出了「五徵」、「五欲」和「十動」，發現女子在性交過程中有各種不同的姿態和反應，但並不是說每個女子都會有這種過程或反應。這是因人而異的，有時候即使是同一個人，也會有其區別而不一定。尤其一些感覺分散（或較遲鈍）的女子，其個體差異很大，因此表現出來的動作，自然就不一致。

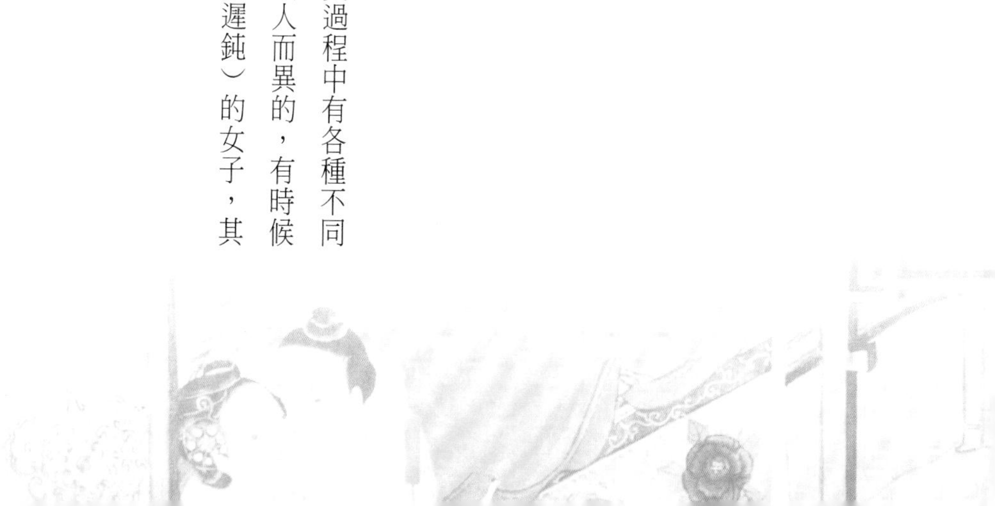

女子由性交初期而達到高潮頂點，雖然是有一定的程序，但是在實際交合時，卻未必能每次都順利地達到高潮。

其中原因固多，前面各章都已提到。

尤其是已婚婦女，又比較困難，更不易達到高潮。因為她們在家庭中，要照顧丈夫，要養育子女，要管理家務，若又是職業婦女，則在身兼數職之下，身心疲憊，就比較不易在性交時，順利達到高潮。男人的生活，通常大部分在家庭以外，他對於家庭生活和家人的關係，所處的地位比較超然。在男人的活動範圍內，家庭只占比較小的部分。而在這一小部分裏，他不必多做活動，只須休息而已。

所以當一對夫妻在進行性交時，男人的態度，多是縱慾，鬆弛精神和享受雲雨之樂。再加上生理反應，故而很容易達到性慾高潮。女子就不能如此好整以暇地進行。她們顧忌的事情比較多，尤其生育問題，人口和經濟的壓力，往往使她喘不過氣來。加之，女子生理結構的不同，性慾高升得很慢，很不容易達到性交高潮。

如此，夫妻在性高潮上不能配合，男人比女子早洩精，不但造成性慾不滿足的問題，同時也會形成彼此心理上的疾症。女人由於經常不能得到滿足，容易自怨自艾，發

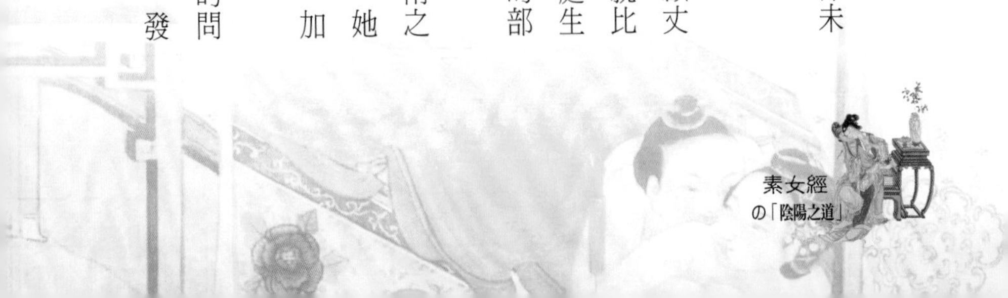

生身心不調現象，甚而造成性冷感、性不感等現象。於是在日常生活中也覺得格格不入，閨房勃谿時起，終成一對怨偶。至於男人，由於經常早洩，每每引起自尊心大受打擊，總覺得一股歉疚，遂而發生逃避心理及行為，或是由此而生出相反的自衛行動，對於對方的一言一行往往過分挑剔，並且有暴力傾向。於是，在雙方面都不讓步的情形下，自然就造成家庭悲劇。

我們發現，世界上怨偶儘管有許多表面的原因，但是背後，恐怕「性不調和」才是最主要的因素。因此，在尋求性行為正當、性生活健康之時，對素女經的內容寶貴意見，不可視而不見。

最後我們引用《肉蒲團》的一段內容，來看女人對情慾的表達方式——

……未央生把一隻手拿枕頭下去，就把一隻手托住她的頭頸安頓在薦上，使面孔不歪不斜，預為親嘴之地，所以豔芳暗喜，知道他是慣家，未央生墊腰之後，重新提起小腳在肩頭，把兩隻手抵住了薦，放出本事來，盡力抽送，每一抽定要拔出半截，每一送定要抵個盡根，祇是一件，抽便抽得急，抵卻抵得緩，為甚麼緣故，他恐怕下去急了，要入得〇〇響，恐怕鄰舍人家聽見弄出事來，所以不敢放手，便幹了一會，那〇〇裏漸

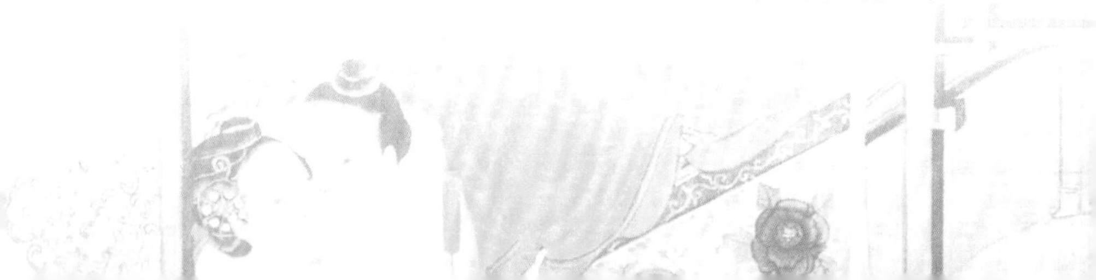

漸覺得緊湊起來，不像初幹的時節，汗漫無際了。

未央生心上明白，知道狗○發作○○大起來的緣故，就不覺精神百倍，抽送的度數愈加緊湊。

艷芳起先不動聲色，直到此時方才把身子扭了幾扭，叫一聲道：「心肝，有些好意思來了。」

未央生道：「我的乖肉方才幹起頭，哪裏就好意思，且待我幹到後來看妳中意不中意，祇是一件，我生平不喜幹啞的，須要弄得裏面響起來，才覺得動興，只是這房子狹窄，恐怕鄰舍聽見不好放手，卻怎麼處？」

豔芳道：「不妨，一邊是空。一邊是人家廚房，卻沒有人宿的，你放心幹就是。」

未央生道：「這等就好了。」

此後的幹法就與前相反，抽得緩，抵得急，送進去的時節，就像叫化子打助陣，要故意使人聽聲好見憐他的，故一般翻天倒地幹了一陣，豔芳騷興大發，口裏心肝兒子叫不絕聲，○○的淫水旁流橫溢，未央生見她勢頭來得洶湧，要替她揩拭乾了，從頭再幹就伸手去摸汗巾，不想摸到手裏。被豔芳一手摸去。不容他揩拭，這是甚麼原因的，她

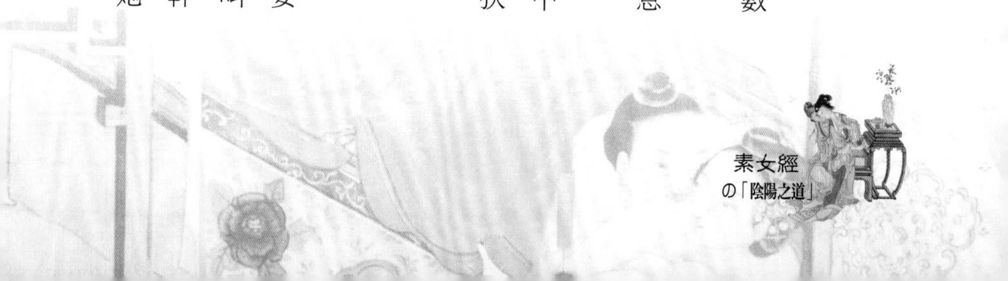

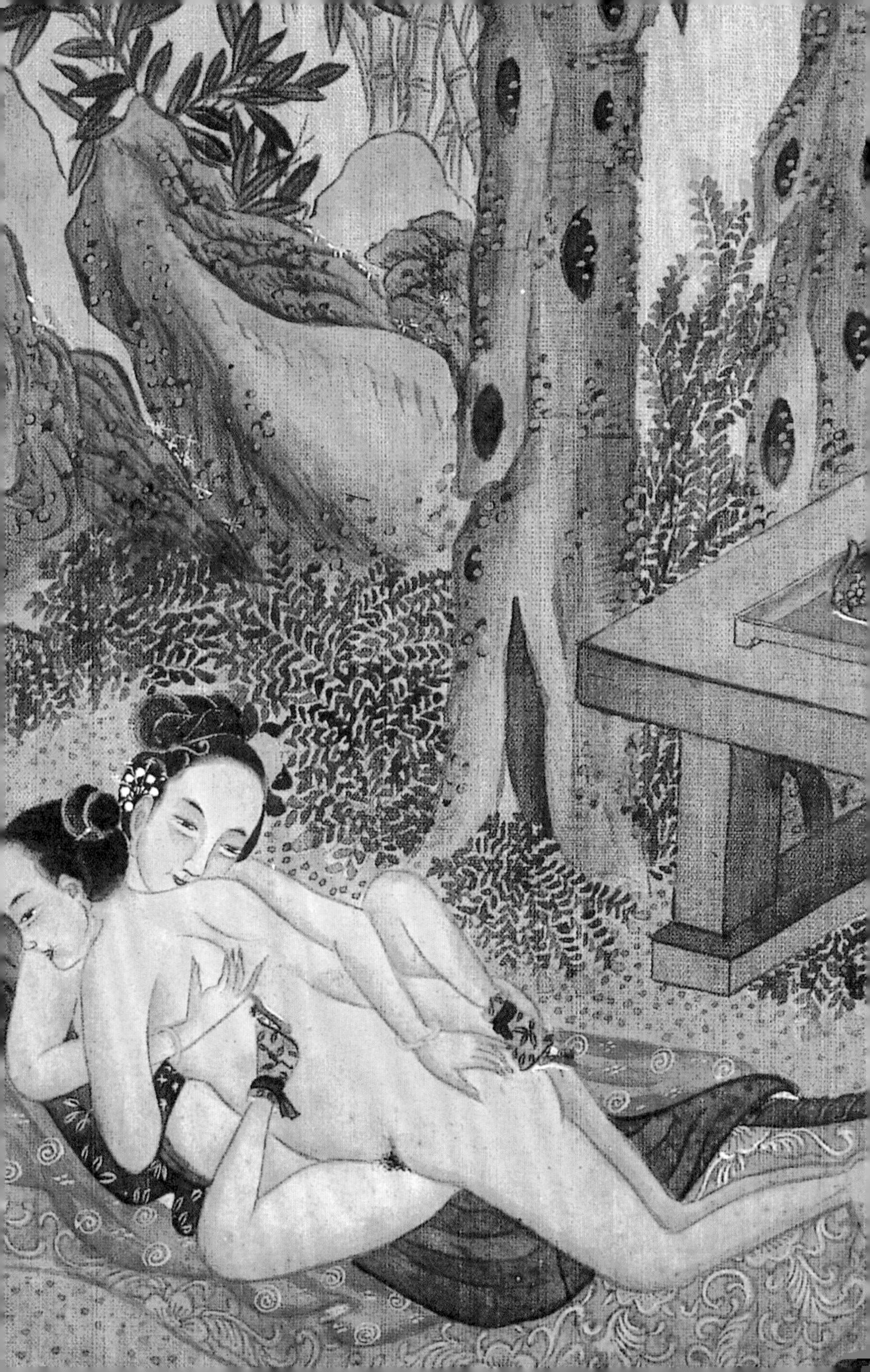

生性也是不喜幹啞事的。與未央生所好略同，更由於好之中圖其深趣，但凡幹事之時，淫水越來得多，響聲越覺得響，所以她平日幹事，隨她下面橫流直倒，就她的身子都浸在裏面，也不許丈夫揩拭，直待完事之後，索性坐起來，把全身揩個乾淨，這是她生平的性情原有一種樂趣，但可為知道的，不能為俗人言也。

未央生見她不肯就悟這個原因。比前愈加響弄起來，天翻地倒又幹了一陣，豔芳就緊緊摟住道：「心肝，我要丟了，你同我一齊去丟罷！」未央生要誇本事，還不肯去。豔芳道：「你的本事我知道了，不是有名無實，如同今不曾住手弄了一夜抵敵兩個婦人，也算虧你得緊的了，留下精神明日夜裏再幹，不要弄壞了人，使我沒得受用。」

未央生見她這幾句說得疼人，就緊聚摟住恨不得把這○○揑進肚去，又緊緊抽了兩番，兩個才一齊完事……

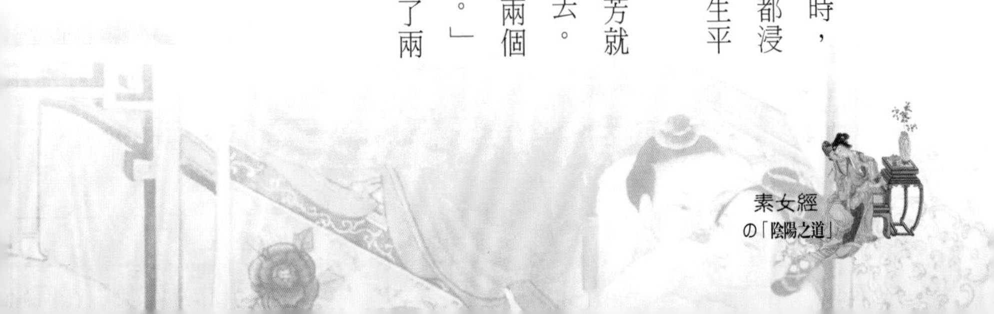

行房的禁忌

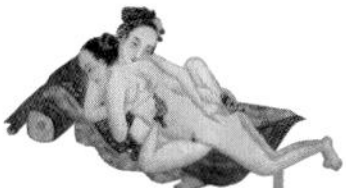

帝尚問素女曰：男子受氣，陰陽俱等，男子行陽，常先病耳目，本其所好，陰痿不起，氣力衰弱，不能強健，敢問療之道？素女曰：帝之所問，眾人同有，陰陽為身，各皆由婦人，夭年損壽，男性節操，故不能專心貪女色，犯之竭力，七傷之情，不可不思，常能審慎，長生之道也。其為疾病，宜以藥療之。今所忌犯者七。

黃帝問素女說：「男人的精氣與陰陽變化的道理一樣，有時會萎縮得堅硬不起來，有時精力會衰弱不堪。關於這種病，有什麼好的治療法嗎？」

素女回答說：「這是常有的事，有很多男人由於貪圖女色而夭折，所以，不要過分貪戀女色，才能長生不老。這一點實在非常重要。假如生病時，用藥療固然是當前之

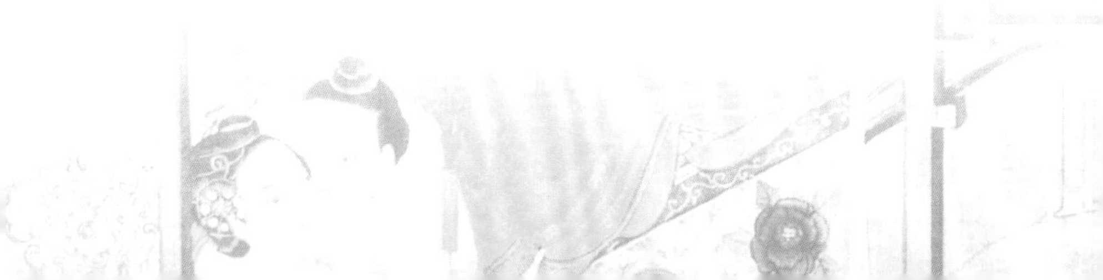

急，但事前不犯忌，乃是根本治法。」

關於這件事，敘述於下——

第一忌：不要在晦朔期，即切勿於上弦下弦之月或滿月之夜做愛，否則會使生下的孩子精氣受傷，一旦行陰陽交接事時，陽具不堅，反而在自己獨處時慾火中燒，小便呈紅黃色，常有遺精現象，以至於縮短壽命。

第二忌：不要在雷電閃耀、風雨交加、天昏地暗，或地震發生時做愛，否則生下的孩子會發瘋，或是啞巴、聾子、瞎子，以及精神衰弱、多愁善感，又患憂鬱症。

第三忌：不要在吃太飽或酒醉時做愛，否則會使內臟諸器官受傷、小便呈紅色、臉色蒼白、腰酸背痛、體垂腹脹、難得長壽。

第四忌：小病之後，身體狀況尚未復元之際，切勿做愛，否則，會影響飲食，腹部脹大、患憂鬱病，容易對事物發生激動，有時像瘋子一樣。

第五忌：不在長途跋涉、激烈勞動，或者疲勞尚未恢復時做愛，否則，會有氣喘、口乾、消化不良等症，身體的關節也會隱隱作痛。

第六忌：不要在淫話綿綿，或陽具堅硬時做愛，否則違反禮節，陽具也會傷痛，傷害內臟，耳目不靈，精神不安，咳嗽嚴重，甚至陽痿。

違反這些禁忌一定會生病，那時醫治的方法，只有靠神藥了。

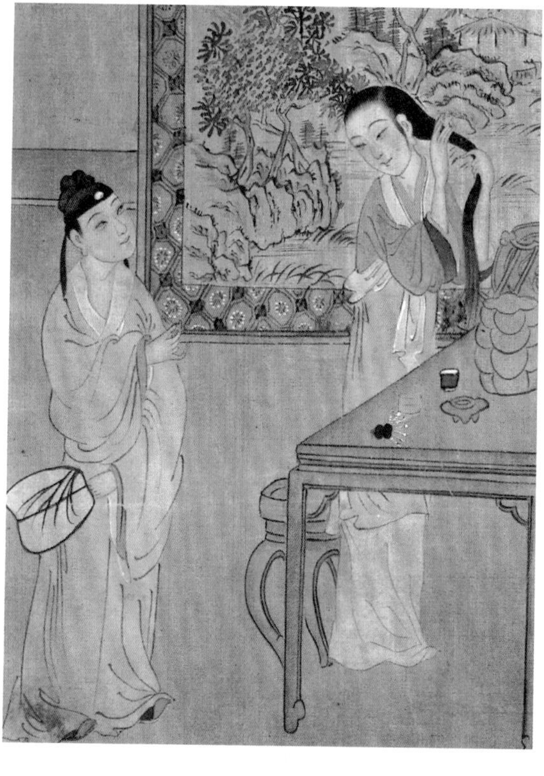

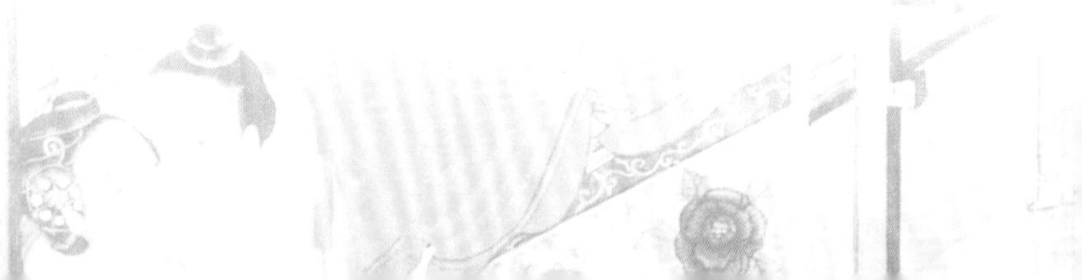

男人的「七傷」

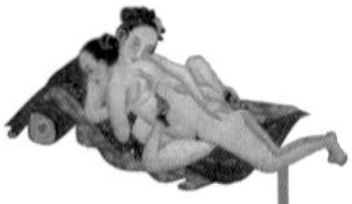

黃帝問高陽負曰：吾知素女，明知經脈腑臟虛盈，男子五勞七傷，婦人陰陽隔閉，漏下赤白，或絕產無子，男子受氣，陰陽同等。其病緣由，因何而起？故欲問之，請為具說。對曰：深哉問也，男子五勞六極七傷，病皆有元本由狀。帝曰：善哉！七傷之病，幸願悉說。對曰：一曰陰汗，二曰陰衰，三曰精清，四曰精少，五曰陰下濕癢，六曰小便數少，七曰陰痿，行事不遂，病形如是，此謂七傷。

黃帝問高陽負說：「我曾從素女口中獲悉男子五勞七傷各症，以及關於婦女的陰陽隔閉、紅白帶血和不妊等事，到底這些疾病因何而起呢？請你說明。」

高陽負說：「這誠然是極好的問題，男人的五勞、六極、七傷等病，當然有其發生

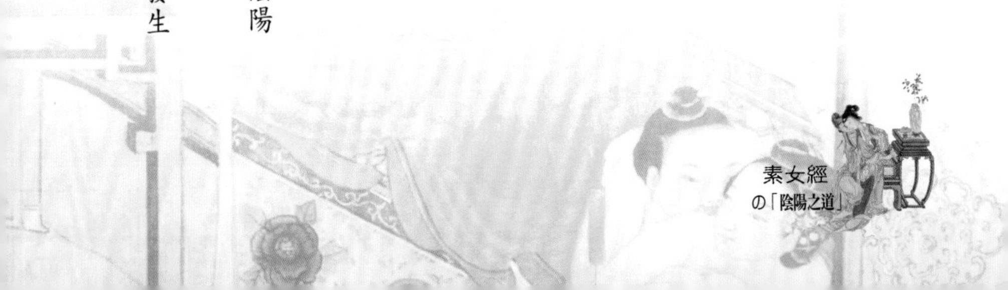

的癥結所在。」

「我想先聽七傷的事。」

男人七傷

「這七傷就是：第一為流冷汗，第二為陰莖無力，第三為精液清淡，第四為精液稀少，第五為陰下濕癢，第六為小便次數少，第七為陽痿不能房事等。」

「如何治療才好呢？」

「茯苓是四季的神藥，不管春夏秋冬，都可用茯苓來醫病。春季三月間，可用更生丸（更生意味著茯苓）來醫治男人的五勞七傷。當陰衰或陰囊下生瘡、腰酸背痛，兩膝發冷發熱或腫大而影響步行，風吹流淚或眼睛擦腫，咳嗽，身體看來呈現黃色，膀胱發痛，小便出血，陽具傷痛，小便斷斷續續，口乾、舌頭傷破、食慾不振、精神衰退或者違犯禁忌而生病時，這種藥品都非常有效。調配法如下：

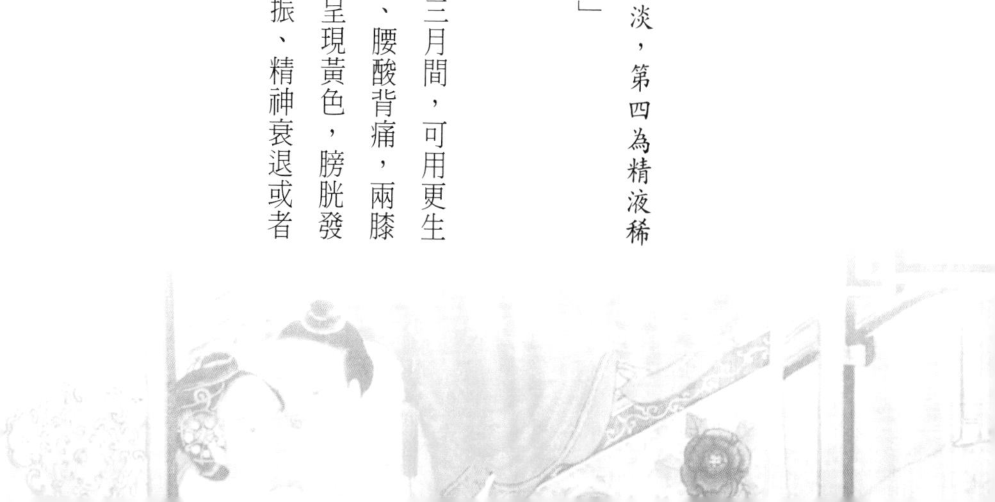

茯苓　四分（若是消化不良，則增加三分之一）
菖蒲　四分（耳朵聽不見時，增加三分之一）
山茱萸　四分（身體疲倦時，增加三分之一）
栝樓根　四分（口中乾涸時，增加三分之一）
菟絲子　四分（陽痿時，增加二分之一）
牛膝　四分（體內各部不調和時，加倍）
赤石脂　四分（內傷時，增加三分之一）
乾地黃　七分（發熱時，增加三分之一）
細辛　四分（雙眼朦朧時，增加三分之一）
防風　四分（感冒時，增加三分之一）
薯蕷　四分（陰濕時，增加三分之一）
續斷　四分（患痔時，增加三分之一）
蛇床子　四分（精氣不提時，增加三分之一）
柏實　四分（體力減退時，加倍）

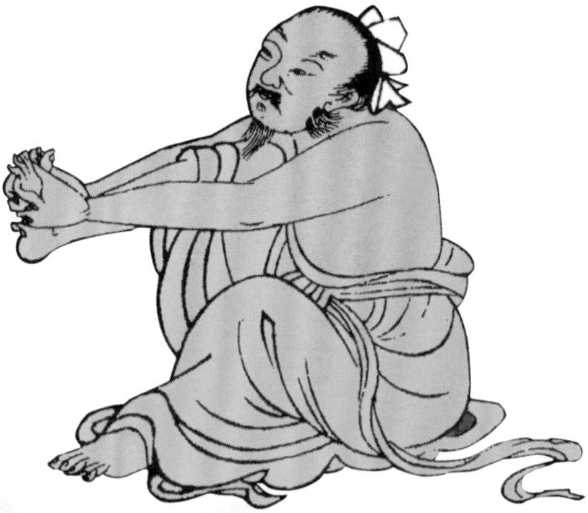

巴戟天　四分（陽痿時，增加三分之一）
天雄　四分（精神不安時，增加三分之一）
石斛　四分（身體有病時，加倍）
杜仲　四分（腰痛腎虛時，增加三分之一）
蓯蓉　四分（冷萎時，加倍）

以上二十種磨成粉，再以蜜攪和捏成像梧桐子大小的藥丸。每次先服三個，一天服三次。如無效果，那就需要等到效果出現為止，再酌量增加。

這是散藥的話，也可以一匙量跟米湯一齊服下，七天就會顯出效果來。十天可以治癒，三十天可以恢復常態。長期服用可以老當益壯。服用期間要禁吃豬肉、羊肉、冷水和生的東西等。」

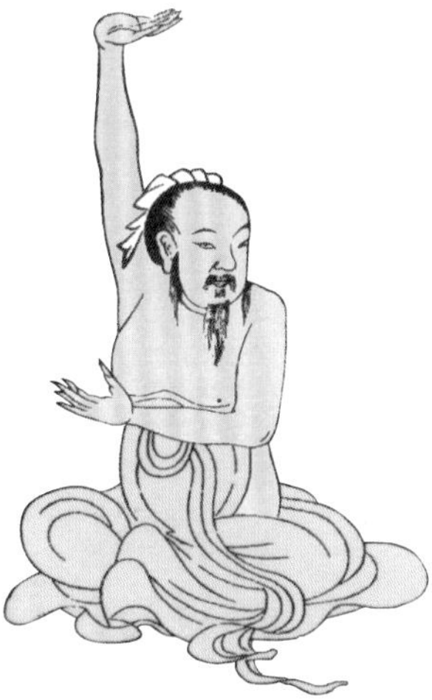

中國房中術說的「陰陽交接之道」，乃是根據陰陽之說而來的，關於這一點，《玉房祕訣》是假借沖和子之口述而來的。

「《易經》上說：『天乃以自然現象，呈現吉凶的前兆，故聖人能根據這種現象，預測未來吉凶的來臨』。」

此外，《禮記》上說，「雷聲將鳴時，不要受胎，否則一定會發生災禍的。」

由此可知，聖人常向人警告，做事要慎重。大意說，天災呈現於上，地變發生於下。人正好居於中間，所以，人類必須要敬畏天地。關於陰陽交接之道，尤要敬畏天地，切勿犯忌。」

在「行房的禁忌」中我們提到的——

第一忌：因為這些日子相當於陰神之日。

第二忌：因為這些時分，相當於「天忌」，誠如《禮記》所說，雷電交加之日，不可輕易受胎。由於上天突生威猛，所以犯忌會發瘋，若用現代的觀點說，雷劈很可怕，一旦發生雷劈，則會妨害行事，尤其會關係到人的氣氛問題。

第三忌：過飽或醉，以及喜怒、憂悲，恐懼等狀態，相當於「人忌」。消化不良或酩酊大醉，會影響胃與心臟的不良。喜怒哀樂等七情受傷，則會招致內臟之病。早已在《黃帝內經》上說過了，但近代醫學好不容易才注意此事，也才開始把它列為身心醫學

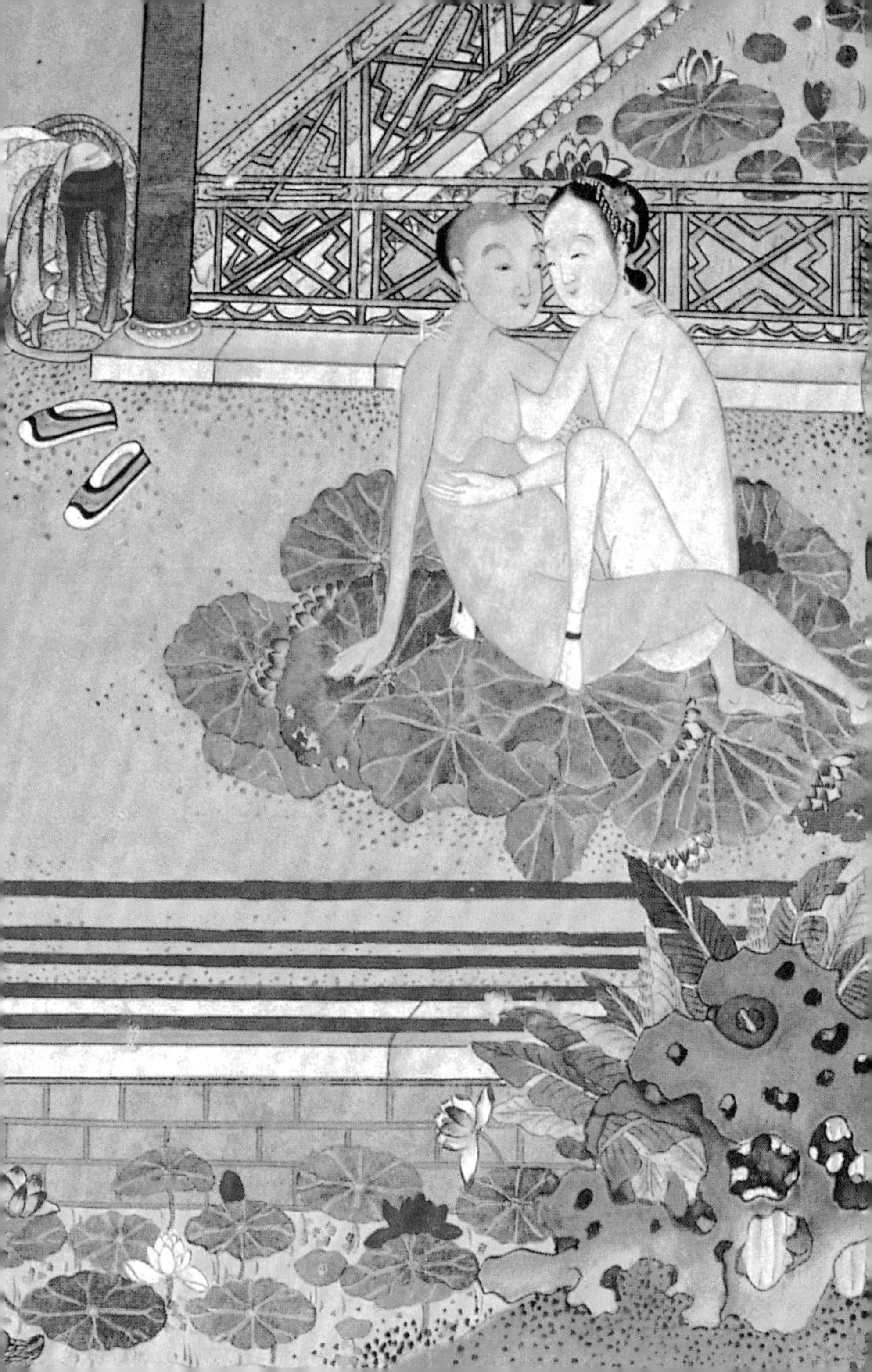

的問題來探討。這相當於現代所說的精神抑鬱症。

在此一問題不曾被提到的，那就是除了天忌與人忌外，尚有地忌，例如在神廟或佛塔裏，深井、爐灶或廁所旁邊。墳墓，或是停放棺材的地方交合，將犯地忌，所以不可以不小心。

以上的意思說，假如不犯天忌、地忌或人忌的話，那就可以安心玩樂，也就是教人不要把性愛看作遊戲化的事，這相當於現代所說的氣氛問題。

第四忌：小便後不可性交，也許身體衰弱，或者有病在身為前提而說的。（請參照「七損」裏的「五損」）《玉房祕訣》說受胎的「七傷之忌」，其中的觀點也跟第四忌一樣，即——「小便剛剛完了，在精氣殆盡時行陰陽之道，脈會結滯不通，這時所受的胎勢必會早死。」

根據素女的回答，關於男人的疾病，致有「五勞六極七傷」等。其中她曾具體說明七傷的內容。至於「五勞六極」的問題，她雖然沒有清楚的說明，但後來卻也曾列舉出各種生理疾病，所以，我們也能約略推察得知的。

性器的病，即使同為尿道炎，有從尿道侵襲而起的，也有因風邪或扁桃腺炎菌隨血液運行侵入而與性無關的，故有時在不知不覺之間成為慢性，因此需要長期加以治療。

關於這一點，中藥目前雖僅有一種，但能蒐集各種藥材來調配，例如禁吃冷水與生的東西，這是為了要增加藥性效果與消除副作用的緣故。

西醫是據疾病而開藥，即使能對症下藥，但也常因藥物的影響而使得別部分受害不淺。因藥的副作用而生病的情況實在很多，大部分的皮膚病，都是由於吃藥後的副作用而引起的，結果反成為現代病之一。

中醫是以草藥為中心，然後再根據病的性質來處置。感冒不一定都喝葛根湯。胃腸衰弱者，要服用香蘇散。身體強健者，則給予麻黃湯的處方。所以為了要適合個人體質，用藥處方莫不應謹慎從事。

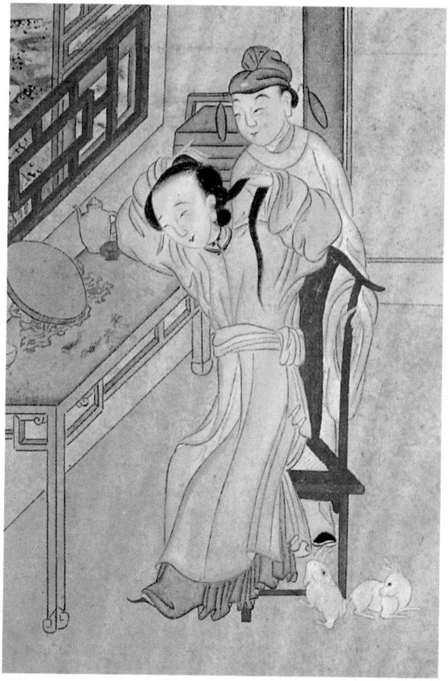

行房的最佳時辰

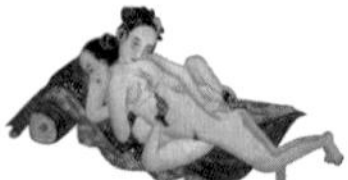

素女曰：求子法自有常，體清心遠慮安定，其衿袍垂齋戒，以婦人月經後三日，夜半之後雞鳴之前嬉戲，令女盛動乃往從之，適其道理同其快樂卻身施寫勿過遠至麥齒，遠則過子門不入子戶，若依道術有子賢良而老壽也。

素女說：「求子的方法，自有其一貫的法則，身體輕快，心無憂慮，情緒平靜，衣冠整齊，專心齋戒，當女人月經完畢的三天之後，即深夜過後，雞鳴之前，開始撫愛先使女人漸漸興奮，接著方行做愛，按照房中術的道理，共同享受其間的快樂。洩出精液時陽具不要從小陰唇拉出外面。因為抽出過度時，會脫離子宮，精液就進不去子宮。假如依照這種技術而得子的話，那他一定是一個很傑出，而且很長壽的人。」

彭祖說女人月經完畢後的第十五天夜半受胎時，可以生下一個聰明伶俐，長壽而且高貴的兒子。但素女卻以為月經完畢後的第三天性交。這對於現代人來說，還算比較實際可行。

夜半後，天亮前的時刻，會使人有奇異的感受，所謂夜半，就是子時（午後十一時起至午前一時）為止，接著就是丑時（午前一時至三時止），天亮就是寅時（午前三時起至五時止）。

因此，夜半後，天亮前正是丑時的時間。這段時刻之所以很好，乃是因為這段時刻跟肝有關係。而肝跟持久力又是關係最密切的。肝也與性器的經脈連通。這個時刻的中心為午前二時，在這個時辰裏，肝的經脈流動最好，睡眠也很充足，故是最理想的做愛時間。

至於素女說，陽具的淺進方式比較容易受胎，這恐怕是根據古代性生活的經驗得來的吧?!

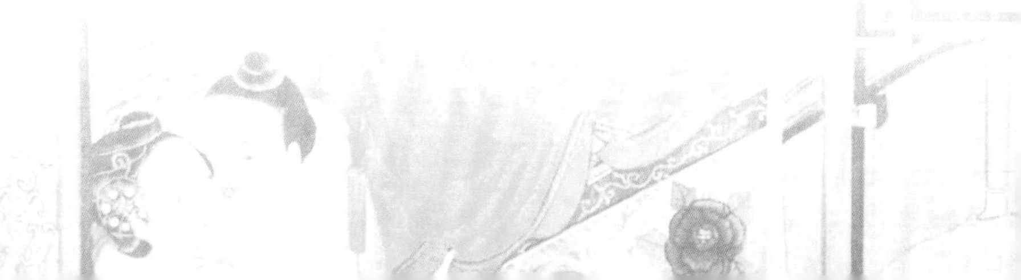

受胎的最好年齡

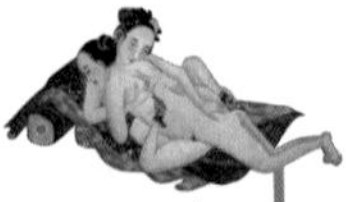

素女曰：夫人合陰陽，當避禁忌，常乘生氣，無不老壽，若夫婦俱老，雖生化有子皆不壽。

素女說：「人類為了要符合陰陽之道，一定要避免若干禁忌。當氣勢最好時，生下的孩子，通常都會長壽的。如果夫婦都很年老，即使在氣勢最佳時，生下孩子，也都不會長壽的。」

在氣勢最佳時做愛生下的孩子是很健全的，由於自古以來，年輕得子都很健全的緣故。假使很年輕，但若身體不適，或在酒醉時也不能做愛的。假如雙親的氣勢不是很好，那是因為身體欠佳。所謂氣勢，乃是精力飽滿，這是男女做愛的最佳條件，故能給予受胎很好的影響。

素女經雖沒提到年紀問題，但在《玉房祕訣》裏認為男女年紀太大時所生下的孩子不能長壽，素女經說八十歲的男子，娶一位十七、八歲的少女，也照樣能生子。反之，五十歲的女性跟年輕丈夫也會生育子女。

男人八十歲結婚而生子的人有卓別林，還有一位日本東都清水寺的大總管大西良慶大師，他七十五歲，娶一位二十三歲的年輕太太，到了八十六歲，才生下了孩子。

卓別林本來是一位貧窮年輕的猶太人，他後來成為國際聞名的電影明星，但終身追求食慾、工作和戀愛。大西大師也一樣，當他年輕時，曾經被女人叫做大西惡慶，可見他在男女關係方面，真是聲名狼藉！

總之，他們兩人自年輕時代開始，就對於女人相當精進。所謂「精進」者，乃是指性能力很實在，而且容量豐富。即使年屆高齡，也依然能生貴子，所以，我們各個年代的人，對於性的知識，也一定要有相當研究才好。

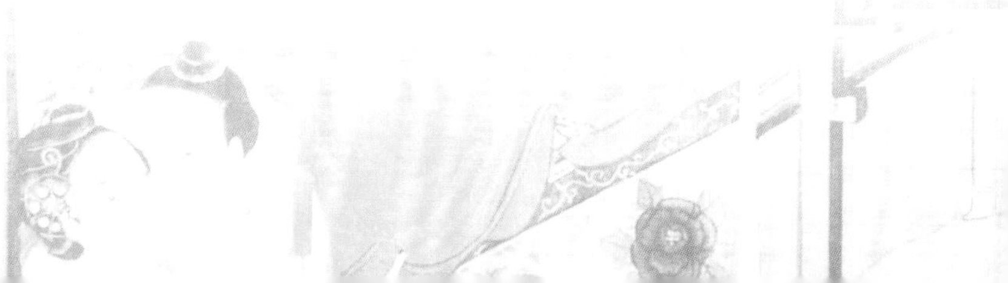

男性力不從心怎麼辦？

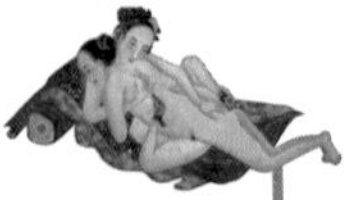

黃帝曰：今欲強交接，玉莖不起，面慚意羞汗如珠子，心情貪欲強助以手何以強之？願聞其道。素女曰：帝之所問眾人所有，凡欲接女固有經紀必先和氣，玉莖乃起，順其五常存感九部，女有五色審所足扣，採其益情取液於口精氣還化填滿髓臟，避七損之禁，行八益之道，毋逆五常身乃可保，正氣內充，何疾不去？府藏安寧，光滑潤理，每即起氣力百倍，敵人賓服，何慚之有？

黃帝問：「這幾天我很想行房，但是陽具卻不能勃起，面對女子，羞愧得汗如雨下，無地自容。即使用手把陽具勉強塞進陰戶，也無濟於事。像這種情形，應該怎樣才能補救呢？請把其中祕訣詳細地告訴我吧！」

素女答：「您的問題是大多數男子的通病。凡是要和女子交合，都應要有心理準備，按部就班。首先一定要心平氣和，惟有如此，陽具才會自然勃起堅硬。」

「男人若遵行五常之道，則女子必會有九種反應。女子在性慾反應方面有五個現象，等這些現象充分顯現後，體內就會儲滿精氣。此時男人用口吸吮女子唾液，便能使精氣返回自己體內，充滿在腦髓。同此便能避免觸犯七損的禁律，自然循行八益之法，而不會逆溯五常之道。自可保持身體健康，充滿罡氣，還怕疾病不除？」

「五臟六腑若健全，則形之於外，必然是光澤滿面，容顏煥發。每次性交，陽具自是堅挺如鐵，氣力百倍，降服對手輕而易舉，再不會因陽痿而羞慚滿面了。」

素女指出，男人早洩是普遍現象，但是只要心平氣和，便能領會持久交合的要訣，自然便能治好早洩的毛病。因此，若說早洩是生理的痼疾，毋寧視其為心理的癥結。

至於心平氣和之外，在實際的交合中，還有些什麼必須注意的事呢？原來男女對於性的反應，自有其一定程序。交合時也有一些不可觸犯的忌諱。若是能完全注意到「五常」、「九氣」、「五徵」、「七損」和「八益」之法，並能純熟運用，男人便會身強氣壯，駕馭女子就會毫無困難。

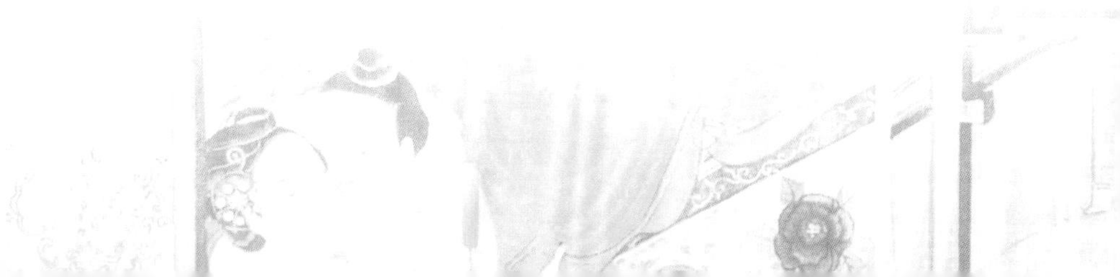

中醫一向很重視五臟中的「腎臟」器官。以為腎是儲存營養和精氣的所在。許多醫家都很推崇大蒜，認為它能強腎。有吃蒜習慣的人，也是比比皆是。

建築埃及金字塔的工人，也常藉服食大蒜來補充體力。若用大蒜和大豆一起烹煮，食後對於強精壯腎，甚具功效。

腎的功能在體液、骨髓和排泄。男人在交合時，吸取女子唾液以補髓，故能精氣滿盈，身體強壯，尤其能加強性的能力。房中術的還精補腦法、還精法、吸精法和採陰補陽等，都是由這種原理導引而出。凡是精於房中術者，都是用還精的方法，以吸回放出的部分分泌液。

古代帝王，都在宮內，供養一些採補道士。這些道士能使皇帝夜御百女而不疲，在三宮六院七十二妃，依然夜夜大丈夫，稱雄床笫。許多精於此道的術士，其採陰補陽的功力造詣甚高，把陽具伸入杯中，吸取杯中盛水，然後復聚力壓出水分再入杯中。如此便能在交合時，熟用採陰補陽之術了。

印度的瑜伽行者，也實際表演過這種道行。他們能用肛門自由放水吸水，把裝滿一杯水的杯子放在地上，一面輕振杯腰處，一面運氣吸水，只須兩、三分鐘就能把水吸

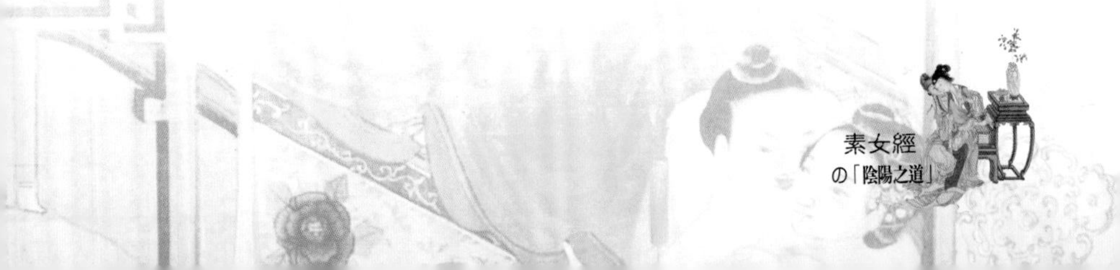

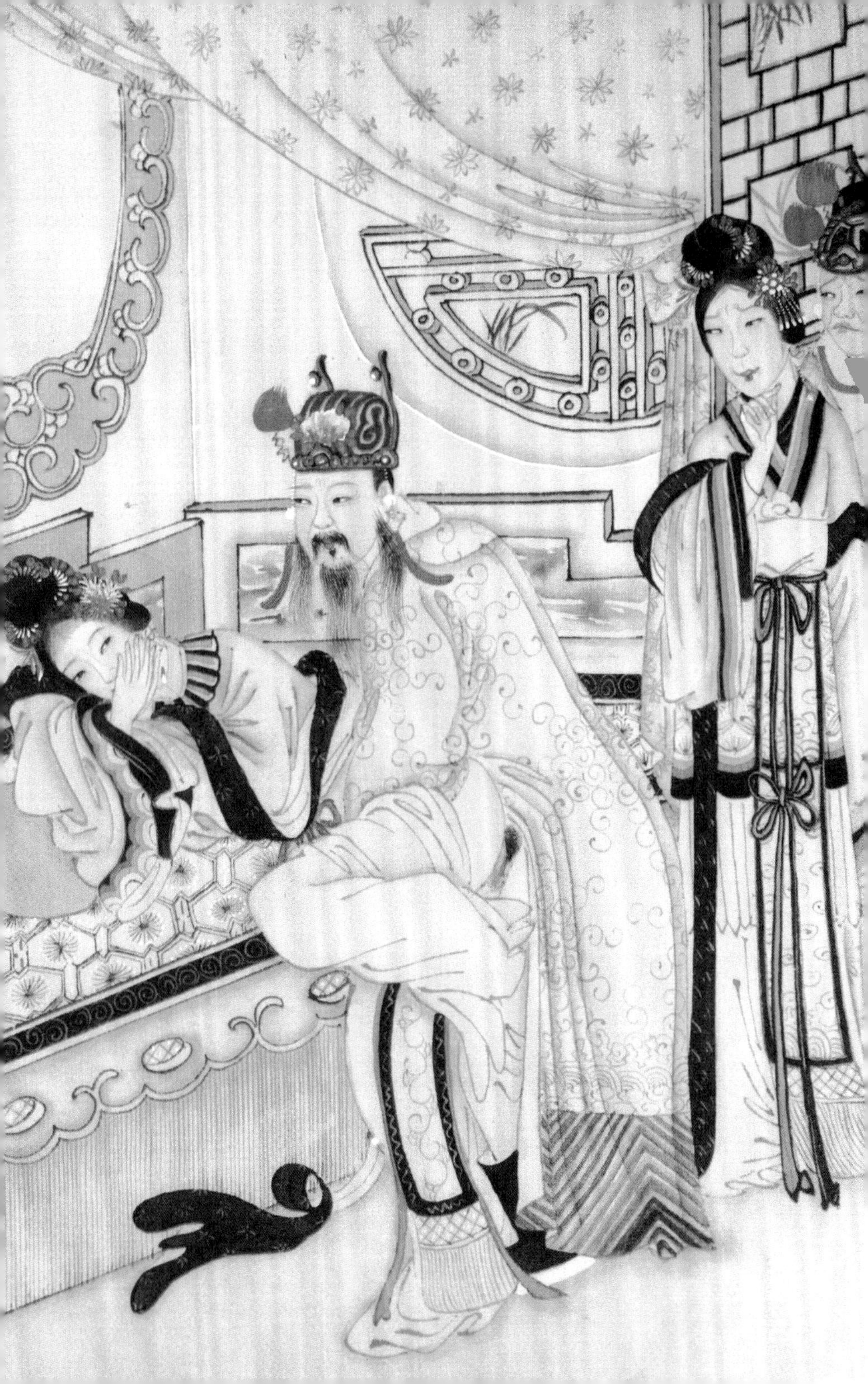

盡，接著又注回原處。

這種事聽起來似乎有些不可能，但是確有此事。修煉的人以意志集中，達到控制生理的目的，並非難事。一般人若能注意力集中，也能做若干程度的控制。素女經的要旨，不外乎教人在交合時，不要太緊張太興奮，穩健把持，雖然說射精是反射作用，但是只要控制得法，並對自律神經訓練有素，還是不會早洩的！

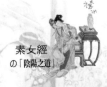

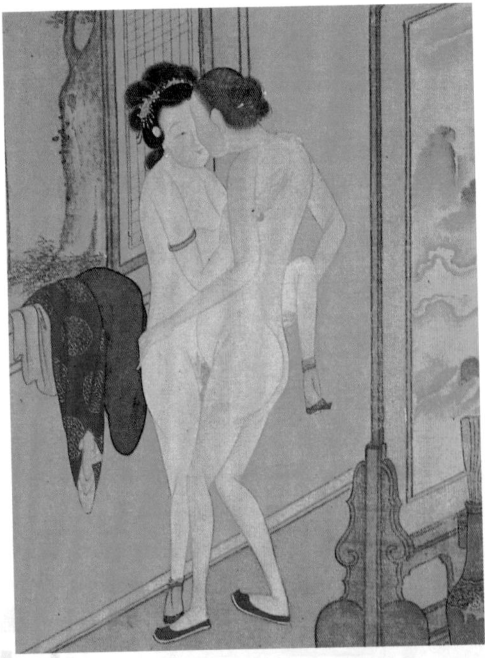

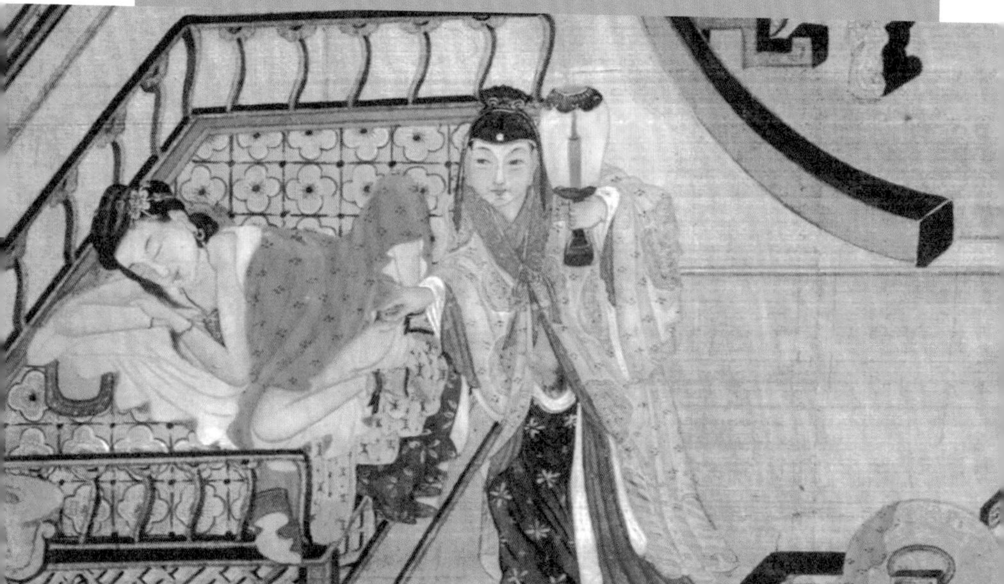

第三章 素女經の「性愛技巧」

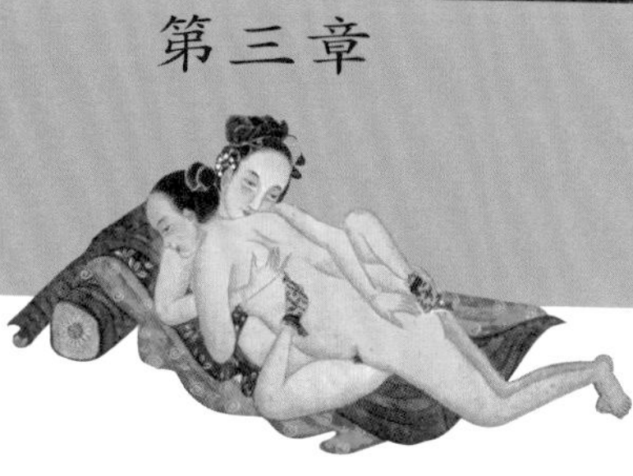

龍翻——性愛方法之一

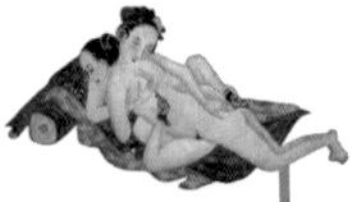

黃帝曰：所說九法，未聞其法，願為陳之，以開其意藏之石室，行其法式。玄女曰：九法第一曰龍翻，令女正偃臥向上，男伏其上，隱於牀，女舉其陰以受玉莖刺其穀實，實又攻其上，疏緩動搖，八淺二深，死往生返，勢壯且強，女則煩悅，其樂同倡，致自閉固，百病消亡！

黃帝問：「妳曾說房事技巧有九種，今請一一說明，詳細講解，似便撰錄成冊，妥為收藏，演練其中的祕法。」

玄女答：「第一種——龍翻。」

「女子面向上躺臥，男人伏趴在對方身上，男股在女子兩腿中間。女子陰戶上迎陽具，陽兵刺戮陰核，攻擊陰戶上部。然後在插入陰道時，疏緩搖動，行八淺二深之法，陽具堅硬時抽出，稍軟時再行插入，遵照死往生返的原則，陽具便能日益壯強，女子也會無比愉悅，春情蕩漾，陰道緊縮，百病消除。」

九法之中，首推「龍翻」。

是因為這種女在下，男在上的交合，為所有人適用，大多數人採用的姿勢。交合時，男人雙手和兩膝彎曲支撐身體，望之似龍，故名曰龍翻。翻，則是指龍的動作。

一開始就先提男生在上正常位的龍翻姿勢，真可說是古代人的睿智。這是個適合所有人的姿勢。對男性來說，可得到充分的滿足。而且，因和女性緊密的結合在一起，男女雙方都可享受到絕大的快感。將這最美妙的姿勢稱為龍翻，實在

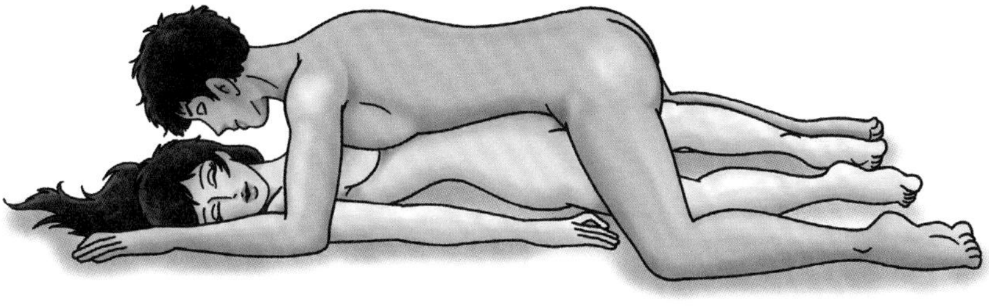

龍翻

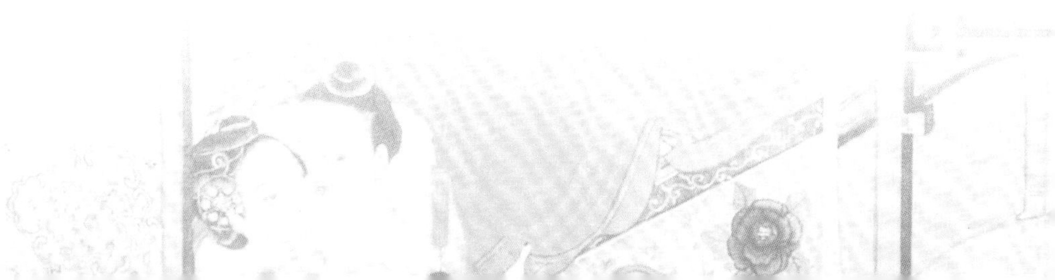

是再恰當不過了。

採用這個男性在上的絕妙姿勢，一邊平穩的摩擦陰蒂，一邊施展八淺二深的技巧來撩弄，將讓女性欲仙欲死地陶醉在其中。

性交，是上下起伏，和左右摩擦的韻律動作所構成。房中術所主張的「八淺二深，右往左往，死往生返」，龍翻姿勢足以滿足這種技巧的條件。因此，讀者不妨多多利用龍翻姿勢，達成素女經的要求。

在九法中，可以看出特別強調撫弄女子外部性器官。同本章中提到「刺其穀實」，即是用手或用陽具刺戟女子陰蒂。因為這一部位是女子最敏感的地方，刻意地愛撫後，能很快地提高女子性慾，使她性慾高漲達成高潮，得到滿足。

「龍翻」姿勢，男人壓伏在女子身上，也能帶給女子身臨交合之境的快感。女子正面的一對乳房和陰阜，承受著男人壓力，產生出肌膚相親的觸覺快感。對男人而言，壓伏著女子，可以滿足「征服慾」。

這種潛意識的優越感，普遍存在男人腦海裏。雖然口中不說，但是在性交過程中，一種虐待狂似的動作，卻一覽無遺，因此也更提高了交合的興致和樂趣。

虎步——性愛方法之二

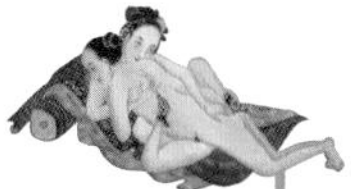

第二曰虎步。令女俯伏尻仰首伏，男跪其後抱其腹乃內玉莖刺其中極內，令深密進退相薄，行五八之數，其度自得，女陰閉張，精液外溢，畢而休息，百病不發，男益盛。

第二種——虎步。

「女子面向下俯伏，屁股高舉，頭部向下。男人跪在她股後，雙手抱女腰腹，插入陽具後，直抵最深處。速抽速送，約四十次左右，自行適度控制，待女子陰戶一緊一縮，津液溢流而出，就可以鳴金收兵，靜靜休息。如此便能百病不生，男人更加強壯。」

這種姿勢下的男人，很像是猛虎蹲踞在獵物後面，虎視眈眈，隨時可以攫取對方，

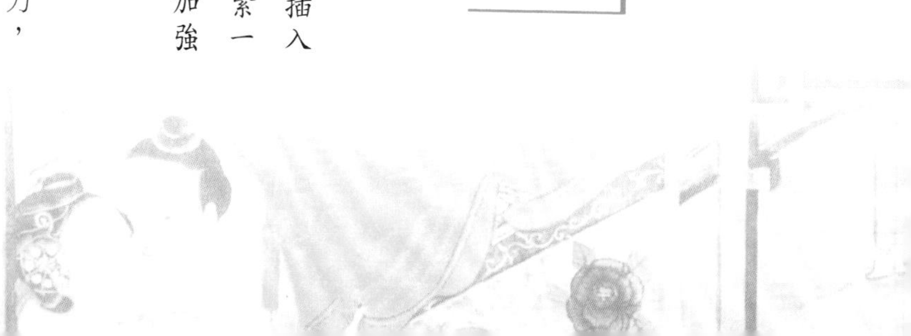

故名曰「虎步」，極為傳神。

包括演化史上，與人類最近的一切高等動物中，牠們的交合方式，都是雄性動物，走到牝獸的背後，進行性交。直到了人類，才漸漸採用面對面的正交方式。因此，當男女採取，或是由男人提出此種「虎步」姿勢的建議後，雙方會立刻有進入原始世界的刺激之感。這種刺激可以迅速地提高彼此的性慾，是很有價值的一種態位。

孩童經常會對兩隻正在交尾的狗，發生好奇和圍觀。男女成人雖然一眼即知那是怎麼回事，可是心中對這種交尾的姿勢，仍會留下深刻的印象，以及對這種姿勢會帶來什麼樣的樂趣，總是惦念不忘的。大多數的女子，可能由於羞懼心理的影響，會拒絕傳統（龍翻）方式以外的性交姿勢，更遑論冀求她們主動地提出。於是姿勢的變化，便有賴於男人的主動提出和指引。

男人在女子背後，可以飽覽圓肩、潤背、細腰和豐臀，雙S形的弧線，背後看來更誘人。採用虎步的優點，是男人不一定要用兩手支撐身體，空出的雙手可以盡情撫摩雙乳、把握細腰、扣擦會陰等。在抽送進退之際，可以緊摟女腰，狠力抽送直達陰道。也可以用雙手擺動女臀，配合陽具左右的擺動。

因此，陽具的靈活進攻，該是虎步最大的特色。然而所要特別注意的是，在這種姿勢下的女子，陰戶與肛門同時暴露向外，若遇粗心大意的男人，很容易因為插錯孔道而入肛門，粗大的陽具遽入肛門這種劇痛，足以破壞交合美好的氣氛。

女子在虎步的姿勢下，雖然陰蒂無法得到陽具摩擦的滿足，但是陽具能更深入抵達陰道深處，這快感足以作為彌補？同時，也能獲得左右輕鬆搖擺與男人節奏配合的樂趣。

不過，有些女人陰道較淺，如果男人以虎步攻擊的話，會十分深入以致產生疼痛。所以，體貼的男人，要特別留意女性的感受，不要自己爽就胡搞瞎搞的。

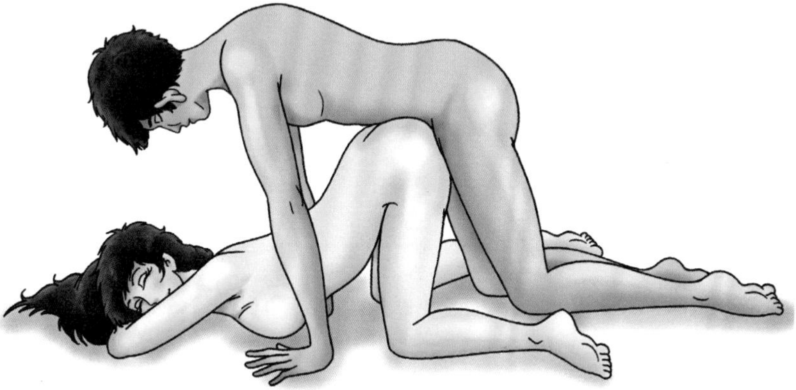

虎步

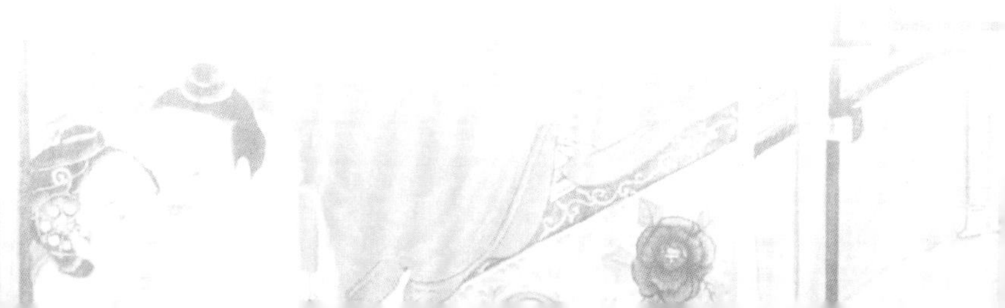

猿搏——性愛方法之三

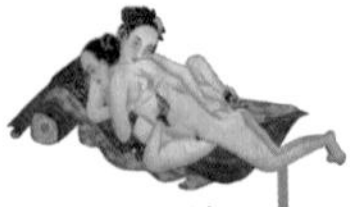

第三曰猿搏。令女偃臥，男擔其股膝還過胸，尻背俱舉，乃內玉莖，刺其臭鼠，女煩動搖精液同雨，男深案之極壯且怒，女快乃止，百病自癒。

第三種——猿搏。

「女子仰躺，高舉雙腿。男人面向女子，跪在她股後，雙手捧扶女腿擔在雙肩上，使女雙膝高度過胸，並略提起對方屁股脊背。此時再插入陽具、刺戟，女子就會快樂無比，黏液如雨下滴。陽具就再深深插入，則會更形堅挺硬壯，待女子高潮後即大功告成。用此技巧，自然百病消除。」

「猿搏」姿勢，以男人肩擔女子雙腿為其特色。是我國古代男性非常喜歡採用的姿

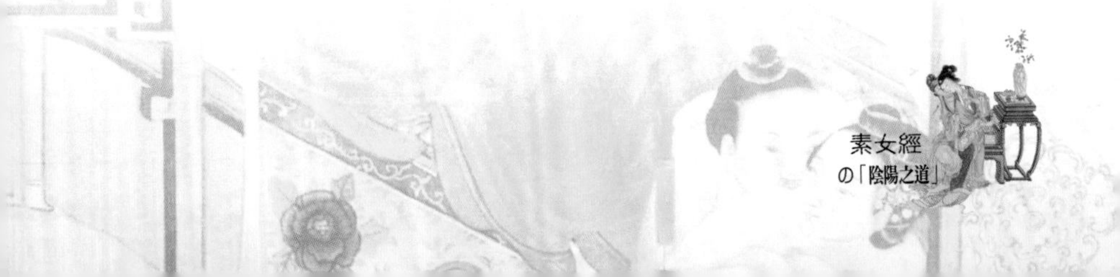

勢，以前的春宮圖裏，有很多這種交合的姿勢。男人姿勢在虎步和猿搏中相同，只是後者必須肩擔對方的雙腿。這兩種姿勢的好處，即是能把女子的陰戶升高而凸出，比較於進行交合的動作，對於陰戶位置生得比較低的女子，更能補救此缺點。同時還能避免陽具因短小而不時滑出的機會。

若是女子屬於窈窕型，而男人又是圓胖型時，採取這種姿勢真是最恰當不過了的。肥胖的人在性交時，由於腹圍太大，減少陽具與陰道接觸的深度，雙方都不容易得到快感，同時陽具由於不能深入，便會不斷地滑出

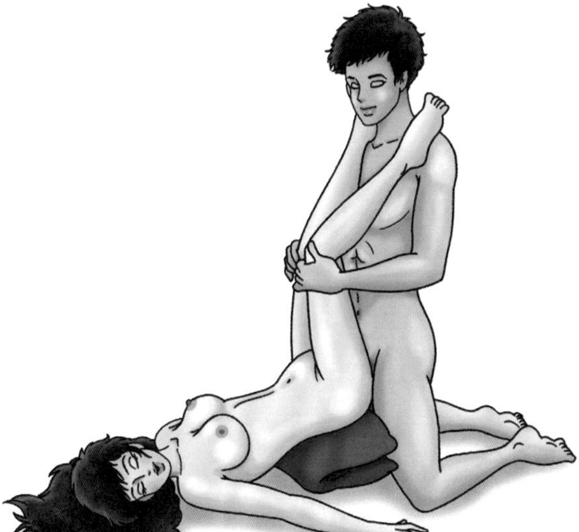

猿搏

陰道，因此便會減少了性交的樂趣。但若採取虎步或猿搏的姿勢，便能彌補這項缺點。

女子雙腿由男人雙肩來承擔，是很新鮮的。但這也只限於擁有如玉美腿的女子。若是一雙痴肥碩大而粗壯不雅的蘿蔔腿，不但不能產生美感，恐怕還會令這位男士，作嘔三天，還談什麼猿搏呢?!

男人都很喜歡窈窕型的美女和小腳女子，這恐怕是因為肥大的臀部和大腳丫，有不易搬動的缺點所使然。

把「足」和「性」聯繫在一起。原是中外古今很普遍的一個現象。猶太人說到性器官時，常會婉轉的用「足」字來代替。舊約以賽亞書中，就有所謂「腳上的毛」，意思就是陰毛。在中國、西班牙和羅馬，以及許多民族，古時候女子的足，也是怕羞的一部分，必須隱匿起來，不輕易示人。同時，足（甚至是足所穿著過的鞋子）也是戀慕對象之一，這種現象還非常普遍。如中國許多名詩都是用來吟讀「三寸金蓮」或是繡花鞋的。西洋人也經常用高跟鞋痛飲白蘭地。

「小腳」和大腳相反，常能刺激男人的性慾。六朝時代有本小說，名叫《飛燕外傳》，描寫趙飛燕和合德姊妹的軼事。提到成帝晚年因房事過多，患了精力減退、陽痿的毛病。但是他每次一看到合德的小腳時，便忽然精力飽滿，性慾激昂。飛燕的腳也被形容得「能為掌上舞」，可見她不但身輕同燕，一雙金蓮還沒男人一隻手掌大。

據說，楊貴妃在亂軍中被皇帝賜死後，有人拾到她的一隻繡花鞋，縱長只十公分而已，被視為無上珍寶。

怪不得詩人描寫女子小腳為金蓮，小腳就像一瓣一瓣的蓮花一樣！

裹小腳的習尚，大抵由此開始，約在北宋以後。纏足再配合柔軟體操和呼吸法，會使女子在交合時，表現出特別的技巧，令男人樂不可支。趙飛燕幼時便束緊腰部、調練呼吸勤練快舞，而得寵君前。風氣所趨，形成社會普遍對小腳好感，產生很高的評價。造成母親在女孩很小的時候，就用布巾將她們的一雙腳緊緊纏裹住，走起路來也一搖一擺，婀娜多姿。這都是根據古代的導引法和胎息法想出來的絕招，由於不合乎健康原則，早已為現代人所唾棄。

也有人認為，纏足為的是要使女子行動不能太自由，防止她們逃亡而做的必要措施。這種論據是稍微牽強而論理也略嫌薄弱。因為貧窮的丈夫，希望婦人分擔勞務，共同負擔經濟開發，她所做的事愈多愈好，至於推車擔漿在所不計，小腳怎能負擔？富有

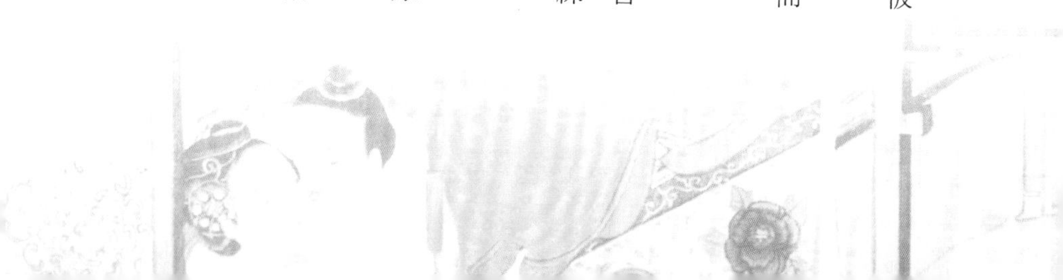

的家庭，三妻四妾雖有逃跑可能，但數倍於此的家丁家將，把莊守院，即使再大腳的女子，插翅也難逃。

古代許多女武術師，雖然纏足，也照樣能手提重物，健步如飛，至若舞刀弄棍更是不讓鬚眉。這是因為她們練藝習武，自然與平常女子不同。

由於女性纏足，配合房中術的技巧，發展出四十八種閨房祕技，成為所謂的「第二性技」。例如纏足應用在「食」的方面，可以在五趾彎曲的深溝裏，放入瓜子和葡萄乾之類的食物，男人用舌頭去舐食，這是一種刺激性興奮的調情動作。

至於在「承」的方面，即是把小腳分別放在頰上、膝上以及陽具上撫弄，藉以提高性慾。「懸」，則是把女子纏足的布解開，再用此布把女子的腳倒懸在床台上，用以提升男人性慾。「捉」即是將女子小腳，放在男人腳上，然後逐漸抬高。「挾」是要女子把小腳緊抱在胸前。「推」是把女子的兩腳當作車柄，雙手推握作推車狀。「挑」是將女子的一隻腳擔在男人肩上所做的性愛動作。這種放一隻腳在男人肩上的動作，也曾在洞玄子的書中出現，是「卅法」之一，稱之為「馬搖蹄」，為許多男人所樂於採用。

此外，用到舌頭和牙齒的有「吮」和「舐」的兩項技巧。前者是男人用嘴像吸母乳

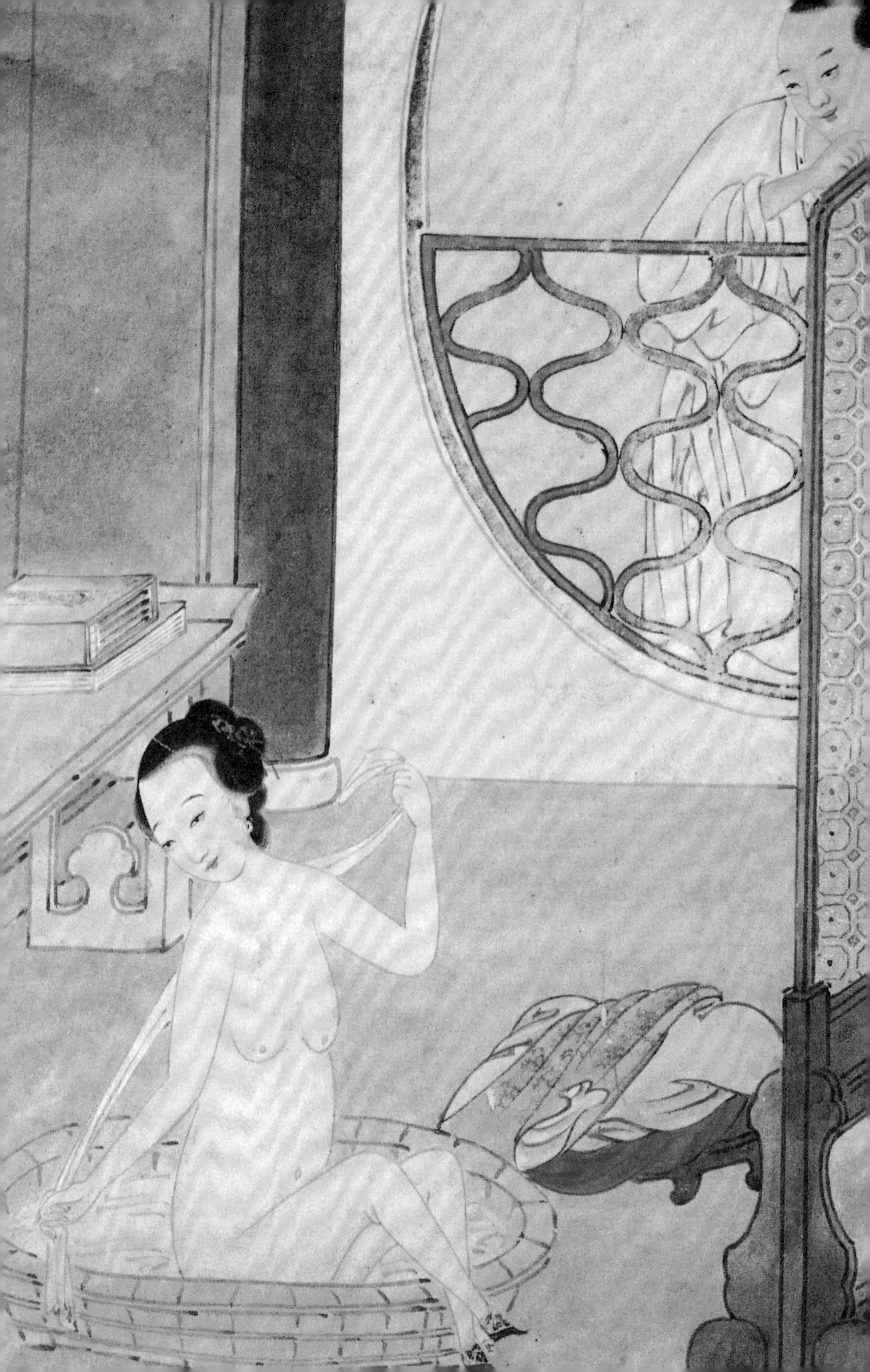

般地，吸吮小腳蓮尖，「舐」是吻著小腳腳掌。「嚙」是輕輕嚙咬金蓮，「咬」則是用力嚙咬腳趾。

《金瓶梅》中，西門慶用三根手指，撥弄賞玩潘金蓮的腳趾，這叫「捻」。雙手掬握叫「握」，還有「捏」，大拇指搔小腳腳板底叫「搔」。中指插入腳趾間的深溝裏，輕輕摩擦叫「控」。

《肉蒲團》書中所說的「順水推舟」，即是玄女經中的龍翻。順水推船而下，必然用的力少而船行快速，所以作者才用這個名稱。

「龍翻」和「猿搏」，都是能使陽具壯大的性交祕技。《肉蒲團》書中，表演性技的男主角他因曾蒙仙家的指點，故而陽具長如竹箸、粗似茶碗，堅韌則不遜於豆腐。他之所以比喻成豆腐，是有一番道理的。因為金銀銅鐵雖硬，但是就怕火煮和水浸。豆腐不但是水浸它不壞，即使在鍋中煮，也是愈煮愈硬。以此譬喻，實在是別饒風味。

明代小說，《僧尼孽海》的喇嘛高僧，有兩種交合祕法，稱為雙修法。即是龍翻和猿搏的姿勢。這兩種交合姿勢都是能使陽具壯大，又使女子歡樂的絕佳技巧。

蟬附——性愛方法之四

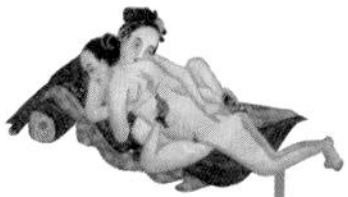

第四曰蟬附。令女伏臥直伸其軀，男伏其後深內玉莖，小舉其尻以扣其赤珠，行六九之數，女煩精流陰裏動急外為開舒，女快乃止，七傷自除。

第四種——蟬附。

「女子面向下，身體正直俯臥。男人趴伏在她背後。將陽具深深插入後，略抬高女股，再用陽具刺戟小陰唇（赤珠），反覆做五十四次，等到對方春情蕩漾，黏津流溢，陰道顫動，陰戶大開，達到高潮後就停止動作，便能消除因喜、怒、憂、思、悲、恐、驚等七種情緒導致的病症。」

「蟬附」交合中，女子的姿勢是面向下俯臥，在交合時動作較少，多半在左右擺臂

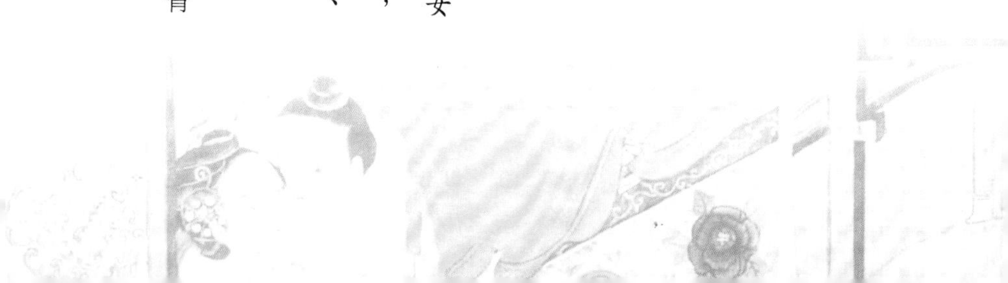

迎合男人的陽具衝刺，這也是很適合陰戶部位生得比較低的女性運用。

男人雖然說是趴在女子背上，但卻不是將全身力量放置在她身上。而是用雙肘支撐著身體重量，雙腳打開依靠在床上。因此，在下位的女子，不會因為男人全身重量壓得她透不過氣來。行房時的呼吸比較急促，若肺胸部受到壓迫，會造成呼吸困難、破壞性交情趣。男人在行此法時，得顧名思義，蟬是「附」，而非「壓」。

女子因受姿勢限制，身上又有男人趴伏，若想要她有很理想的配合行動是不太可能的。因此男人便是負責絕大部位的「勞務」。假如女子陰戶生得太低，或是陽具長度不夠，便會在抽送之際滑出陰道，此時不妨在女子骨盤下墊個小枕頭之類的東西，以使陰戶抬高暴露。

由這種姿勢變化而出的，是男人與女子同樣側身並臥，進行交合。在這種並臥姿勢下，女子可免受男人重量壓迫，男人也可以不必用雙手兩膝來支撐身體。甚至於懶一點的男人根本絲毫不必出力，而完全由女子擺動。

大詩人白樂天的弟弟白行簡，曾作賦歌頌皇帝和武則天交合之樂。唐皇在性交方面是比較懶於行動的，他喜歡採用並臥蟬附式。白行簡的這篇賦，是在甘肅省、敦煌縣的嗚沙山一個石室中被發掘出來的，名叫《天地陰陽交歡大樂賦》。其中描寫：

「武后打開鸞帳，爬上龍床，花容月貌，星眼明艷。由侍女攙扶著褪褫衣裳，露出雪玉般肌膚，獻出豐潤的玉臀，皇帝將陽具三番兩次地抽送，以滿足武后無邊的情慾……」

九法中雖然沒有上述的側位，但在以後所述的「七損」裏卻出現了側位。白行簡他老哥白樂天所作的〈長恨歌〉裏，曾有「在天願作比翼鳥」，據說就是描寫玄宗和楊貴妃，像比翼鳥一般的側臥位的性技法。

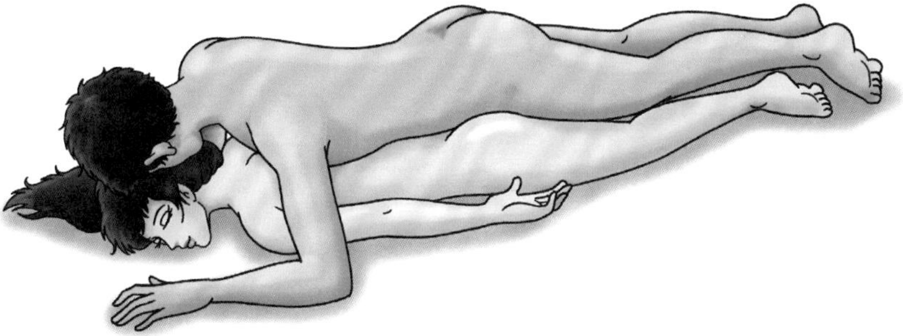

蟬附

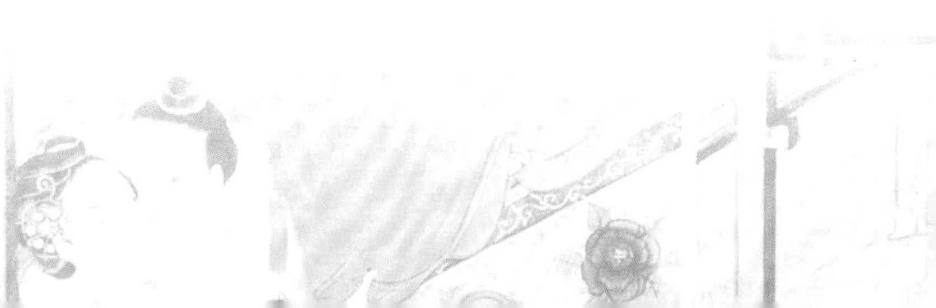

龜騰——性愛方法之五

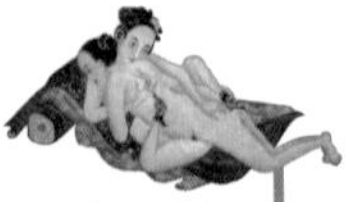

第五曰龜騰。令女正臥屈其兩膝，男乃推之其足至乳，深內玉莖刺嬰女深淺以度，令中其實，女則感悅，軀自搖舉，精液流溢，乃深極內，女快乃止，行之勿失，精力百倍。

第五種——龜騰。

「女子面向上正躺，雙膝提起彎曲至胸前。男人跪姿面對女子，雙手推女腿至女乳房處。陽具刺入子宮，並刺戟陰核。在一抽一送之際，必須深淺適度，並充分愛撫摩擦陰蒂。

女子此時就會有很高的快感，自然地擺動起身體，黏液也大量地分泌而出。陽具便更深插入，使女子達到高潮後即休戰罷兵。若依此訣竅，男人肯定會精力百倍，身體強壯。」

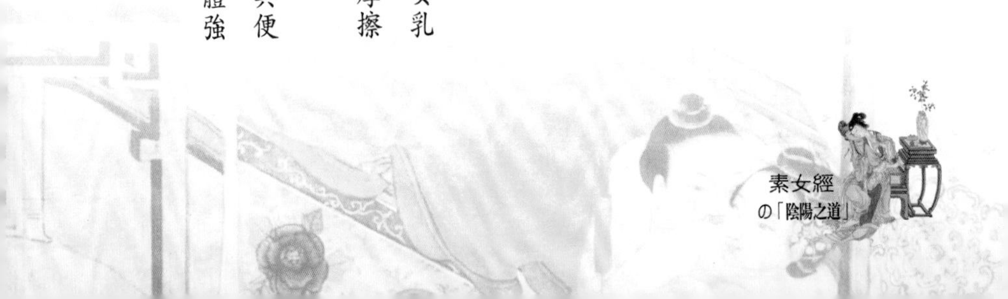

用這種交合的姿勢，女子在快感來臨時，由於全身為男人所束縛，雙腿又被緊推至胸前，此時為要宣洩快感情緒，必然會左右搖擺不停，連帶地使男人也左右騰翻不已，再加上陽具左往右往，便會像隻烏龜般地沉醉在騰雲駕霧中。因此，稱這種姿勢為「龜騰」，實在描寫得淋漓盡致。

龜騰交合法，可以使陽具深入陰道。由於女子雙腿提高，臀尻也自然升高，陰戶便能為男人飽覽無遺。有些人觀念非常不正確，尤其女子更怕男人欣賞她的私處。其實女性的生殖器也是身體各種器官之一，它的功能和構造是偉大而神奇的。

一般女子毛髮較多的部位，除了頭髮

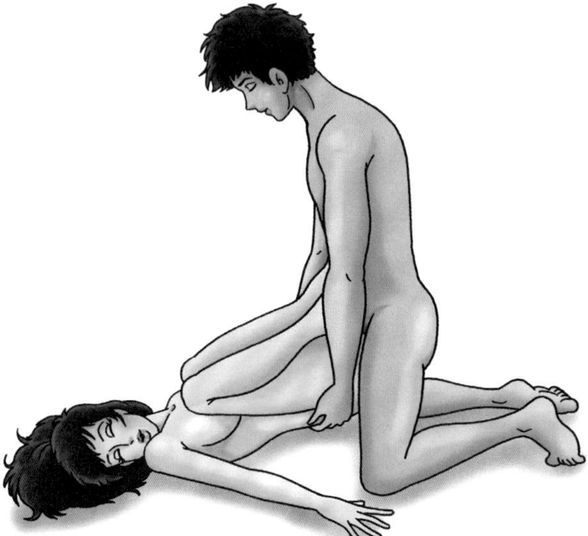

龜騰

外，便是陰阜邊叢生的陰毛。有許多民族，間或在某些時期，非常風行拔除陰毛。像古羅馬的女子，陰毛的拔除，乃是一種相當時髦的習尚，正像今日的女人剃掉腋毛一般。在希臘人的雕塑女像裏，我們固然找不到有陰毛的女像，但是這不過是藝術創作的習慣而已，它顯然和實際生活無干。因為我們發現在同時的花瓶畫像中，所有的女像都是有陰毛的。希臘女性美的典型人物海倫，她的畫像就有陰毛，其他就可想而知。這顯示出各個民族，在各時期中的審美觀點，都是大同小異的。

女子恥毛的命運，和男人的鬍子一樣。它們早先只不過是純粹的生理保護作用和第二性徵的表象，正和許多禽類所生的羽毛、馬獅的鬣鬃一樣。恥毛和鬍子，有時候價值很高。在男人，它代表著人格的尊嚴與華貴；在女子，它是美貌至高無上的標識。但是有時候，它又不免遭人厭棄，以致被截短、剃光或完全拔淨。

早年基督教力反留鬚，後又主張剔除陰毛。英國維多利亞女皇時期，公認把陰毛畫在畫像裏，是令人作嘔三日的。現代文明社會裏，大家似乎都不再注意恥毛的有無，女人把大部分時間都用在頭髮梳理和描畫眉毛之上了。

鳳翔——性愛方法之六

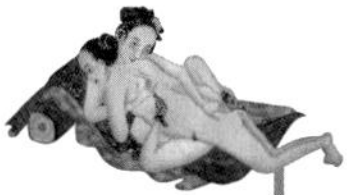

第六曰鳳翔。令女正臥自舉其腳，男跪其股間，兩手處席深內，玉莖刺其昆石堅熱內牽，令女動作行三八之數，尻急相薄女陰開舒自吐精液女快乃止，百病消滅。

第六種——鳳翔。

「女子面向上正躺，雙腳彎曲打開。男人跪俯在女子兩腿中間，雙肘撐地。陽具深入陰道，並酣戟陰蒂。在堅挺燙熱的陽具插入陰道時，讓女子搖擺廿四次。務必要使女股密接陽具，陰道因興奮而大開，黏液加泉湧。待女子達到高潮後便偃旗息鼓。常行此法，百病自然消除。」

鳳常和凰並稱。鳳是雄的，凰是牝的。鳳凰也可稱為鳳皇。諸如鳳凰這種稱呼的，

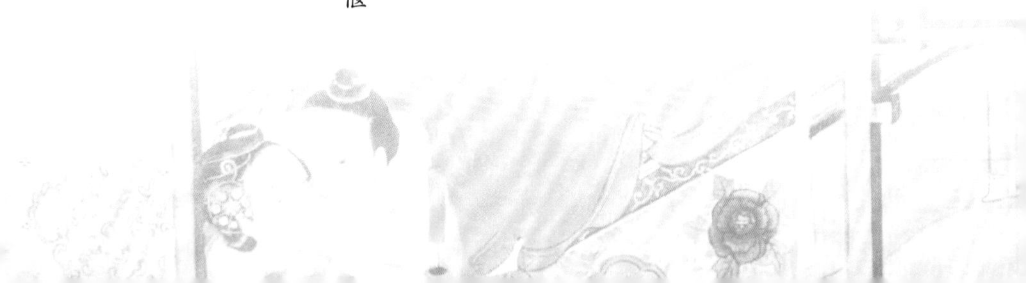

還有鴛鴦、蝴蝶等等，牠們都是夫唱婦隨，恩愛逾恒，形影不離令人欽羨的對象。《左傳》有「鳳凰于飛」，即形容夫妻婚姻甜蜜，愛情彌堅。用「鳳翔」來形容本章交合的姿勢，真是恰當之至。

連同鳳翔，我們已經介紹過六種和以後的三種交合姿勢，對於人的生理都有很大的助益。那麼姿勢的變化，對於男女雙方的心理，是否也有程度上的影響呢?當談到交接的方式或姿勢，有人以為正常而合理的姿勢只有一種，就是男人在上，面向下趴俯在女子身上，女子則面向上平躺在男人之下。也就是我們在前面所提到的「龍翻」姿勢。至於其他的姿勢，都被視為淫蕩或邪惡。

在此特別要對懷孕中的女性，推薦這個姿勢。有習慣性流產現象的女性，平常的性行為越激烈，懷孕之後，就越容易對激烈的性行為而感到不安。終而，停止性行為。這麼一來，男性這方面不免又心有所不滿。女性察覺到男性的心理，又會擔心他會向外發展，心中的不安也更加深，所以有孕在身的女性，可用鳳翔這種姿勢來迎戰!

近世，許多醫師和心理學者。承認性交姿勢的變換，只要彼此在心理上不生反感，生理上又能接受，則對於交合姿勢的改變和調整，是非常有益身心而且又能增進戀愛情趣的。

因為心理學家的分析，「性美」觀念大約有三：

一、種族習尚：每個種族都有它體格上的特點，愛護這種特點的心理，很容易發展成讚美和崇尚的心理。如歐、亞、非洲的土著，他們天生臀部肥大，因此便產生出喜歡「豐臀」的習尚。此外，中古歐洲人頌揚瘦弱身材的女子（連胸臀都要求平坦）以及中國古代風尚女子纏足等，都是「種族習尚」所導致。

至於性交姿勢也一樣，每個種族所採取的方式雖說大同小異，卻都有其喜好的姿勢變化。人類最古的一幅交合圖畫，是

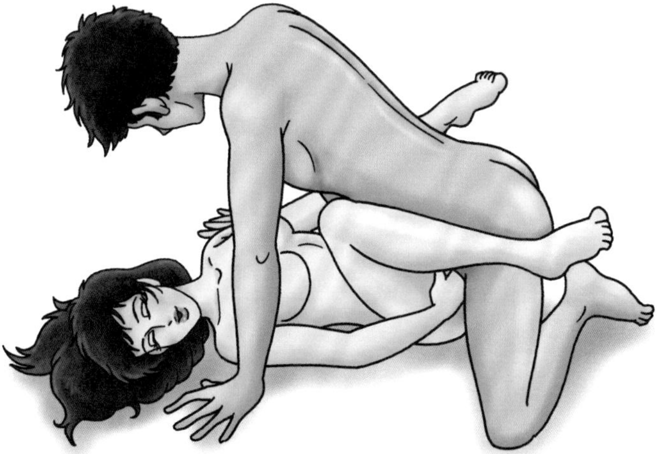

鳳翔

在法國西南部的Dordogne發現的。它屬於舊石器時代的一個文化期，在這幅圖畫裏，交合的姿勢，並不是像龍翻的姿勢。而是男子面向上躺臥，女子則是蹲踞在上。由此可知，性交姿勢的變化，無論中外，皆是古今有之。

二、個人風趣：每個人的體力、性格和經驗，每每影響到對「性美」的觀點。大焉者在選擇配偶，小者則表現在性交姿勢的採用。如有的男人喜歡肉彈型女子，有的則喜歡窈窕型的淑女。反之，女子亦然。有的喜歡體育健將，有的則喜歡文弱書生。對於有些人，只須要一種姿勢，便能解決問題，但是有些人，問題就比較複雜而嚴重。因為女性有兩大特徵：害羞和高潮來得緩慢。

害羞的女子，往往羞於要求變化交合姿勢。即使男人提出要求，也不好意思爽然配合。而女子又因為高潮緩慢，對於日常例行的性交，總覺得單調不夠刺激，希望藉變換情調來提高快感，滿足性慾。而性交姿勢的變化，往往能使男女都能很快地提升性慾，達到高潮。

因為性慾的高低，很難用自己的意志力來完全控制，而是需要性的刺激方能發生，尤其是男人陽具的勃起，和女子的性興奮，都不是因為意志力量而能直接發生。它們都需要透過視覺、觸覺或其他足以使性興奮的因素加以刺激，才能達成。交合姿勢變換的本身，即有這種刺激性興奮的特點。然而也不是所有能變換的姿勢，都能適合所有的人。在各種姿勢中，有的特別適合某些人，有的人又特別喜歡某幾種姿勢。這些都當視個人興趣而定。

三、愛異好奇：這是「性愛」的第三大因素。溯至愛情的起初，男女雙方大多是對於對方存著幾分好奇心理。人們早在幼年時，便會對異性身體的構造，產生好奇的心理，尤其是女孩，看見男孩襠下的東西，竟是自己沒有的，便會產生探求原因的好奇心理。及長，男女雙方仍然存著對異性身體構造的好奇心理，漸漸地，這種好奇不但是在身體生理方面，也會擴漸及異性的心理上。

無論是心理或生理的特徵，都是異性彼此相吸的基本因素。所以男人多喜歡女子的溫柔嫵媚，女子則多喜歡男人剛健豪放。在生理上的互補喜悅，也是相同。女子的軀體美，足供男人低徊思慕。而男人的力，則又是女子仰慕依偎的對象。因此，異性彼此的喜好，基礎上，是建立在自身所缺少的部分，以及此種缺少所導致的部分。

婚後的夫妻，或是已有足夠性經驗的男女，對於性的好奇，尤其是列入日常生活的性交，已經毫無新奇感。那麼，像往常的那種羅曼蒂克的情調便應該消失殆盡嗎？尤其是處於現代生活的人們，早已對日常單調的生活感到厭煩，加上生活緊張、經濟壓力和生育問題的影響，在在都使人對於交合興趣銳減。男人寧願每夜留戀在麻將桌上或舞廳，而不願回家和「黃臉婆」同床共枕。女子則又流連在百貨公司、娛樂場所，而懶得回家共效于飛。即使夫妻都按部就班，循規蹈矩的過活，卻因不懂性愛情趣，使得男女交合，只滯留在「發洩性慾」的階段，終而成為單調生活的一部分。

假若男人能夠主動地變換交合姿勢，雙方互相配合，體驗其中變化的樂趣，便會使得性生活脫離「發洩性慾」的原始需要範圍。

通常，凡屬罕見的事物，人們對他總存有神祕和珍愛的好奇心。性交姿勢的變換，必將使得原本就應該是刺激而神祕的性生活，變得更加的刺激和神祕。如此男女雙方的愛情，必然更加甜蜜、篤實和美滿。

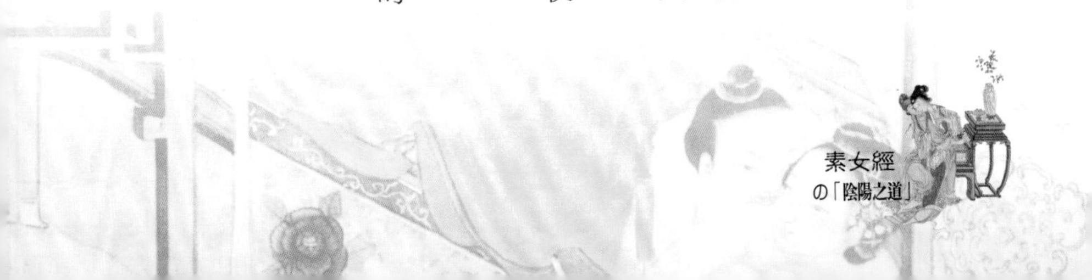

兔吮毫——性愛方法之七

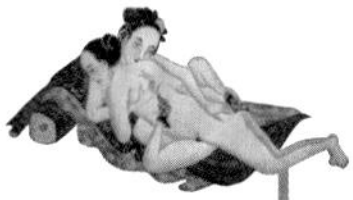

第七曰兔吮毫。男正反臥直伸腳，女跨其上，膝在外邊，女背頭向足據席俯頭，乃內玉莖刺其琴絃，女快精液流出如泉，欣喜和樂動其神形，女快乃止，百病不生。

「第七種——兔吮毫。男人面向上正躺，雙腳伸直。女子跨坐在上面向男腳，雙膝跪在兩側。二手扶地，頭俯向下。

男人陽具插入陰道，並刺戟女子陰核玉蒂（琴絃）。女子快感亢進，黏液流出如泉一般。愉快欣喜，形之於色，達到高潮後停止交合動作，可使百病不生。」

這種交合姿勢下的女子，曲膝俯頭，有如玉兔吮舐細毛銀毫一般，所以稱這種姿勢為「兔吮毫」，真是唯妙唯肖，生興極致。一般人常見貓咪俯頭舐梳自己的絲毛。像位

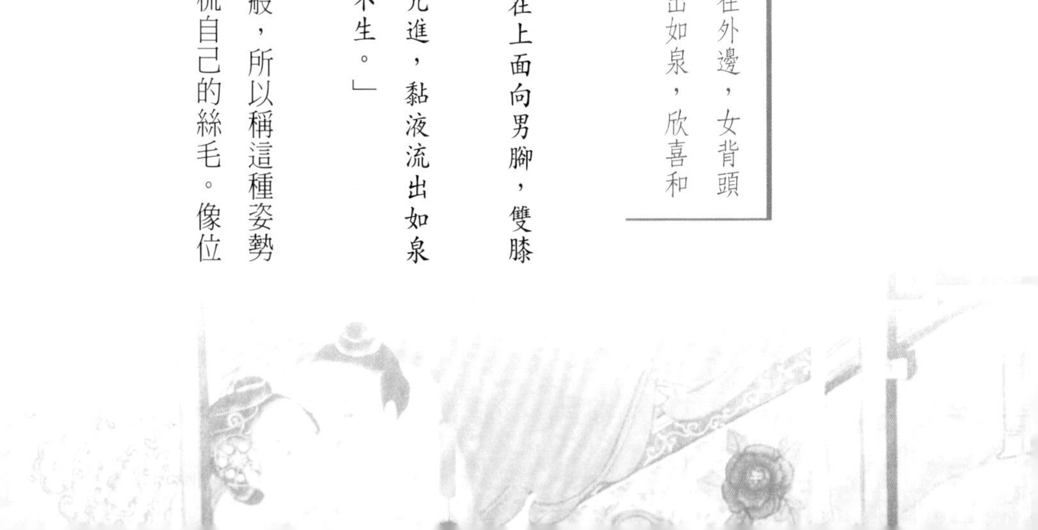

細心的女孩在梳理錦緞。有些曾經養過白兔的人家，常能發現可愛的小白兔更善於舐梳自己的銀絲，牠們的好潔與細心更不在貓仔之下。

採「兔吮毫」姿勢。男人除了雙手扶握女股外，並可任意看到女子的性器正在吞食自己的陽具，這場面是十足煽情的，更能讓男人的傢伙更加抬起頭來。動作時，必須女子主動地上下或左右搖擺臀部，才能使陽具在陰戶內衝突鑽動。在不熟練的情形下，陽具初插入時，會因尋不著津渡，不得其門而入。此時便有賴女子用手導入，或是以陰戶去就陽具，才能順利插入。

由於陽具長而不穩，在女子上下運動、陰戶吞吐之際，很容易脫離軌道，滑出陰道，造成暫停場面。所以女子必須動作細心，就像小白兔一樣謹慎溫柔。否則，女子臀部上下的動作若太過於粗魯和快速，往往會使陽具滑出或是折痛。

女子身體主動地擺晃搖曳，是兔吮毫的特徵。動作須賴雙腿和腰的力量來維持，因此腿腰比較容易疲累。女子天生就體力較弱，加之性交時多為被動，很少出力，可能會覺得更累而不採用此法。其實，只要彼此配合得當，習慣自然後便會覺得毫無困難，尤其女子由被動改為主動，在心理上，便會有奇異的感覺，彼此在動作熟練後，會更覺得

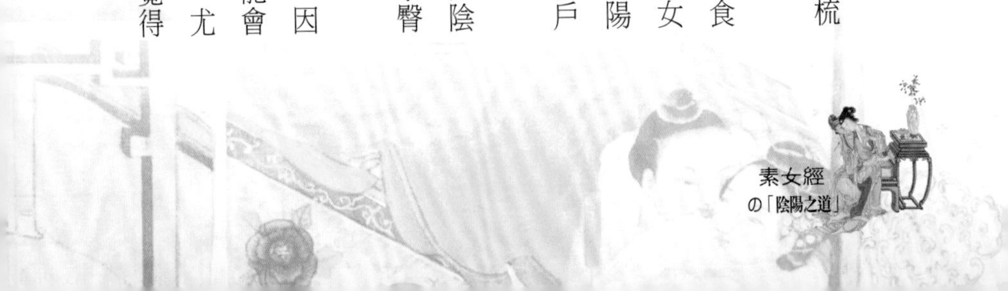

刺激、愉快。

大書法家——王羲之善於用筆，他曾提到兔毛作筆，有云：「兔毫無優劣，管手有巧拙。」這句話若把它用在「兔吮毫」的性交技術上，也是非常恰當的。

世上男女交合，混混沌沌的不知幾凡，直把交合當作性慾的發洩。惟有巧者，才能善用房中術，達到既能享樂又能長壽的雙重用的，真是所謂「管手有巧拙」了！

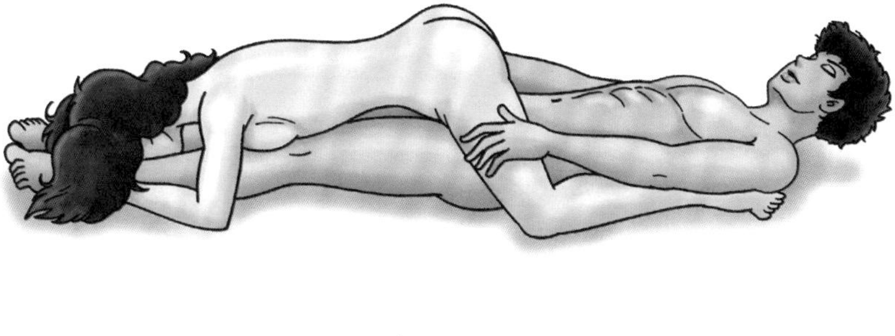

兔吮毫

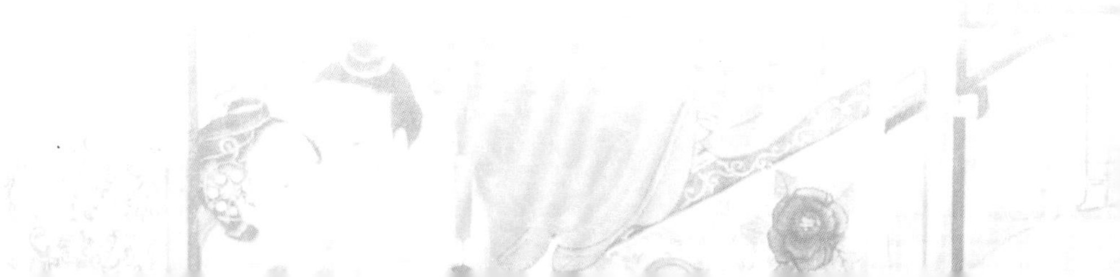

魚接鱗——性愛方法之八

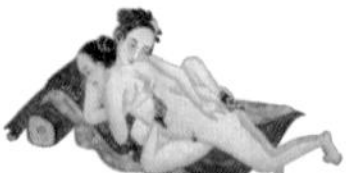

第八曰魚接鱗。男正偃臥，女跨其上，兩股向前安徐內之，微入便止，繩授勿深，如兒含乳，使女獨搖，務令持久，女快男退，治諸結聚。

「第八種——魚接鱗。男人面向上，雙腿伸直平躺在地。女子跨坐在他前腿與胯骨間。女子將臀股前移，徐徐以陰道吞夾陽具。切勿深入，淺插即止，像小兒含著奶頭一樣。男人不必有所動作，僅由女子單獨搖動，並且須持續較長的時間。待女子達到高潮後，男人便息鑼停鼓結束交合，常行此法能祛除各種疾病。」

僅由「魚接鱗」的字義，便可體會出這種交合姿勢的韻味，是兼採旖旎和細膩兩項特色。女子天性即以溫柔嫵媚見長。在這種交合姿勢下，女子用溫柔的動作，主動地發動攻勢。在女子本身而言，就是反賓為主的新嘗試？由於完全是她自己主動的關係，一種控制全局，掌握場面的主宰權，會更提高她的性慾和快感。

至於男人，一反往常的地位，扮演著被動的角色。靜靜地欣賞騎跨在上的女子，品味乳波和臀浪、粉拳和繡腿。尤其是女子的雙乳，由於動作的關係，無論上下顫動或左右搖擺，都會使男人神魂顛倒，意亂情迷。這種大幅度的乳房跳動，也是其他交合

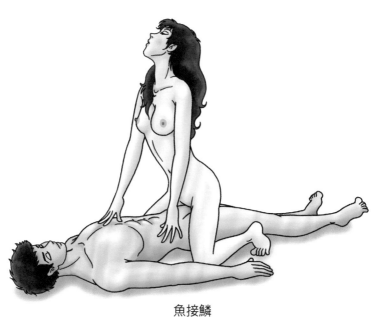

魚接鱗

姿勢所沒有的。

魚接鱗，很像兔吮毫。惟一的區別是後者的女子面向後，而前者的女子面向前。男人在交合時，雙手可以任意撫弄女子雙乳，盡情品嘗詩人所形容楊貴妃般的「新剝雞頭肉」。根據研究，女子的性感帶以陰蒂和乳頭為主要部位。通常撫弄其中任何一部位，都足以帶來女子很大的快感。若是雙管齊下，即一面刺激摩擦陰蒂，一面撫弄乳頭，則會導致女子有相乘的快感。因此，以魚接鱗方式的交合姿勢，男人固然可以飽覽乳波臀浪，且在不費吹灰之力下，使女子得到更高的快感和滿足。

莊南周作的《何典》，是有名的罵人藝術全書，故黨國元老吳稚暉生前很喜歡閱讀的「嬉笑怒罵」文章之一。其中有一句是吳老經常誇獎，認為極其生動的一句即為：「肉面對著肉面，不禁搖曳風生與眾不同……」讀者夫妻在行「魚接鱗」時，不妨細細體會這種旖旎風光，便會覺得那種滋味，真箇是肉面對肉面，讓人覺得「搖曳」風生，與眾不同了。

「魚水之歡」為引喻伉儷情篤，或隱喻男女性交，語出《管子》的〈小問篇〉這和玄女的魚接鱗恰有異曲同工之妙。

鶴交頸——性愛方法之九

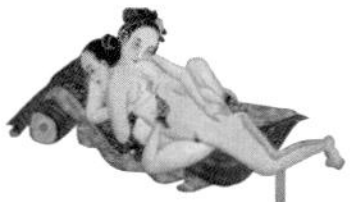

第九曰鶴交頸。男正箕座，女跨其股，手抱男項，內玉莖刺麥齒務中，其實男抱女尻，助其搖舉，女自感快，精液流溢，女快乃止，七傷自愈。

「第九種——鶴交頸。男人跪姿正坐雙膝打開，女子跨騎在他身上，兩腳分置在男人左右兩側，雙手環抱男人的脖子。

陽莖插入陰道的同時，摩擦女子陰唇，刺激陰蒂。男人雙手捧抱女臀協助她搖晃，上下刺插。女子幾經交合後，黏液淋漓，達到高潮後便停止，如此可使七傷不治自癒。」

前人的智慧，彌足珍貴。形容男女燕好，不用「交尾」而用「交頸」，於此可見。

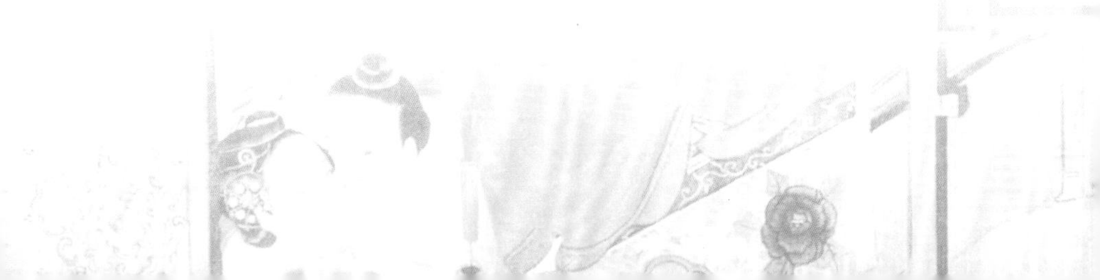

鶴交頸的姿勢中，男女雙方面對面地相互摟抱，面頰交貼、頸項交吻，其樂也融融，是別種姿勢所無法體會的。

據《僧尼孽海》一書的記載，元朝第十二代皇帝——順帝——曾供養喇嘛僧，順帝向他們學習「雙修法」，這是喇嘛教密傳房中術的九種體位性交方法。這九種體位法和玄女所說的性交九法大同小異。二者不論是討論養生祛病的方法和目的，或是技巧上的插入深淺、動作快慢及性交次數，除了少部分外，大都是不謀而合。甚至兩者的名稱也都大抵相同。名稱中，除了第二法的「虎步」異變為「虎行」，第八法的「魚接鱗」為「魚遊」外，其他稱呼則完全相同。

《洞玄子》一書所載的「卅法」，也和雙修法一樣，研究討論的都是做愛的技巧，性交的體位和各種祕戲等等。總而言之，無論是卅法、雜悠法或素女經九法，都在藉性交的方法來達到健康長壽的目的，亦即使男人女子都能祛病強身、健康而長壽。

素女經九法、喇嘛僧雙修法、洞玄子卅法，雖然大體相同，卻也各有小異之處。

素女經九法，強調男人應力求鎮靜，培養氣氛，把握時機，所用的「招術」，主要是要使女子得到快感，性交時以一男配一女為原則，並且著重插入的次數多寡。

喇嘛雙修法，顧名思義是在「雙」修，也就是要使男女雙方都獲得性交樂趣的技巧研究。雙修法對於性交時，陽具插入陰道的研究比較講究。如龍翻是八淺五深，虎行是五淺三深、猿搏是九淺六深、蟬附是十淺四深、鳳翔是六淺二深、兔吮毫是四淺一深、鶴交頸是十淺七深；只有龜騰和魚遊沒記述。而素女經則只有龍翻（八淺二深）有這種深淺的敘述。

此外，雙修法中還介紹兩女一男的性交法，同「魚遊」的姿勢，便是一男二女的性交體位，這和素女經中九法之八的「魚接鱗」不同。它的方法是，兩位女子之一仰臥床

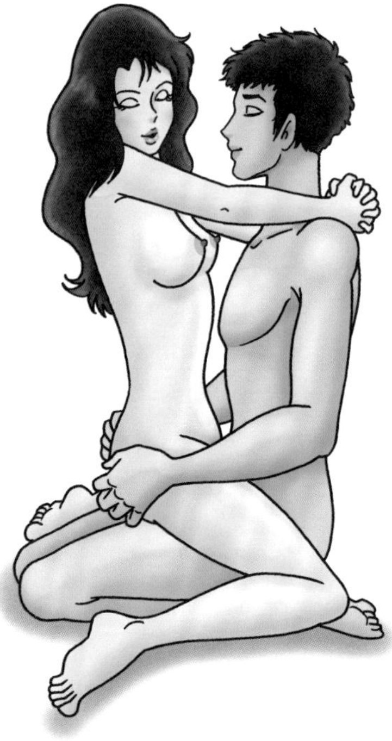

鶴交頸

上，另一位則面對面地趴俯在她上面，像男女交合的姿勢一般。三人相互調情嬉戲，直到性興奮後，男人便仰躺下來，由二女輪流跨騎在他身上，向他攻擊，任意施為。在這種姿勢下，男人雖然不主動地出擊，可是躺著不動，冷眼看二女輪番爭搶著吞噬自己的陽具，尤其是當二女性興奮時，欲罷不能，急切想達到高潮的樣子，必然樂趣橫生，滋味無窮。

類似這種魚遊的性交體位，在《洞玄子》一書中也有記載。這本書卅法中的第十五法是「鸞雙舞」，取名的意思是因為這種姿勢，像二鸞弄舞。性交時，二女作男女交合姿勢，面面相對，男人則趴俯在上面女子的背後，如此便能上下交互攻擊二女的陰戶。用這種性交姿勢時，男人最好是雙膝打開，膝蓋略跪地上，如此便能使陽具上下調度，任意交互換插兩女的陰戶。

鸞雙舞和魚遊的最大不同處，便是男人易化被動為主動，此時的男人更要力求鎮靜，不可太過興奮，否則很快地便射精達到高潮，中止了性行為，美中不足，使三人都會敗興而草草收場。

洞玄子性技三十種

〔洞玄子是唐代道家張鼎之號，三十法概括婚姻生活中最基本的性交姿勢，其中有些是與前面所述的九法有所重複。不過，九法大抵以養生為目的，而三十法卻是以玩樂為主。〕

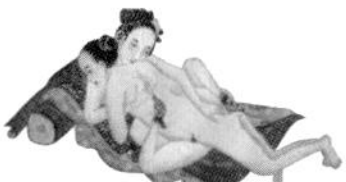

洞玄子云：考覆交接之勢，更不出於卅法，其間有屈伸伏仰，出入淺深，大大是同，小小是有異，可謂括囊都盡，採擷無遺，余逐象其勢而錄其名，假其形而建其號，知音男子，竅其土之妙矣！

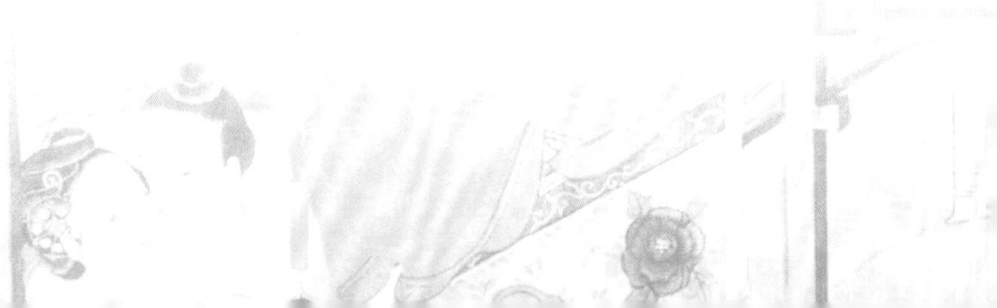

洞玄子說：「交接的姿勢大約不出三十種，其中有前後屈伸，上下俯仰等等，雖然大體相同，卻也各有小異之處。所以，此三十法可以說已網羅所有一切方法，絲毫沒有遺漏的。」

(1)**敘綢繆**：「兩性親熱的擁抱在一起的情狀。」

(2)**申繾綣**：「男女兩性將手緊密的握住對方的情狀。」

(3)**曝鰓魚**：「形容女子陰阜興奮如魚將鰓暴露於空氣中而掙扎的樣子。」

(4)**麒麟角**：「形容陰莖興奮像麒麟之角。」

——以上四型是屬於性行為的前奏階段（外遊），即前戲行為。

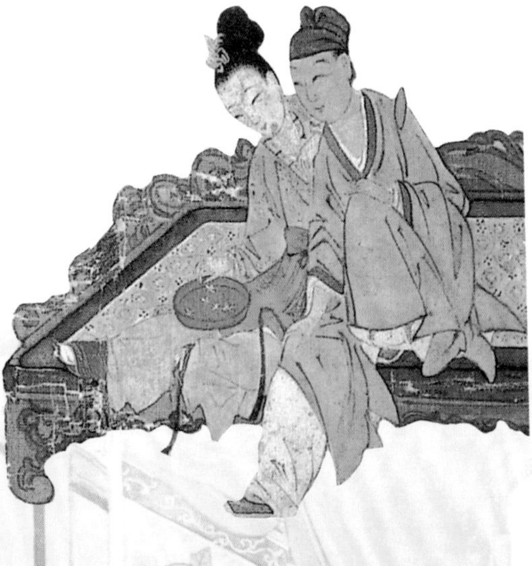

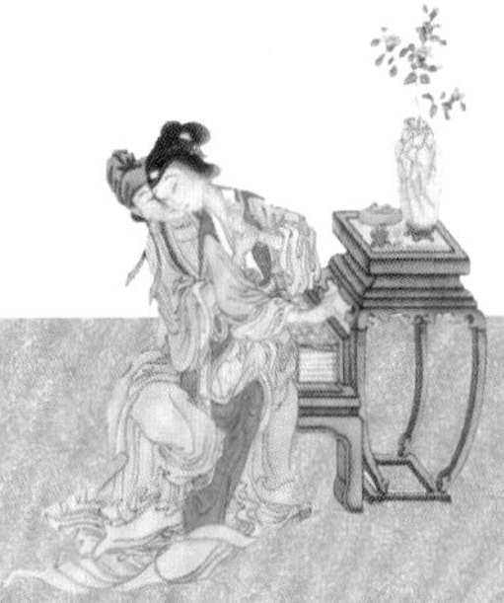

洞玄子

蠶纏綿

女子仰面正躺，
雙臂抱住男子的肩部，
雙腿交叉在男子背後，
男子以兩手抱住女頸，
跪伏在女子雙腿中間，插入陽具。

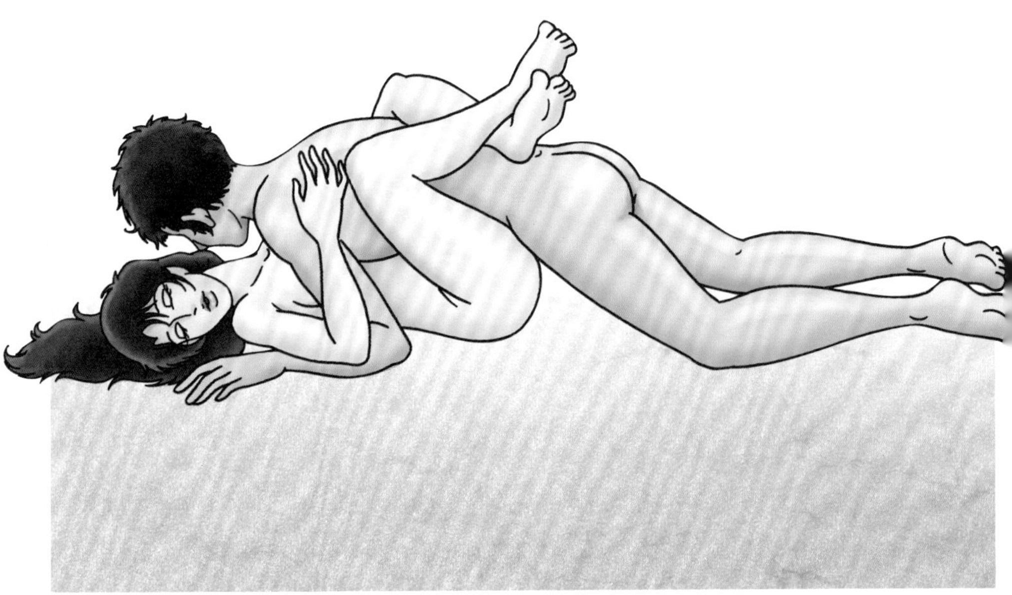

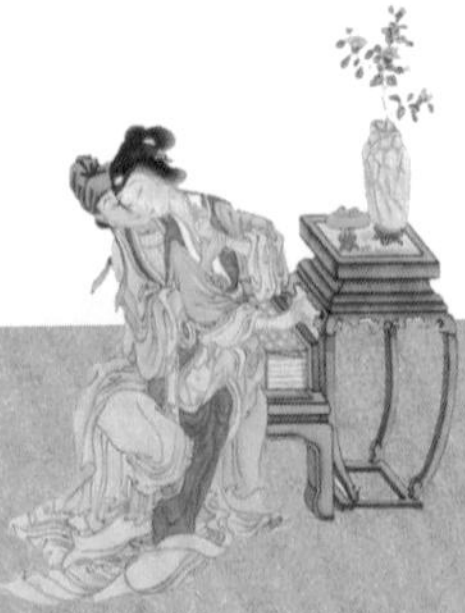

洞玄子

龍夗轉

女子仰臥。彎曲兩腿，並高舉，

男子跪伏在女子雙腿中間，以右手向前推女雙腿，

使女子足趾能彎到乳房後面，然後插入陽具。

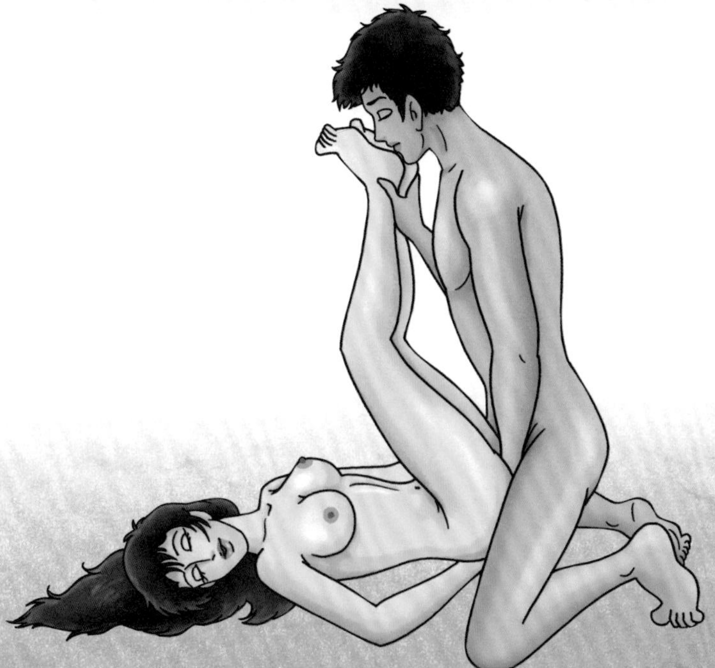

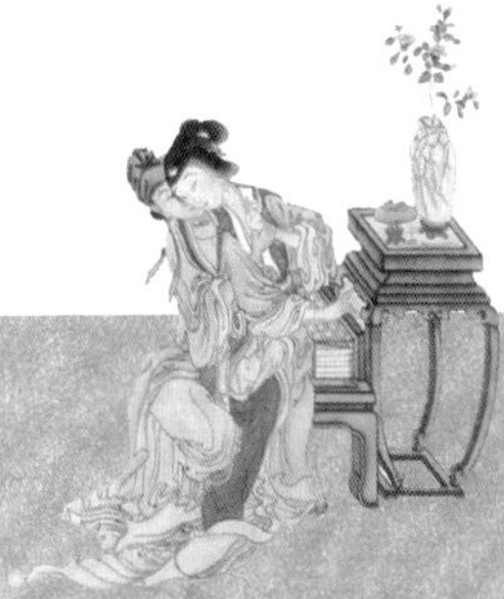

洞玄子

魚比目

男女並行橫臥，

女子將一隻腿放在男子身上，

面對面接口吮舌。男子伸直雙腿，

以手拉起女子上腿，將陽具插入。

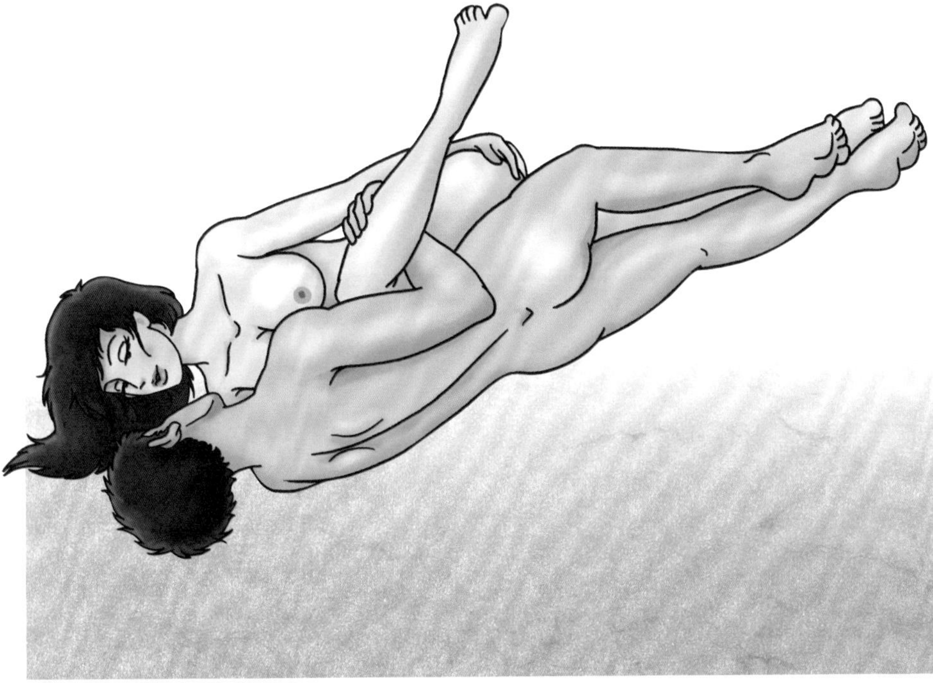

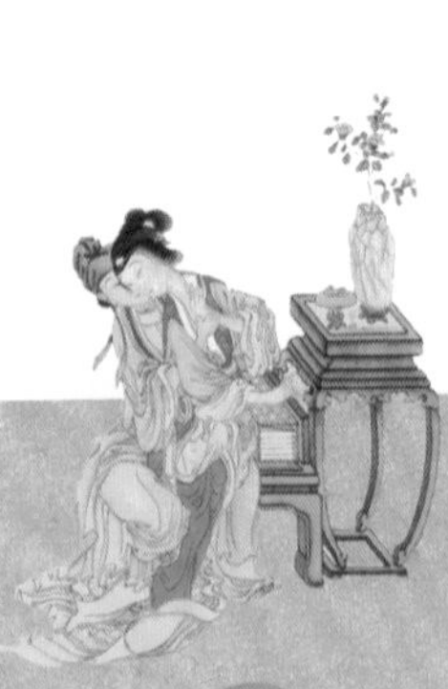

洞玄子

燕同心

女子仰面正躺，兩腿分開成大字。
男子趴伏在女腹上，兩手抱住女肩，
女子用兩手抱男子，然後送入陽具。

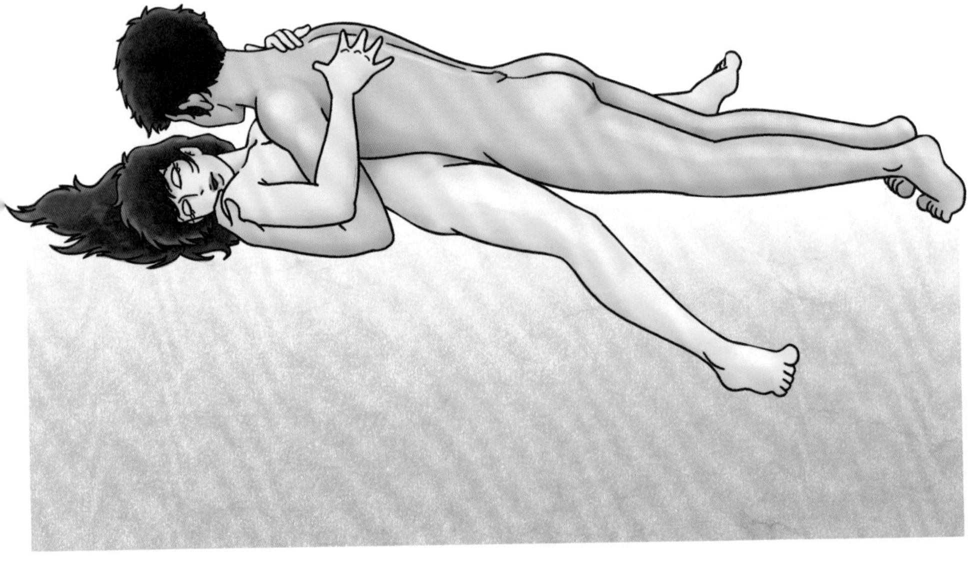

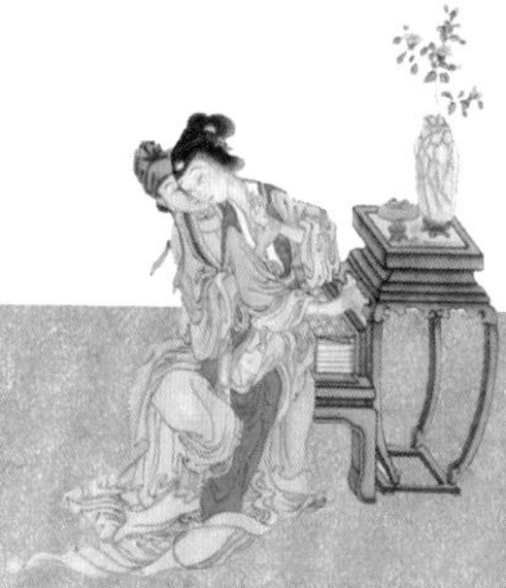

洞玄子

翡翠交

女子仰躺，腰臀抬高，雙腿分開，

男子跪在女股後，兩腿分開，

並夾在女子雙腿中間，

以雙手抱住女腰，以便陽具攻擊陰蒂一帶。

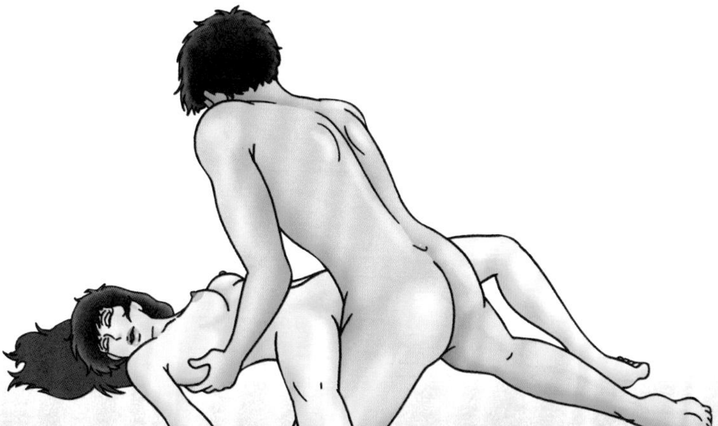

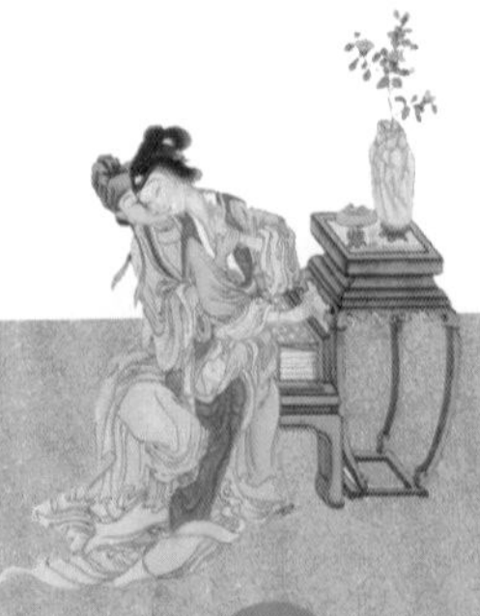

洞玄子

鴛鴦合

女子側臥，舉起兩腿，一隻置於男子腿上，

男子騎坐在女下腿上，

一腳半跪，一腳伸直，插入陽具。

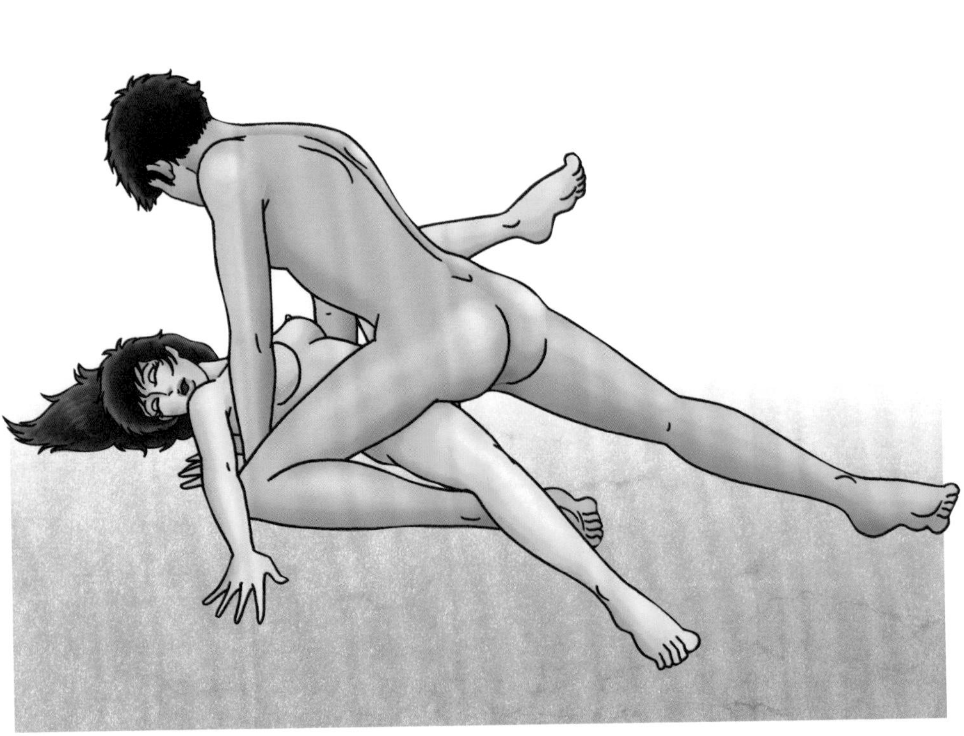

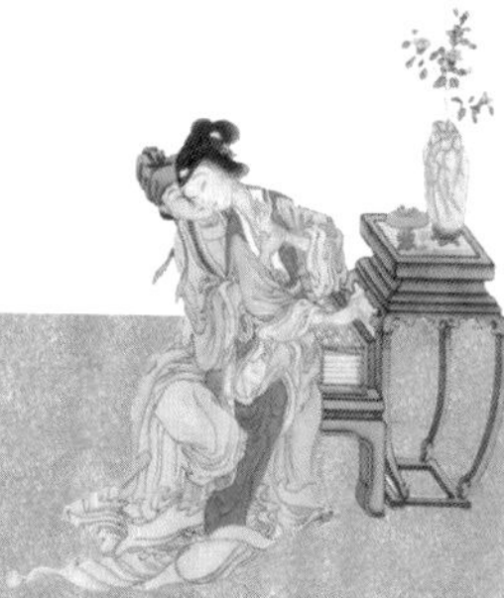

洞玄子

空翻蝶

男子仰躺，兩腿伸直分開，
女子面向男子並坐在男子身上，
用手保持上半身平衡，然後送入陽具。

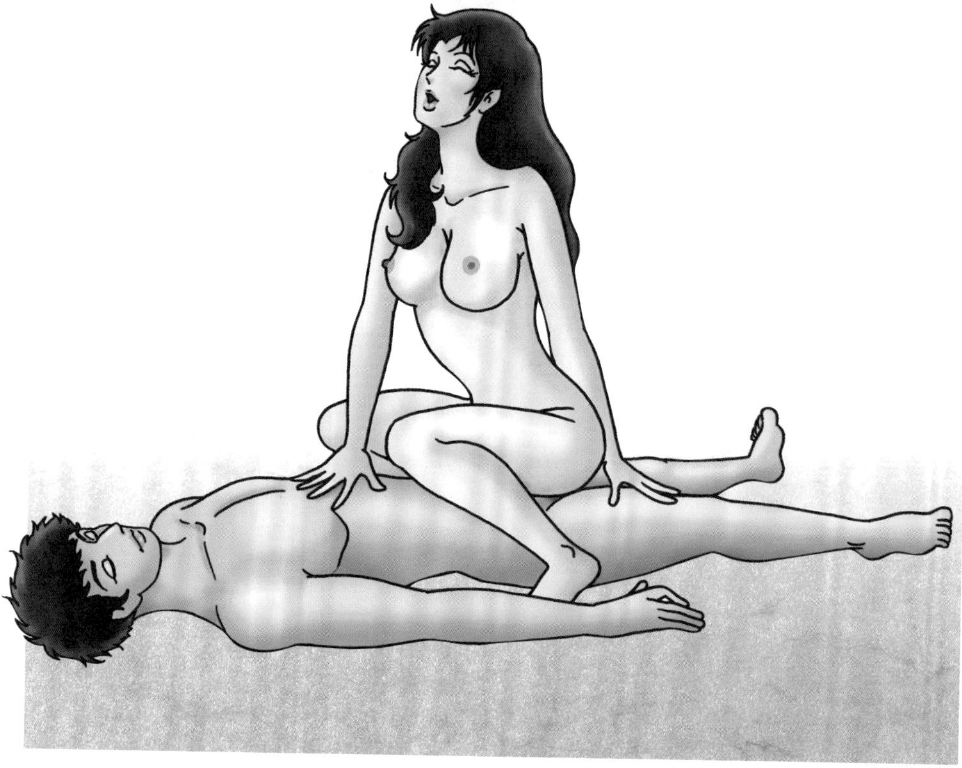

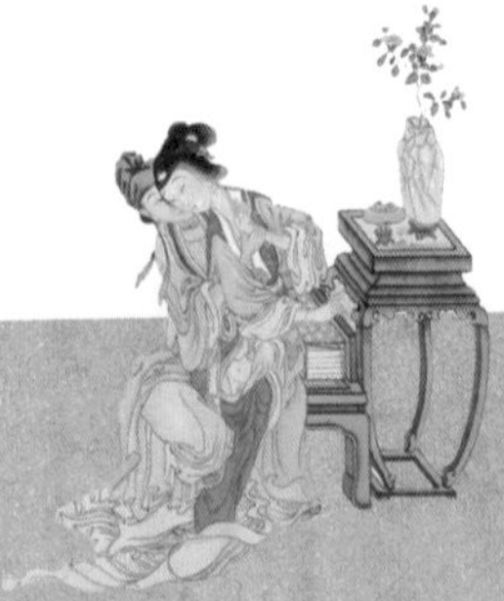

洞玄子

背飛鳧

男子仰躺，兩腿伸直分開，
女子背向男子並坐在男子身上，
下身放低，以便插入陽具。

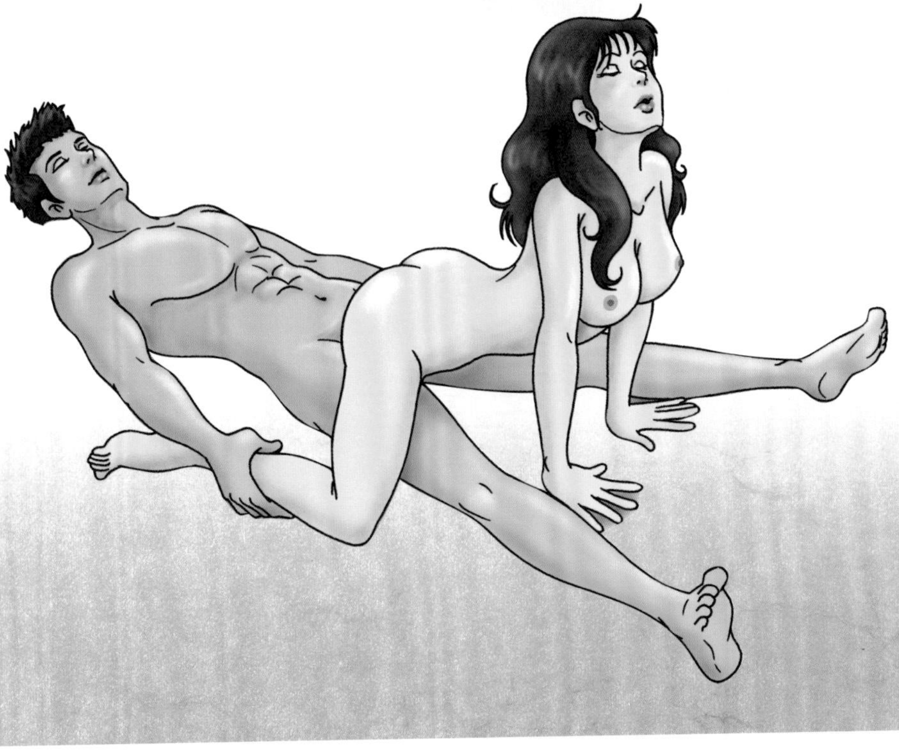

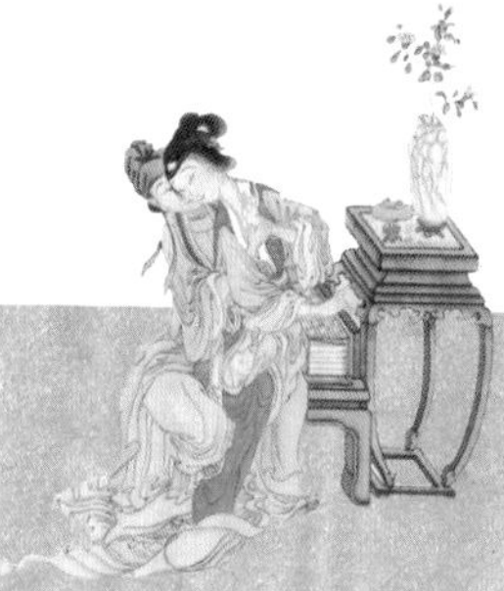

洞玄子

偃蓋松

女子仰躺，雙腿交叉，

男子雙手支撐上半身體重，然後插入陽具。

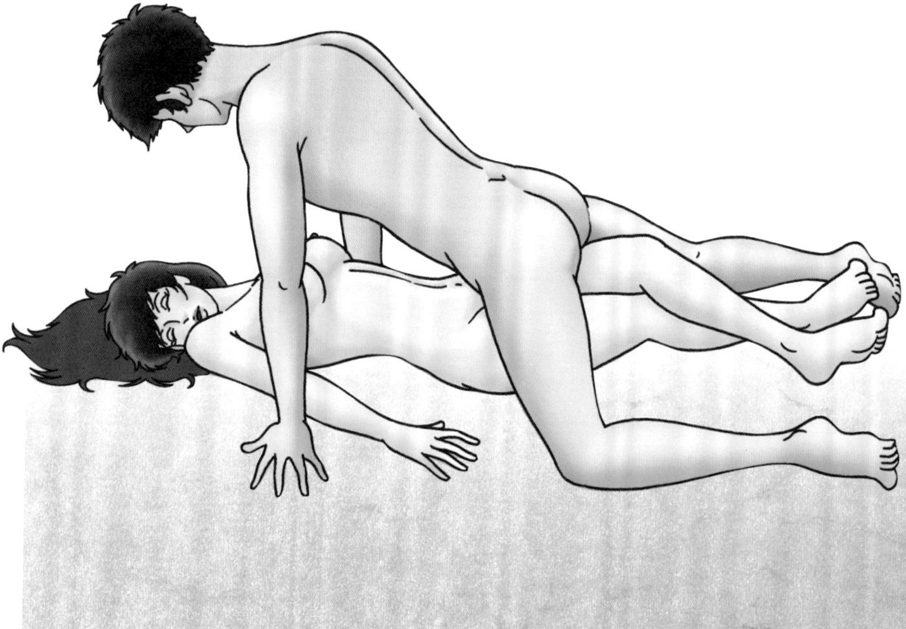

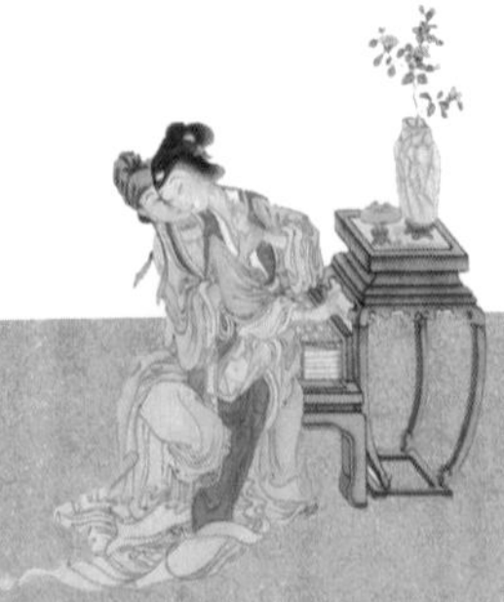

洞玄子

臨壇竹

男女相向站立，面對面相擁抱，

並將陽具深深插入。

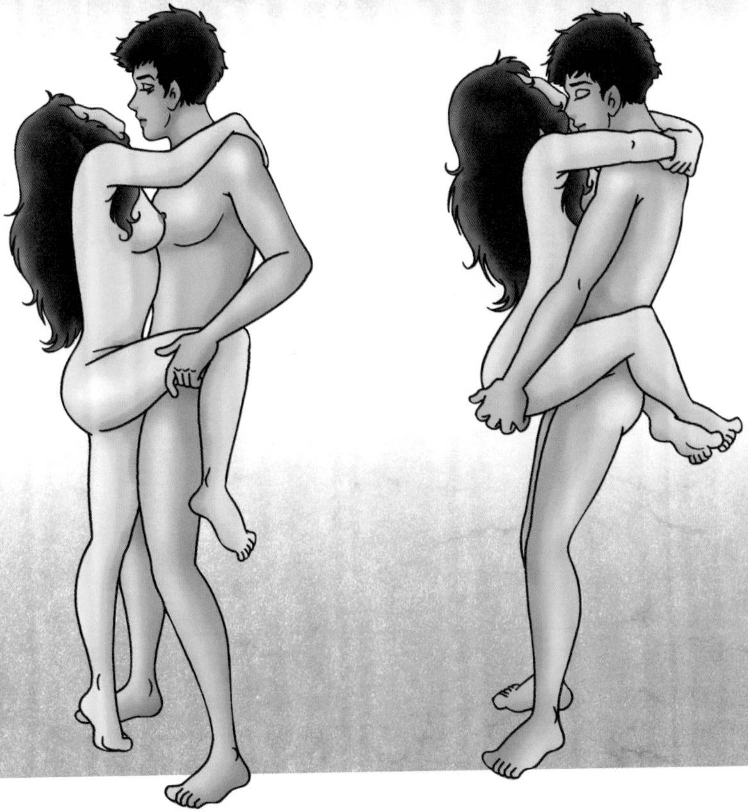

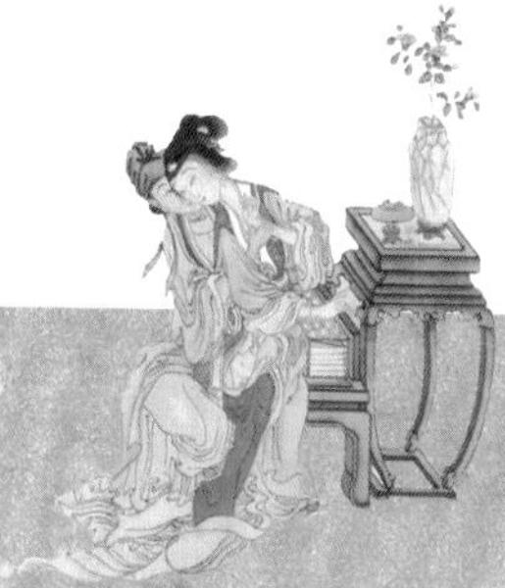

洞玄子

鸞雙舞

兩男一女的三角遊戲，

男子以坐姿靠近，女子仰躺臀部向上，

由兩男同時攻擊一女的性器與後庭。

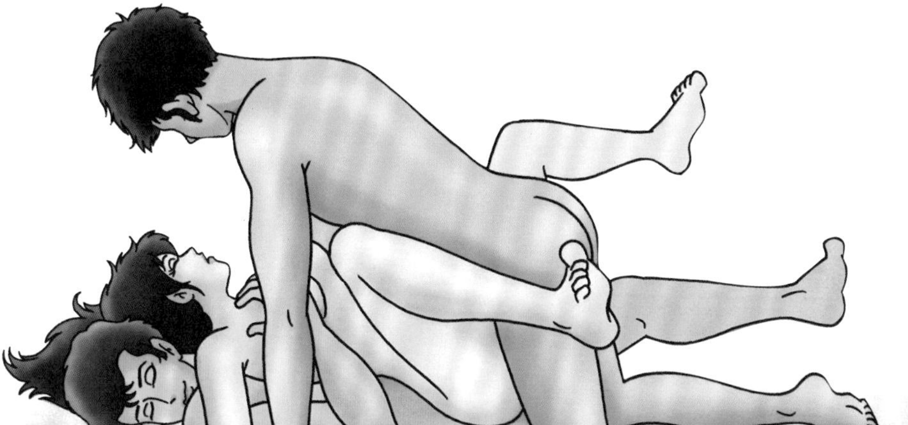

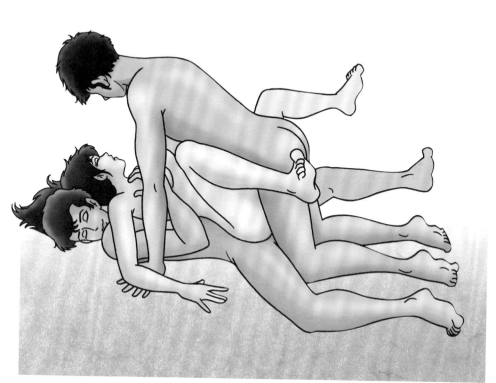

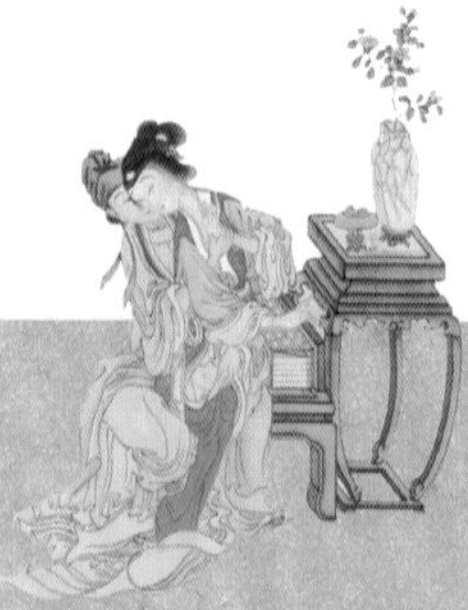

洞玄子

鳳將雛

乃是鳳凰利用母鳥養雛鳥的意思。

以體位來說，可認為是通常的對向位，或者「前位」。

此地所謂的雛鳥乃是表示另外的一個男子。

也是兩男一女的三角性遊戲。

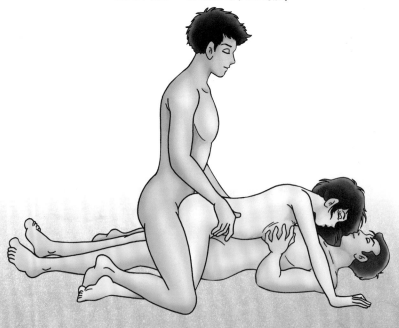

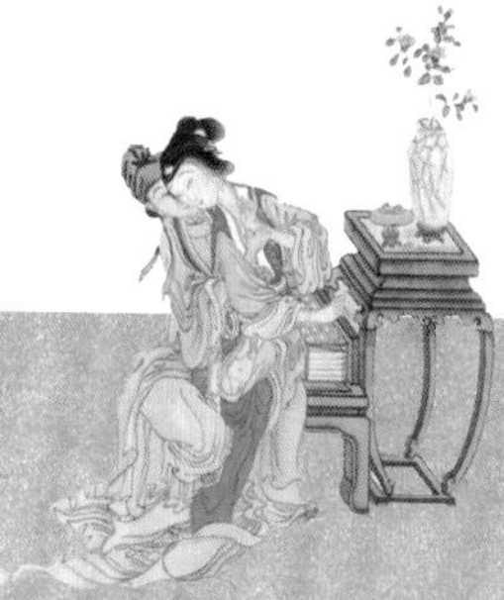

洞玄子

海鷗翔

女子仰躺床上，男子站在床邊，
舉起女子雙腿，將陽具插入。

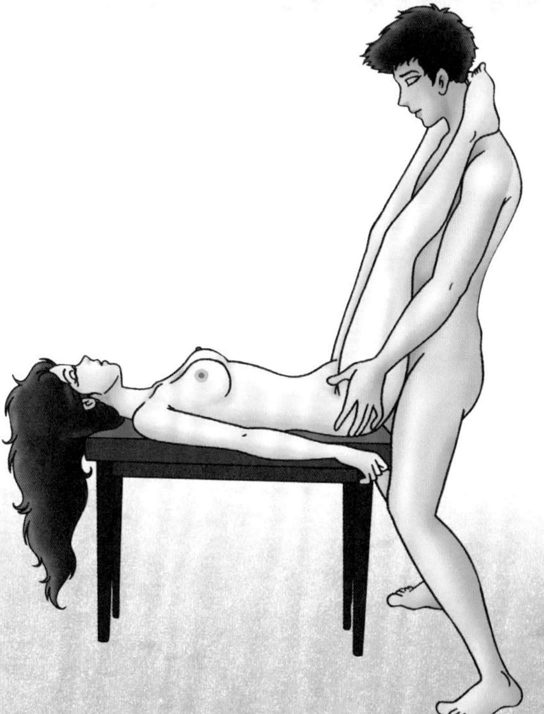

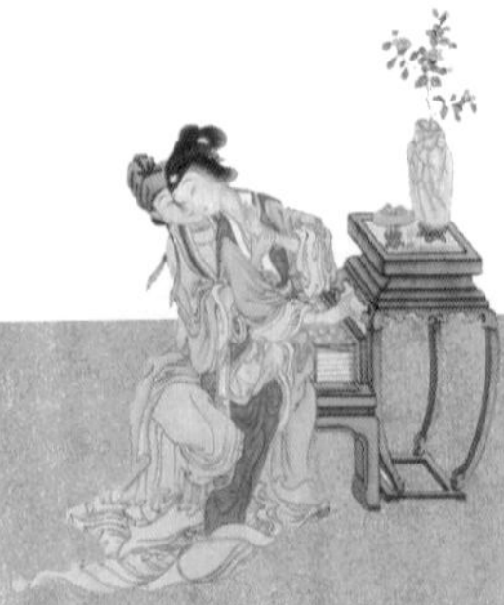

洞玄子

野馬躍

女子仰躺，雙腿架在男子左右肩上，

然後深深插入陽具。

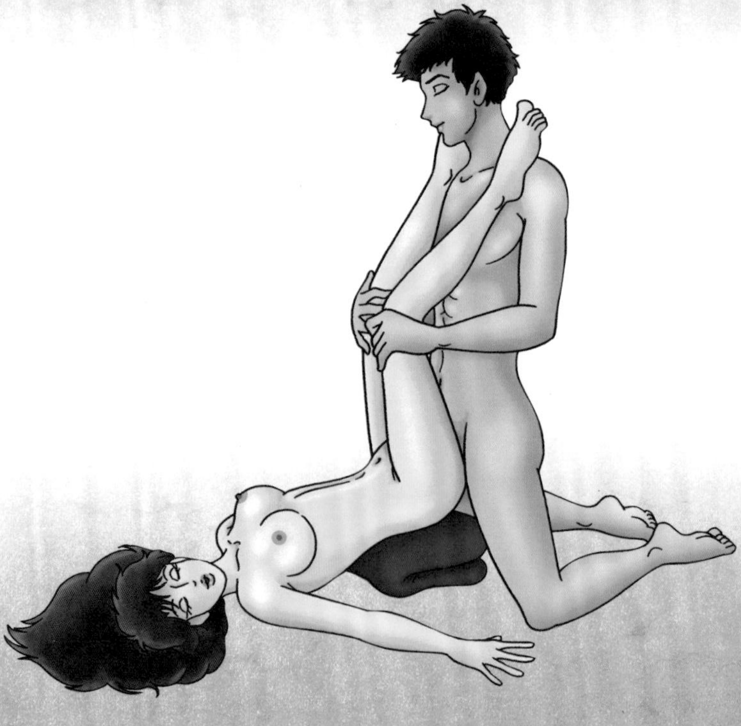

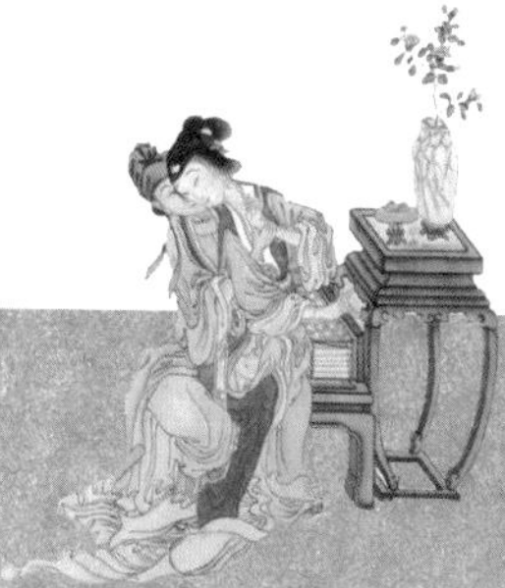

洞玄子

騎騁足

女子仰躺，男子蹲坐女股後，

一手套住女頸，一手扶住女腿，

將陽具插入。

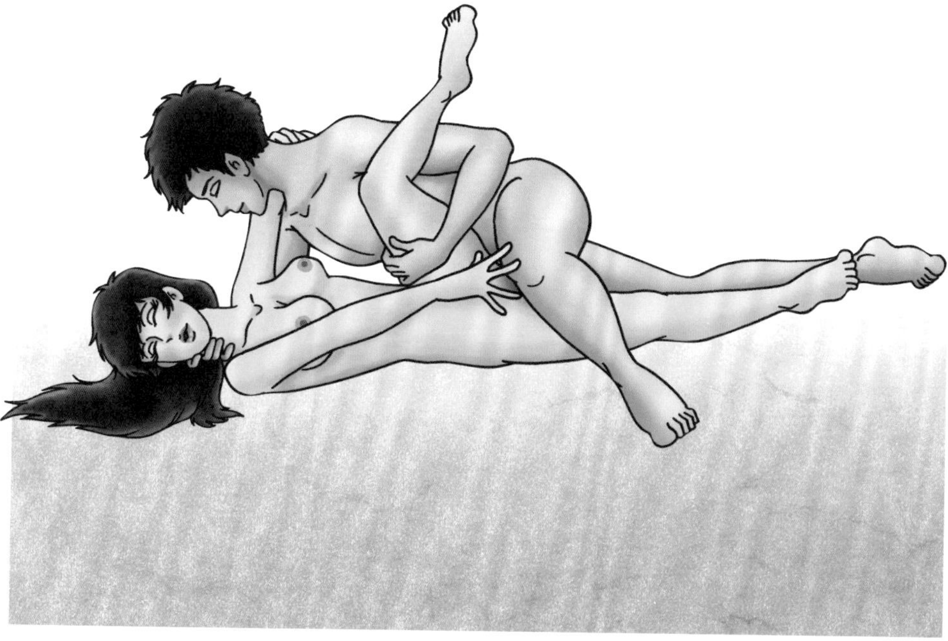

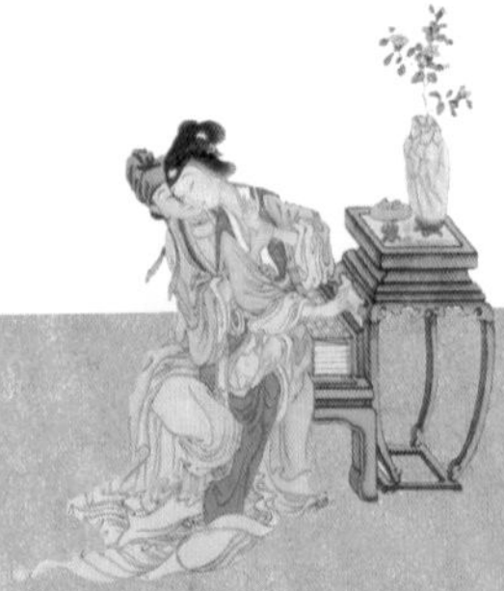

洞玄子

馬搖蹄

女子仰躺，男子架起女子的一條腿，

另一條腿則伸直，

以便將陽具深深插入。

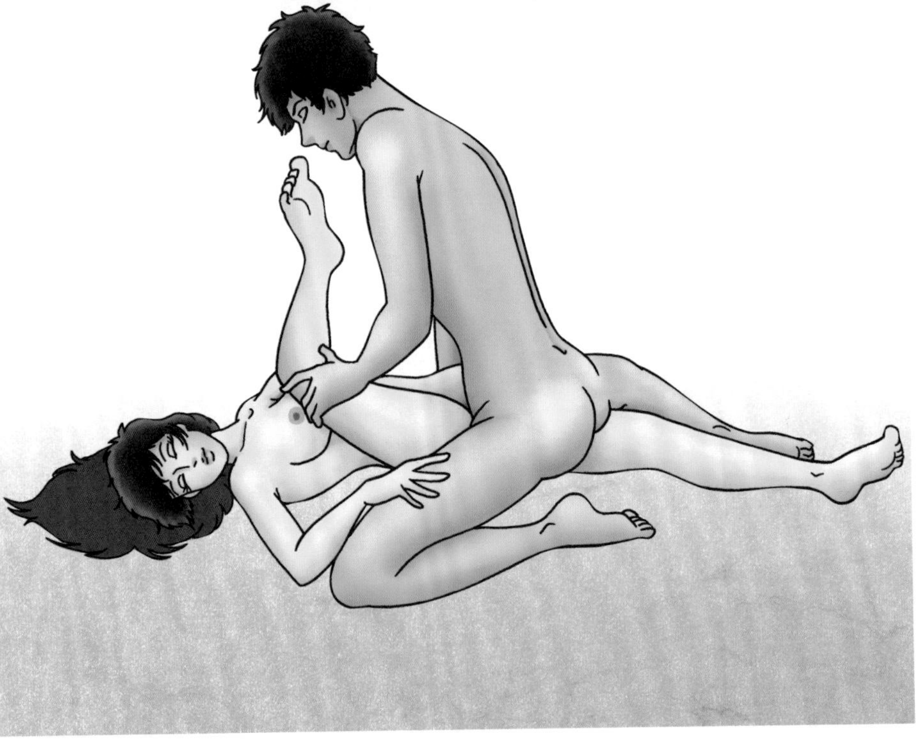

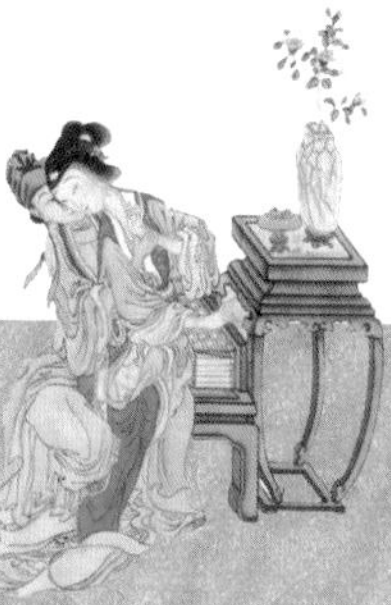

洞玄子

白虎騰

女子趴著，膝蓋著地，

男子從後面，如猛虎在發威一般將陽具插入。

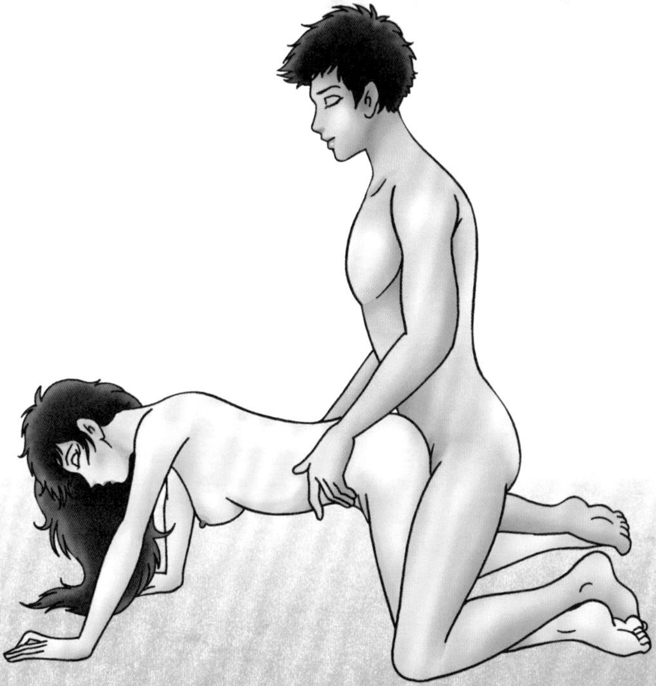

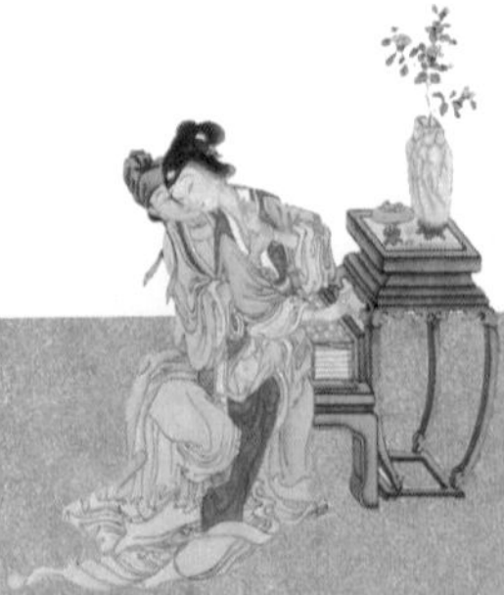

洞玄子

玄蟬附

女子伏臥，兩腿分開，

男子伏臥在女腿中間，雙手抱住女頸，

從背後插入陽具。

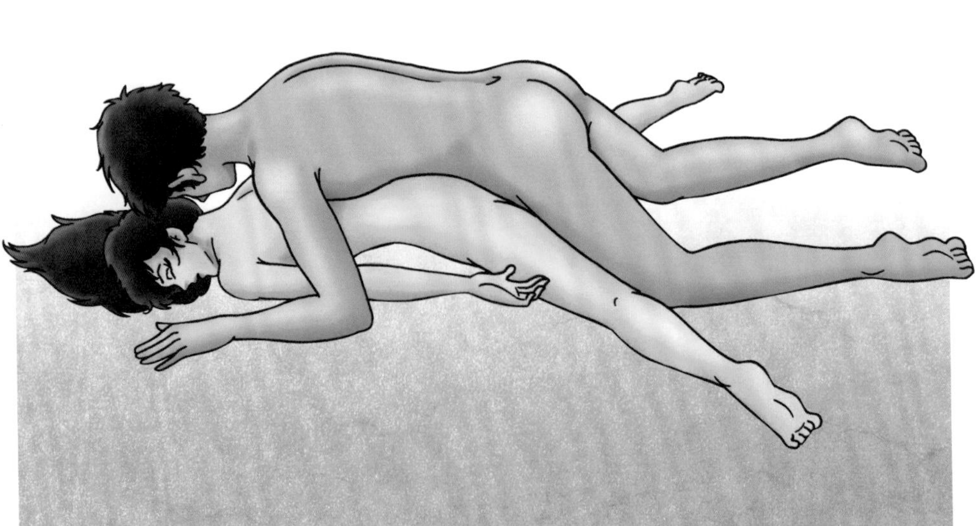

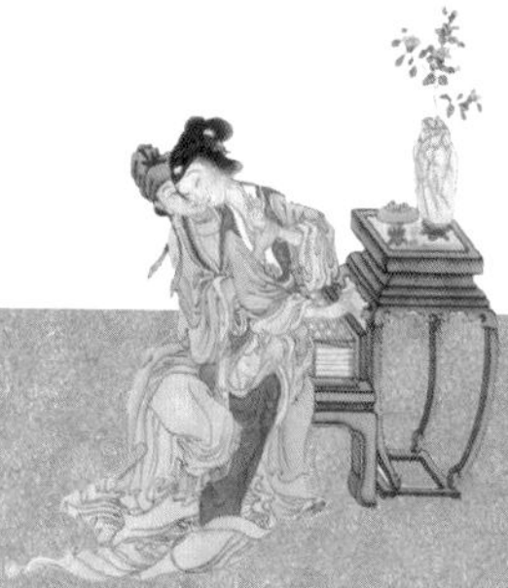

洞玄子

山羊對樹

男子蹲坐，女子背向男子，
並坐在男子身上，把頭部放低，望著陽具的插入，
然後男子雙手緊抱女腰，加速抽送。

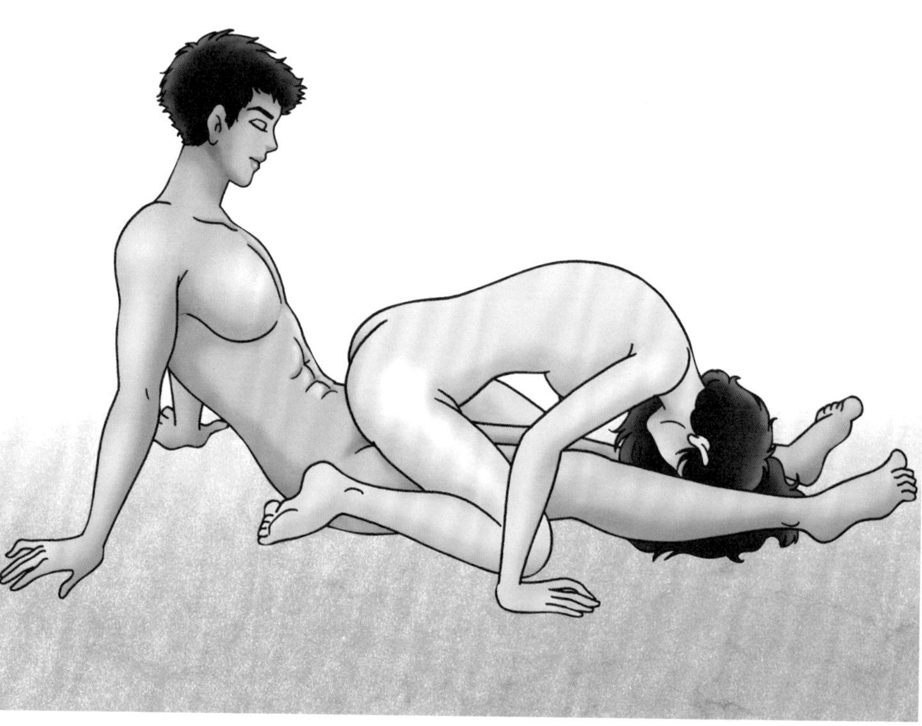

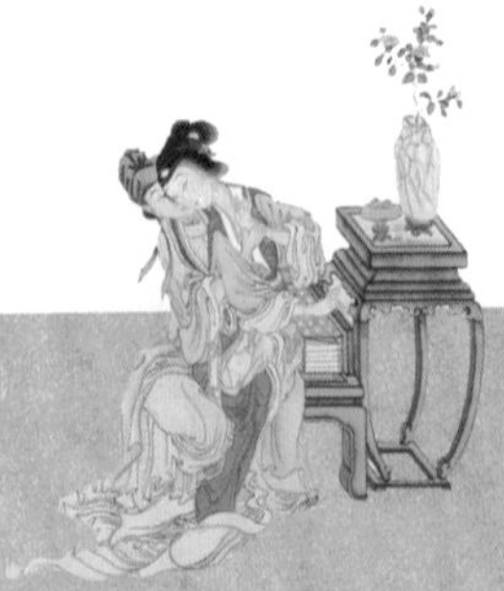

洞玄子

雞臨場

男子坐在床沿，使一少女坐在身上，

插入陽具，另使一少女從男子身後撫弄，

以增加快感。

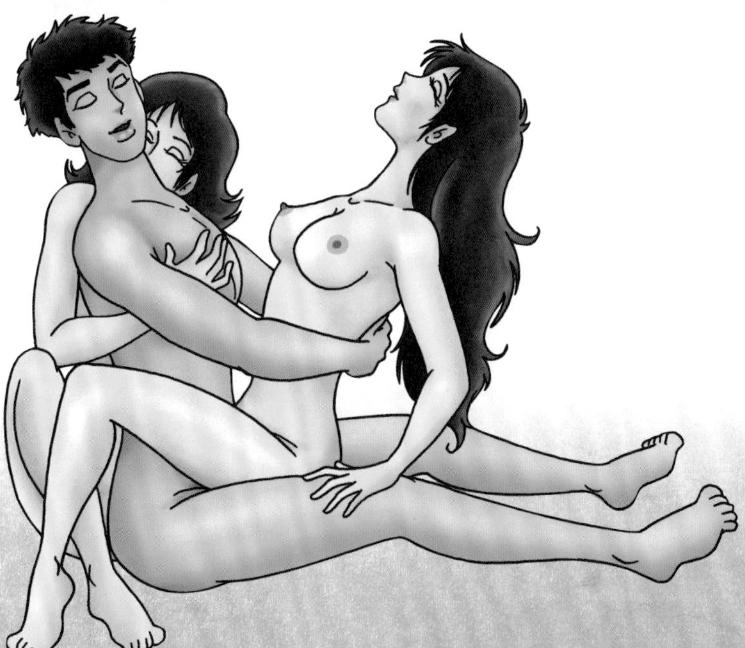

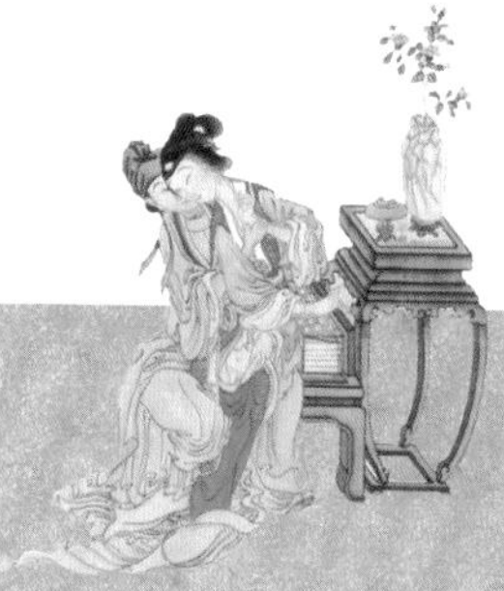

洞玄子

丹穴鳳遊

女子仰躺，以手舉起雙腿，

男子跪在女股後，雙手放置在女子的膝蓋上，

然後把陽具插入。

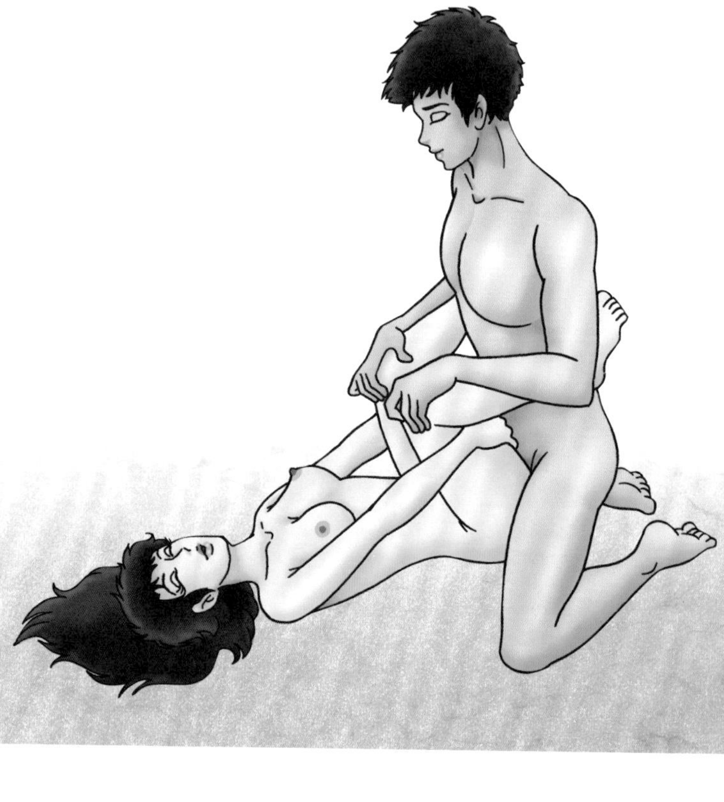

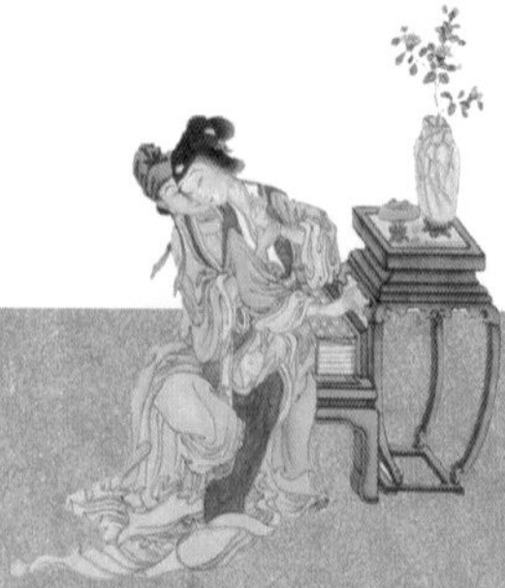

洞玄子

玄溟鵬翥

女子仰躺，男子將女子雙腿放置在左右上膊部，
然後伸手下抱女腰，插進陽具。

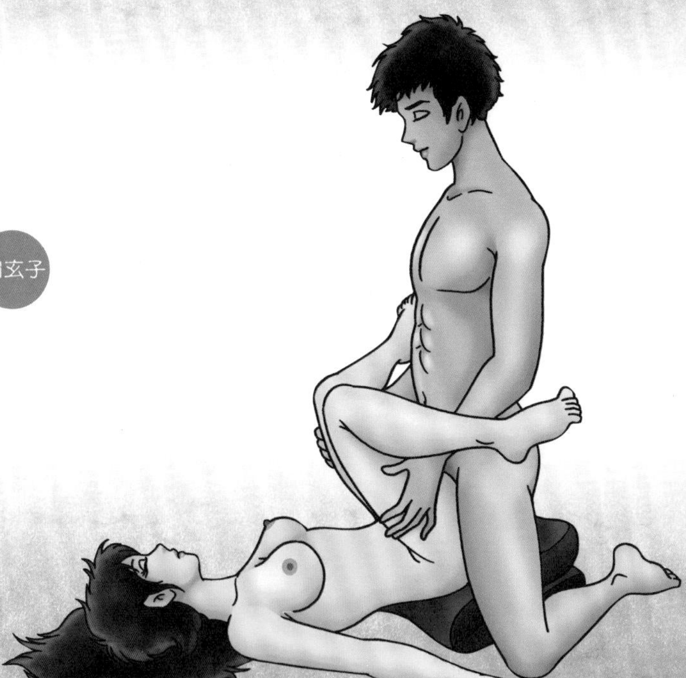

洞玄子

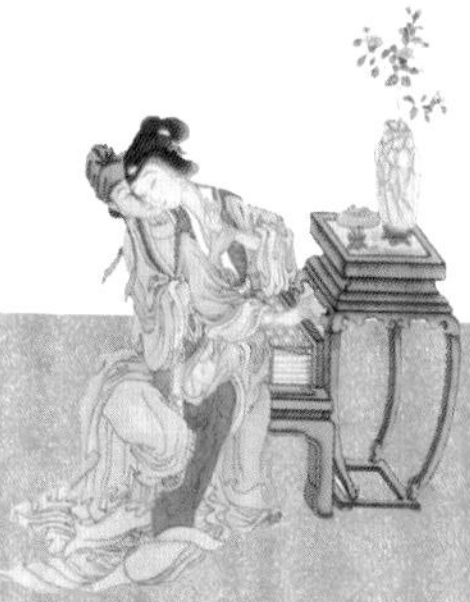

洞玄子

吟猿抱樹

男子分開雙腿而坐，女子坐在男子腿上，
雙手抱住男子，男子用一隻手勾住女子臀部，
一面插進陽具。

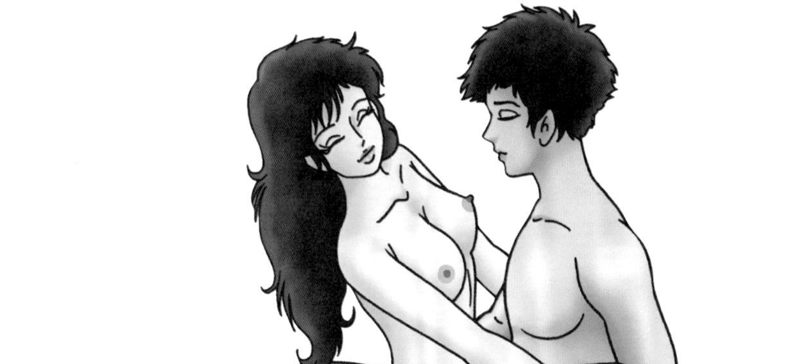

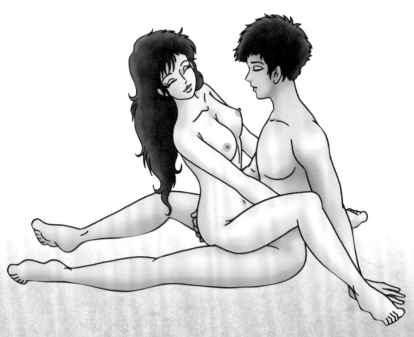

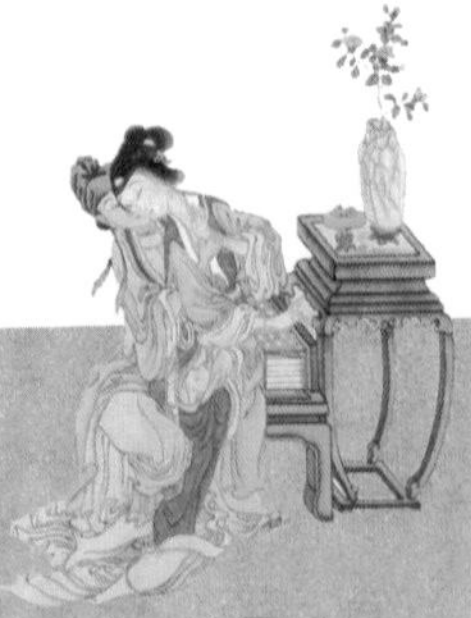

洞玄子

貓鼠同穴

男子仰躺，分開雙腿，女子俯伏在男子身上，
深深插進陽具。然後男子改變姿勢，
趴伏在女子背上。由背後攻擊。

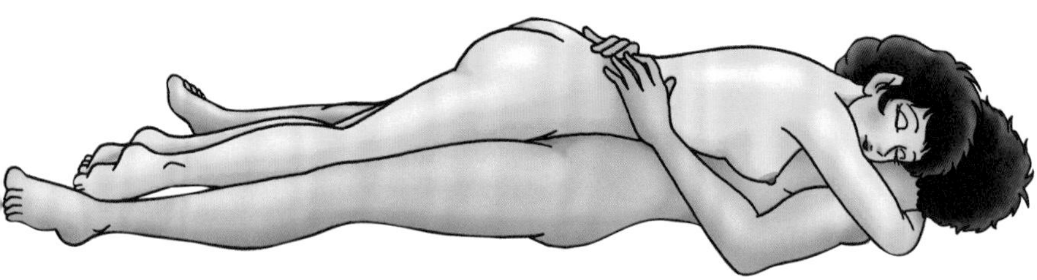

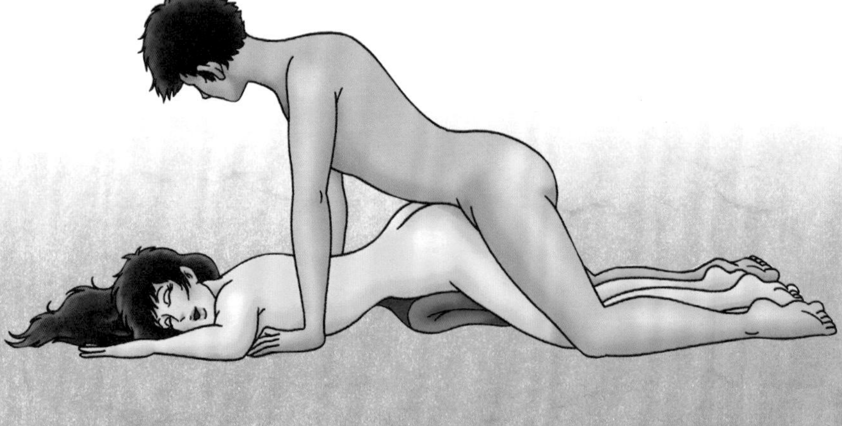

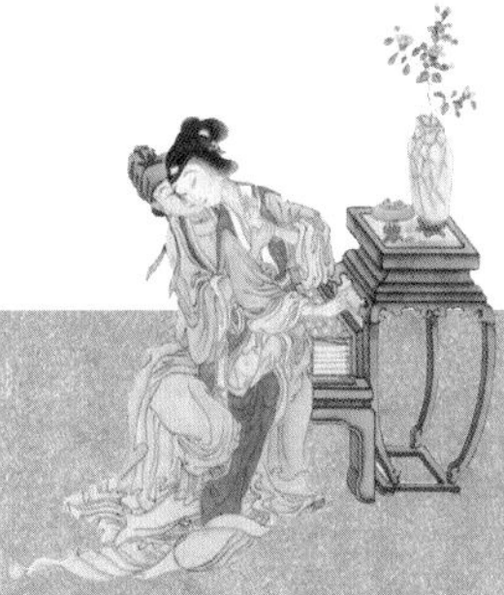

洞玄子

三春驢

女子雙手按在床上。取爬行姿勢，

男子站在女子股後，雙手抱住女子腰部，

然後插入陽具。

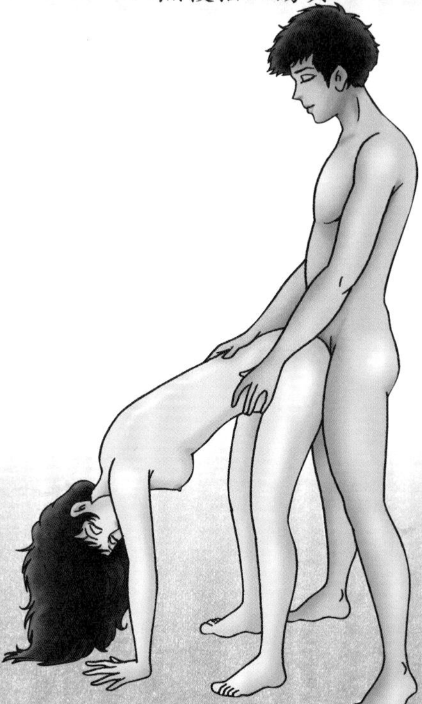

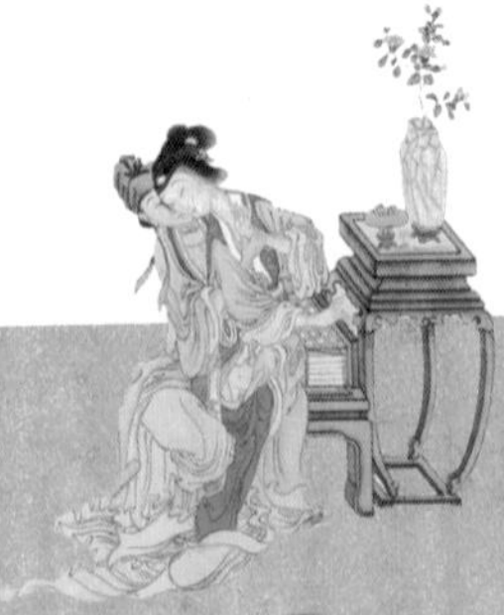

洞玄子

三秋狗

男女均取背向的姿勢，雙手放在床上，
臀部互相緊貼，然後男人儘量把頭放低，
用手將陽具送入。

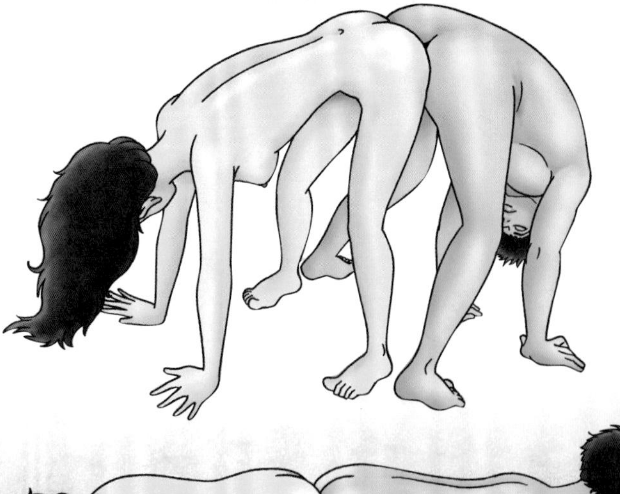

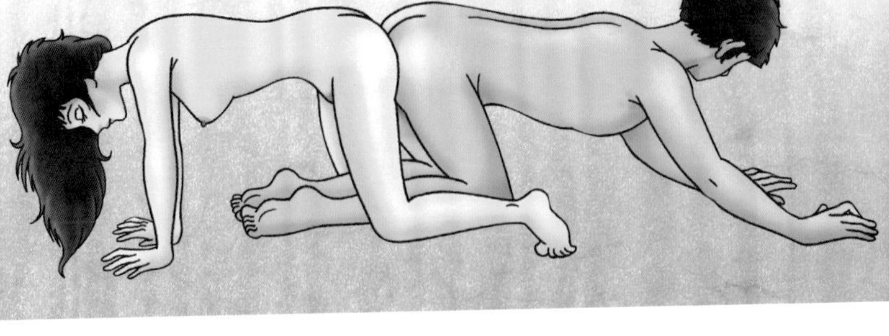

大凡婚後的夫妻，或是已有足夠性經驗的男女，對於性的好奇，已經毫無新鮮感。尤其是處於現代生活的人們，早已對日常單調的生活感到厭煩，加上生活緊張，經濟壓力和生育問題的影響，處處都使人們對於性生活的樂趣銳減。即使夫妻都按部就班，循規蹈矩的過日子，卻因不懂性愛姿勢，使得性生活，只滯留在「發洩性慾」的階段。

假若男人能夠主動地交換交合姿勢，雙方互相配合，體驗其中的變化樂趣，會使性生活脫離「發洩性慾」的原始需要範圍，除非生理上的障礙，性交姿勢的變換，對於男女雙方，無論是生理或心理，都是絕對有益而無害的。

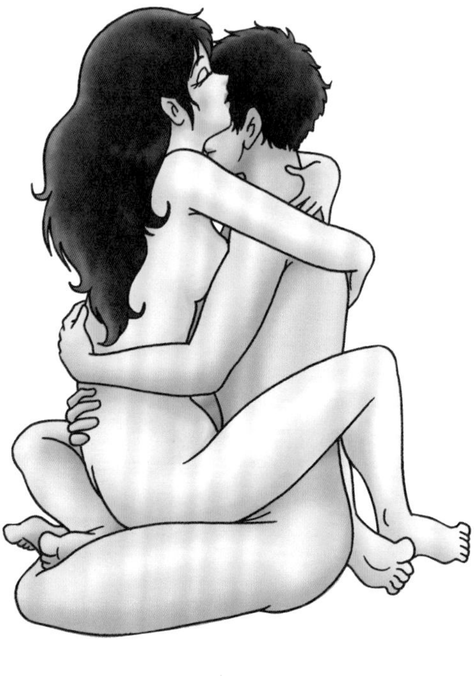

此外，尚有二十八種形式如下：

(1)女子仰臥，左腿高舉，男側臥女左，以手抱女腿納玉莖於玉門中。

(2)女仰臥，右腿高舉，男側臥女右，以右腿置女左腿上，以右手握股，用膊支持女之右腿，納玉莖於陰戶中。

(3)女仰臥，雙腿高舉，男橫側臥於女股前，以陽鋒對準玉門納入陰道。

(4)女仰臥，蜷曲兩膝，男箕坐女股前納玉莖於琴弦麥齒間。

(5)女仰臥，併兩腿，男伏女上，兩手握乳，以玉莖衝擊玉門。

(6)女俯臥，併緊兩腿，以兩手擊開股峰，男伏女背上，以陽鋒探刺女玉門。

(7)女上身伏床，以一腿置床邊上，一腿據床前，男立女後，以玉莖納玉門中。

(8)女跨男上，一膝跪床上，一膝豎立，男以玉莖湊入玉門。

(9)女上身側臥床上與床邊垂直，兩腿曲置床邊。臀部挺出床沿二三寸，男立床前，以玉莖從女臀部後納入玉穴。

(10)女上身俯伏台上，一腿平置台邊，一腿著地，男立女後，以兩手據女肩，納進玉莖行事。

(11)男女相向立，女以一腳高舉，勾住男腰，男以兩手托女臀部，納玉莖於陰戶內。

(12)男仰臥，女騎男股上，將兩腿向左右分開成一字平線，大張陰戶，迎入玉莖。

(13)女仰臥，兩足交於頸項，男伏女股，納玉莖於子宮中。

(14)女仰臥，以左手抱左腳，右手抱右腳，高舉至肩，男伏上以納玉莖，或以女臀置床沿，男立女股前納於玉門中。

(15)男仰臥，女坐男上，以陰戶套入玉莖，兩手據床，以股周圍轉動不已。

(16)男仰臥，女蹲足坐男上點以玉莖套入玉門，以足尖據床。向四面八方套動不已。

(17)女倒臥於沙發靠背上，兩足朝天，展開玉腿，男立高處，以玉莖納入陰戶中。

(18)女側臥，一腿直平，一腿高舉，男橫側臥於女兩肶之間，以陽鋒插入陰戶內。

(19)女側臥，一肶直平一肶高舉，男箕於兩肶間，分開兩肶，跨女兩肶之間，兩肶交錯，以玉莖挺入玉門，男抱女高舉一腿，抽送不已。

(20)男立地上，女以兩手抱男頸，以兩腳圍繞腰，男以兩手抱女肥臀，納玉莖於陰戶中，繞屋行走。

(21)女立地上，兩腳合併，以兩手向前伸至足尖，男從女後納進玉莖。

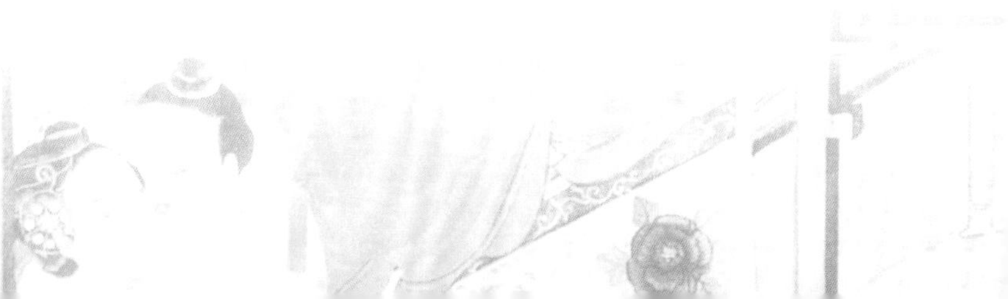

(22)女兩足立地上，身向後仰，以兩手向頭後撐地，男立女前以陽鋒刺入玉門中。

(23)女仰臥，臀部移置床邊，分開兩股，以兩手握乳峰，用舌舐捲陰戶。

(24)男女顛倒合臥，一仰一覆，女頭位於男胯，口含玉莖吸吮，如嬰吸乳，男頭枕女陰，以舌伸入陰戶，舐捲陰壁，同鑽穿木。

(25)令女蹲於椅上，或床之邊沿，手據椅靠或實物，上身微俯，臀部高躍，兩足展開，男立女後。以玉莖送入玉門內，女臀做圓形搖動，或徐或急，或深或淺，男挺玉莖，隨臀迎動，互相應和，樂不可支。

(26)女立地上，背靠實物，或仰臥，以兩手抱左腿至右肩，緊貼身上，足部直伸至頭上，與右肶平行成一直線，男對女面，以陽鋒插入玉穴中。

(27)女之兩肶儘量向左右展開，上身俯伏，頭幾至地，以兩手左右分開，握緊左右足，頸部自然高蹺，男子陰莖送入玉門中。

(28)女仰臥，左手抱左足，右手抱右足從腋狹下伸至肩後，兩足交於頭後，陰戶高張，男子伏前以陰莖徐徐直探子宮。

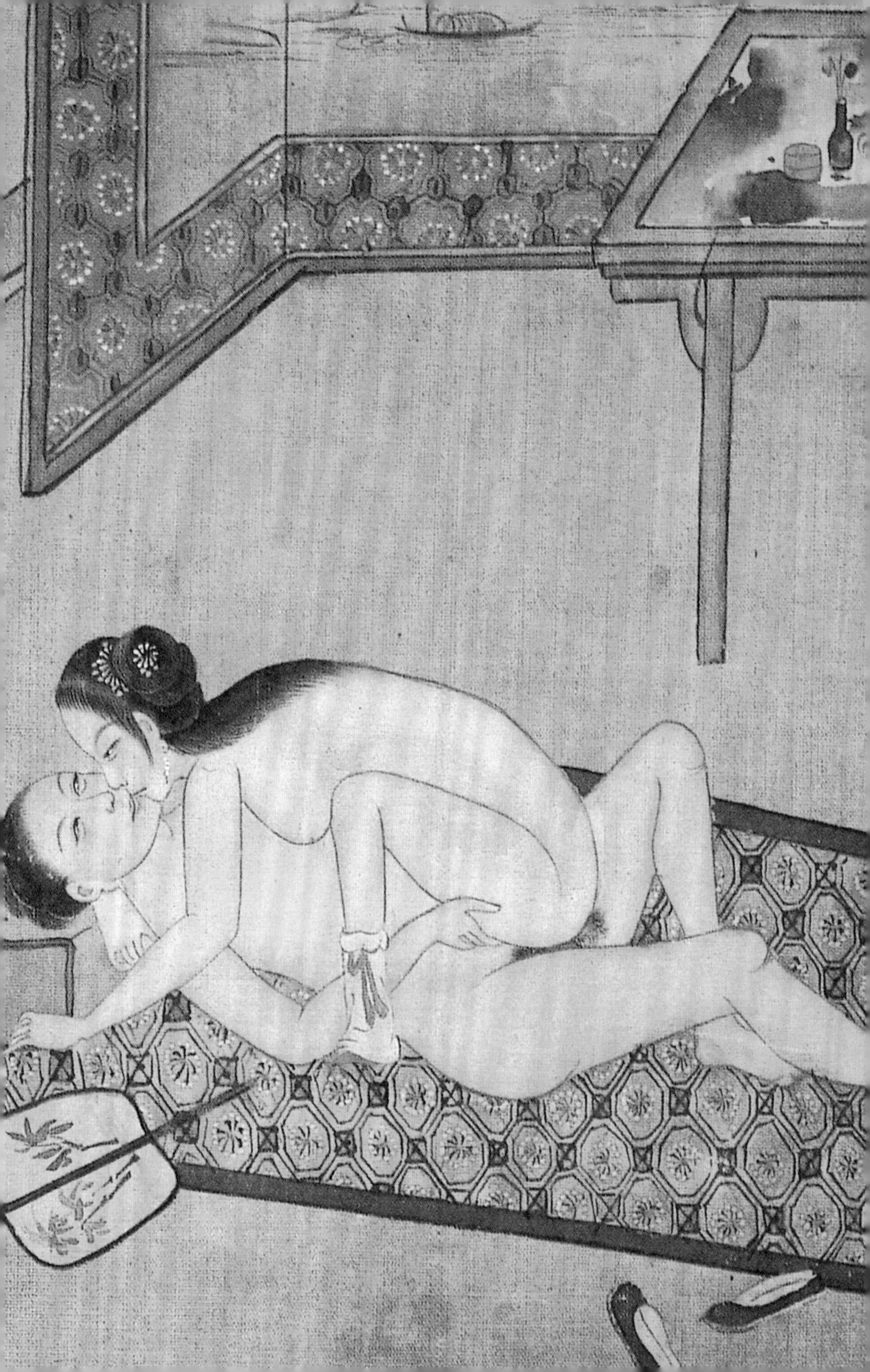

以上交接之法共五十八種，女仰臥交媾為正常姿勢，有人以後襲法，不能面面相看，嚥口喻舌，撫摸玉峰，減少性慾衝動，但有以後襲法，雙手可以伸女胸上，摩弄乳頭，目靚捲曲雲鬟，玉臂雪膞，尤以女子圓滿肥白之臀部，股峰叉溝曲線之美，足以使人魂散，君不見女子行動時，兩瓣肥臀，交錯款擺，欲穿大而出，令人做非非之想也。

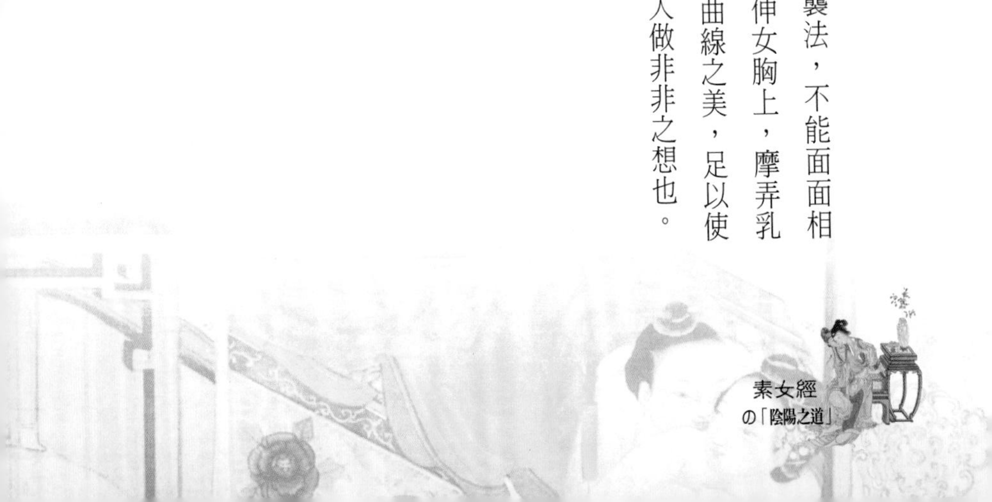

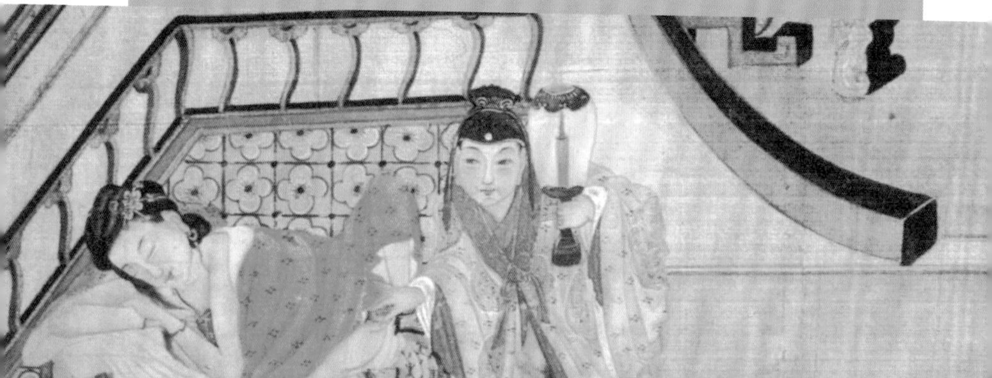

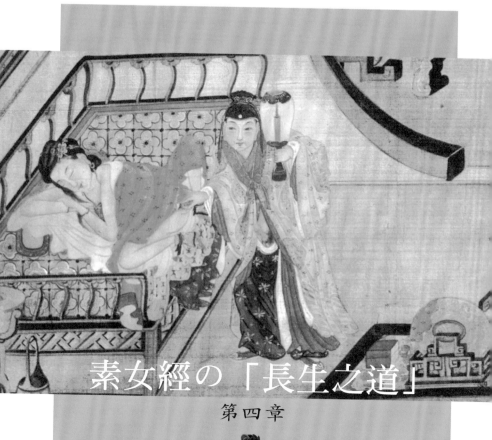

素女經の「長生之道」

第四章

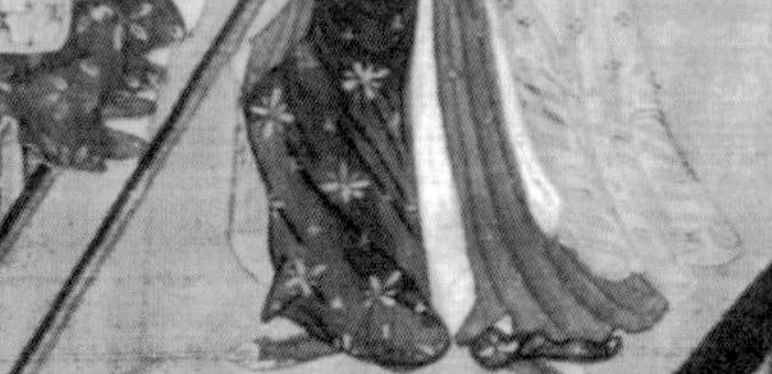

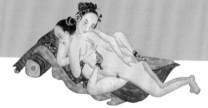

幾天做一次愛做的事？

《玉房祕訣》有這樣的記載：「二十歲者可經常二天射精一次，三十歲者三天一次，四十歲者四天一次，五十歲者五天一次，過了八十歲就不可能射精。」

素女對於黃帝的問題這樣回答：「每人性交的次數幅度，乃是根據體力差，年齡差和氣力差等因素來決定。」黃帝曾有宮女等一千二百人，故對房中術相當精通，其標準算是最大限度了。男性從六十歲前後開始，賀爾蒙分泌就開始減少。到了七十歲時，也僅是最盛時的三分之二而已。根據金賽博士的報告，七十五歲的男性三星期可性交一次，八十歲則一個月性交一次。所以，素女經的意見很恰當。

以現代人而言，金賽博士就說過，七十歲及八十歲的老人，也有每週性交三、四次的例子。但從體質、食物和環境等不同條件來看，古代人和現代人確是很難相提並論的。

素女經主張的性交次數，對於現代人來說，實在是很得體的。素女經雖沒提及性交次數與季節的關係，但在《養生要訓》一書裏，卻說有一名叫劉京的道士，春天三日性

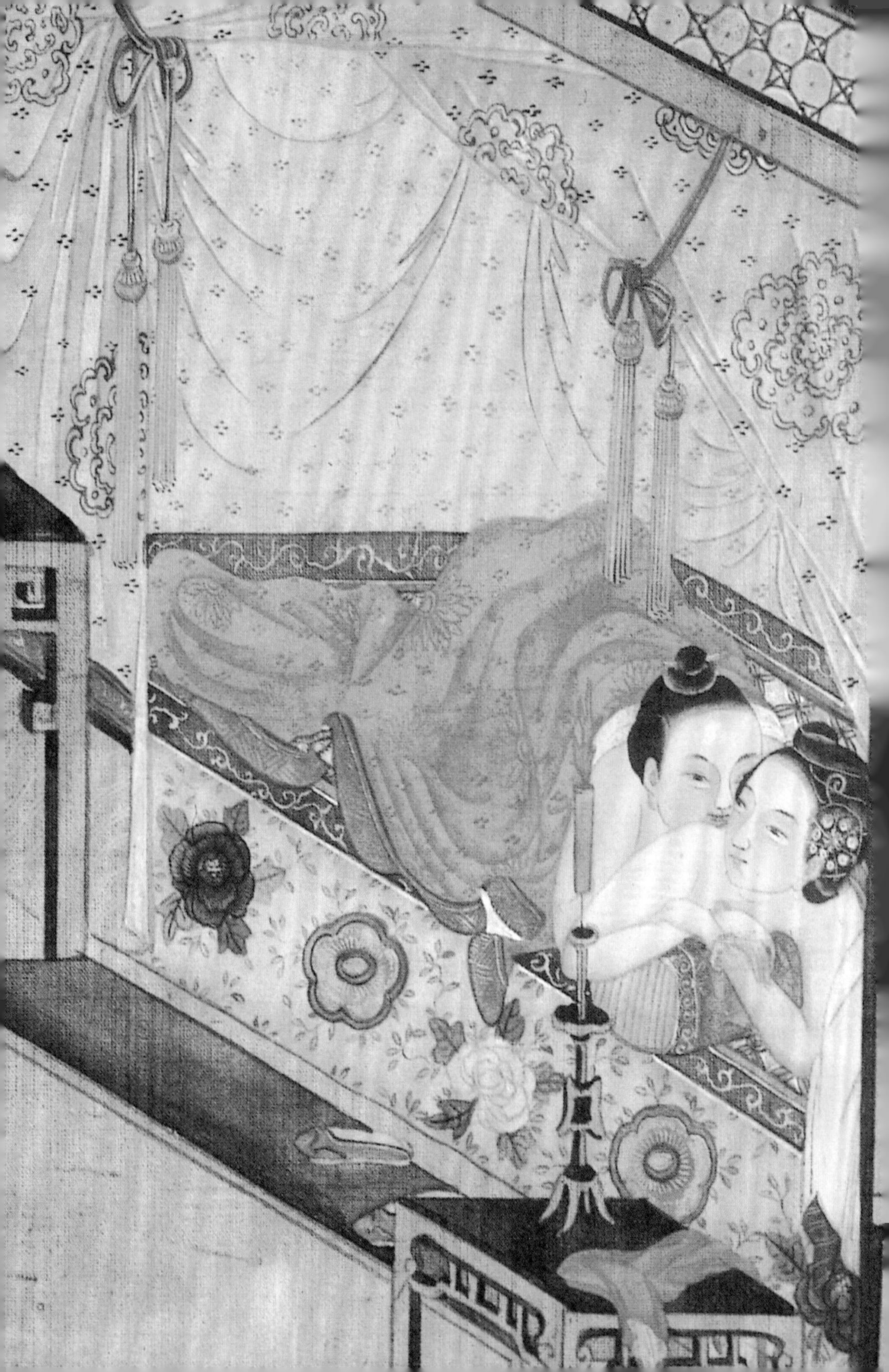

交一次，夏秋則一個月兩次，冬天最好不要洩精，這樣就可與天地自然節韻互相符合。

在中國古代醫學裏，認為性交要順應春夏秋冬的變化，生、長、收、藏的活動反覆不停。冬天正是儲蓄陽氣的季節。交接的最適當時期在四月與五月，冬夏雖然不是非常適當，但在《養生要集》裏說，冬天性交一次，足抵春天的一百次。春天由於陽氣充足，所以性交次數多些也好。因為冬天陰氣較多，所以，應避免常常性交。總之，還是要尊重自然的節韻才好。《洞玄子》一書上也曾說，為了要養精蓄銳，宜行中絕性交。這種觀察入微的程度，真是令人吃驚！

正要洩精時，也得考慮女性的情況，一定要雙雙進入高潮階段時洩精才好。陽具淺進，只在陰核小帶與小陰唇之間遊樂，龜頭的深淺法切記要像嬰兒吸奶時那樣才好。

同時，閉目養神，舌抵住下顎，彎背縮頭，張開鼻穴，閉緊肩膀，閉口吸氣，精氣很快可以延續射出。至於洩出量，一定會因人而異，若用這種方法，最多只洩出十分之二、三。當然，這是利用呼吸法與古代養生術的柔軟體操——增強持續力——而鍛鍊出來的。現代人也可活用這種方法。其要領只有一個，即要靠訓練來維持自信。

素女經說的標準次數，在現實上也很適合，絕不稀奇的。

以養生觀點看性交次數

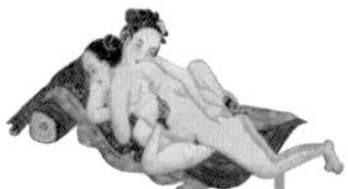

> 黃帝問素女道：要不欲失精宜愛液者，也即欲求子何可得寫？素女曰：人有強弱年有老壯，各隨其氣力，不欲強快，強快即有損故，男年十五盛者可一日再施，瘦者可一日一施，年廿盛者日再施，羸者可一日一施，年卅盛者可一日一施，劣者二日一施，四十盛者三日一施，虛者四日一施，五十盛者可五日一施，虛者可十日一施，六十盛者十日一施，虛者廿日一施，七十盛者可卅日一施，虛者不寫。

黃帝問素女：「假如性交的要點，在於不洩精氣的話，那麼，精液必須要好好保存。不過，假如需要傳宗接代時，那恐怕就要洩精了。」

素女答：「人的身體有強弱，年齡也有老壯之別。每個人無不想盡力追求快樂，但

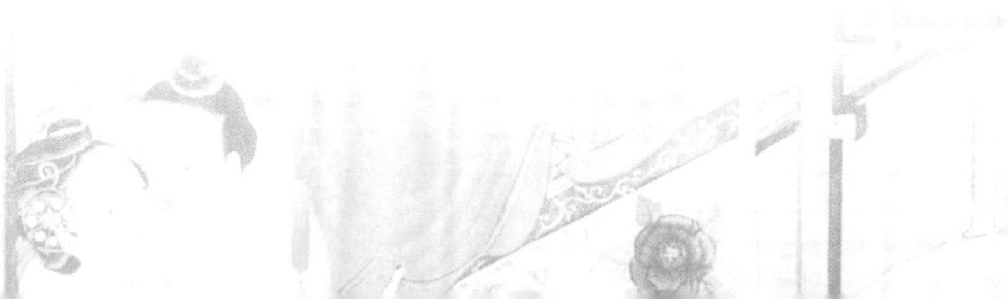

若得到很大的快樂時，恐怕會損壞身體。因此，凡是年屆十五歲而精力飽滿者，一天可性交兩次，瘦小者每天洩一次，亦無傷大雅。

同樣地，二十歲者可日行兩次，弱者一次。

三十歲的強壯者，可日行一次，弱者二日一次。

四十歲的強壯者，可三日一次，弱者四日一次。

五十歲的強壯者，可五日一次，弱者十日一次。

六十歲的強壯者，可十日一次，弱者二十日一次。

七十歲的強壯者，可三十日一次，弱者不可洩也。」

此外，《王房祕訣》的記載如下──

「二十歲者常常二天一次，三十歲者三天一次、四十歲者四天一次。五十歲者五天一次，過了六十歲就不可洩。」

此外又有如下的記載──

「二十歲四天性交一次，三十歲者八天一次，四十歲者十六日一次，五十者二十一

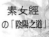

日一次。六十歲者閉精不洩。假如他體力強健的話（六十歲者），一月一次也無妨。大體上說，也有人的氣會自然強盛的，假如體格比平常人強盛者，即使不勉強抑制，亦沒有多大關係。倘若長期不發洩的話，恐怕會變成癰疽的腫物。一旦過了六十歲時，數十天也不能交接，整天愁眉不展者，則不洩精比較好些。」

前節所說的性交次數雖然大不相同，但均出自《玉房祕訣》上的事，不過，也有人說這是在《千金方》上的。

據說日人貝原益軒所寫之《養生訓》，也是根據上述觀點寫出來的。該書以為人類一生只能性交一千八百次。金賽博士的報告，人到五十五歲的延長次數為三千八百三十一次，但也有人以為這個數字只能止於四十歲而已！

關於前節的方法，雖然現代人有其實在性，他們很重視陰陽交合的原理，總以為要蓄氣於體內。反之，一旦沒有新陳代謝，就會呈現腫物，這種說明自然是針對「觸而不洩」說的誤解，加以解說的。

有位日本人名叫小林一茶者，在日記裏記錄性生活。他的新婚是五十二歲，五十四歲八月八日起到二十一日止的性交次數記錄如下：

8日　晴　菊女回家　夜五交。

12日　晴　夜三交。

15日　晴　夫婦月見　三交。

16日　晴　三交。

17日　晴　墓詣　夜三交。

18日　晴　夜三交。

19日　晴　三交。

20日　晴　三交。

21日　晴　四交。

菊女是他的妻子，丈夫五十四歲時，她正好二十八歲。

雖然小林一茶，曾因性無能，而服用淫羊藿當作催淫劑，這是一種富於春情的賀爾蒙分泌的藥草，中國有句俗話說：「連羊吃了淫羊藿，也會熱中於交接。」根據經驗報告，吃了這種草後，精液會變濃，精量也會增加。由動物實驗裏，也發現老鼠和兔子吃了淫羊藿後，作用會更形激烈。淫羊藿是媚藥之王，在日本也有一種草葉類似淫羊藿的

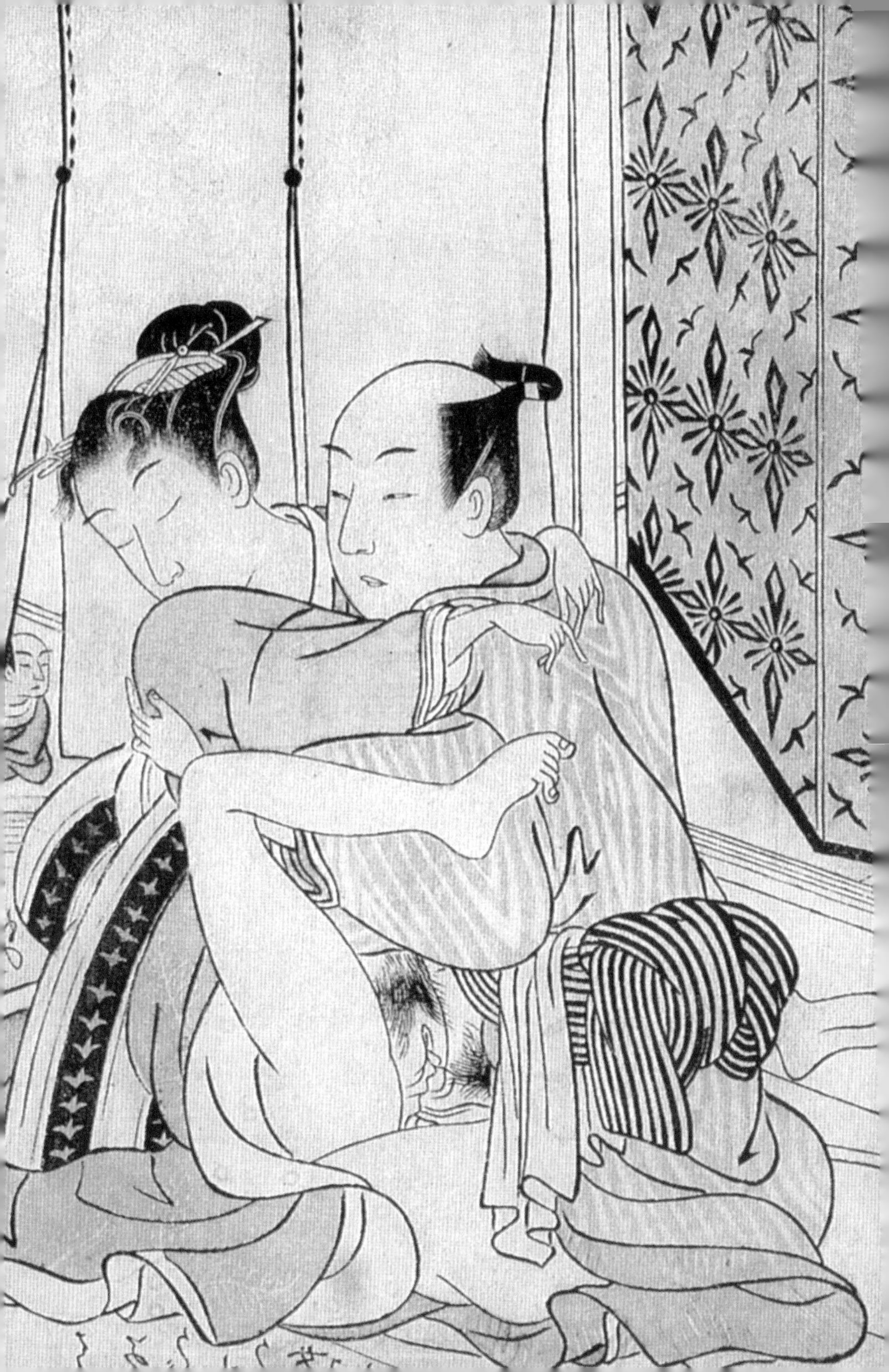

藥草。日本人稱之為碇草。經製成生藥之後，一直被認為是媚藥之王。

蔡一藩說：「以前有一位牧羊者，在羊群中發現一隻雄羊一天性交百次以上。他吃驚之餘，歷經多方調查，始知道這隻羊與牠所吃的草有關。他也照樣拿來吃，結果忽然慾火中燒，情況相似。」

淫羊藿雖然被人當做治療性無能藥品，但小林一茶卻以為吃了碇草後，對於防止老化的衰退也很有效果。這種淫羊藿的效用，一直被視為一種特效藥——即仙靈脾酒也。所以，仙靈脾酒是淫羊藿的另一種名稱。蔡一藩的處方如下：

「淫羊藿二十公克，茯苓十公克和三個大棗放入三合半水中，待煮剩下一合水時，即以小火慢慢煎熬。」這是普通的強精強壯樂，媚藥和催淫劑的仙靈脾酒是根據上述的處方調製成的。另一種跟上述處方相同。

三種生藥量各加三倍，再好好地蒸，又讓日光曬乾，然後再蒸，反覆三次，再浸入一點燒酒，後加入百公克的蜂蜜，密封好，過一個月，就可成為極佳的仙靈脾酒。蔡一藩很推薦前面的處方。總之，我們應該多服由中藥開發出來的強壯藥。

觸而不洩是養生妙方嗎？

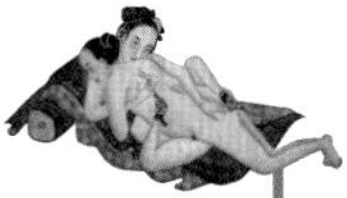

黃帝曰：願聞動而不施其效何如？素女曰：一動不寫則氣力強，再動不寫耳目聰明，三動不寫眾病消亡，四動不寫五神威安，五動不寫血脈充長，六動不寫腰背堅強，七動不寫尻股益力，八動不寫身體生光，九動不寫壽命未央，十動下瀉通於神明。

黃帝問：「雖想要洩精，但稍加抑制即可不洩的話，那會有什麼好處呢？希望妳詳細告訴我。」

素女回答說：

「初次想要洩出，稍加抑制而洩不出來時，氣力就會飽滿。

第二次想要洩精，稍加抑制而洩不出來時，耳目會很清楚。

第三次也是如此，則百病也會消除。

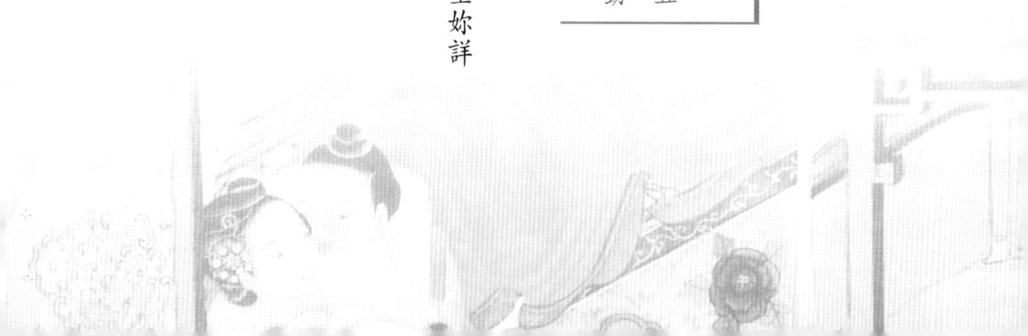

第四次也是如此，則五臟也會平安。

第五次也是如此，血脈會充實而且舒暢。

第六次也是如此，腰背部都會健壯。

第七次也是如此，屁股和大腿會愈有力氣。

第八次也是如此，身體會發光動人。

第九次也是如此，自然會延長壽命。

第十次也是如此，則通往神仙的大門會大開。」

胎息法是中國古代的養生術之一，吐息少於吸氣，就會使「氣」蓄積體內，這是反老還童的祕訣。它與房中術有共同之處。生命的泉源就是氣——寶精愛氣乃是養生術之一，也是房中術的祕訣。

中國古代的醫學認為血是氣之形態化的東西，而血與精液的本態原是同樣的東西。因此，他們以為洩精是逼出氣血，它有損於壽命的延長。

同時，男性藉性交而吸取女人之氣，為了要吸取很多女人之氣，所以要盡可能延長合交的時間。因此，「觸而不洩」之法，乃成了房中術的祕訣。

那麼，不洩精到底有什麼樂趣呢？這是采女的問題，但彭祖卻認為要靠自制力，才能得到快樂。黃帝又問：「不讓精液洩出來的話，那又有什麼好處的呢？」素女列出十項好處，這才是強健身心與延長壽命之道。

老子曾說：「知足為富」，禮記上也說要「量入為出」，（這是財政健全的根本）。國無九年之蓄叫不足。無六年之蓄叫急，無三年之蓄的國家，則不是國家。經營國家時一定要防備不時的災害，若無三年之蓄的國家，不能說是國家。」康德也說：「幼小時不教以抑慾者，真是不幸。」

「觸而不洩」，不但是追求快感而已，若能鍛鍊自制力，則能有十項好處，這是生理的健康法，其目的在於蓄積精力，加強賀爾蒙的活動，並且鍛鍊抵抗力與持續力，它以肉體與精神的結合為目的，這是根據中醫原理來的。

「觸而不洩」，是根據呼吸法，而自由控制持續力的方法。

中國的呼吸法裏，有一種定息的基準，一呼吸為四脈拍，這是要使呼吸與身心安定的緣故。

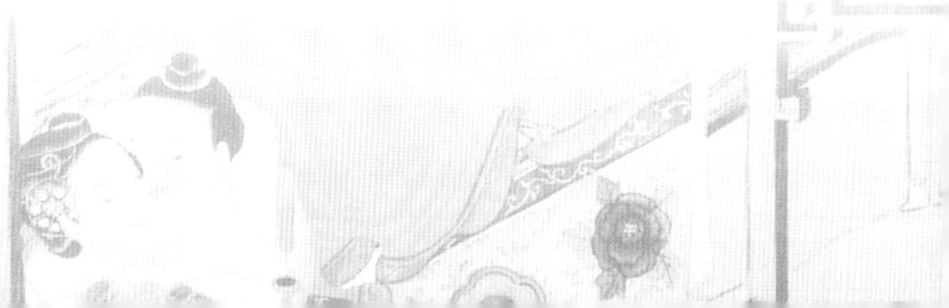

在防止老衰，或醫治高血壓的情況裡，要慢慢地使呼吸或脈搏舒暢，用深長而細微的呼吸使身心調適，這樣可以調整血壓。或者，吸收許多酵素，長時間刺激心臟與肺部活動，期能保持青春。中國古代的養生法，是同時應用食餌療法和體操等。美國的H．庫巴博士也提倡過，後來又曾在日本東京大學流行一陣時候，由此可見中國的養生法是很科學的。

做幾次深呼吸，會增加血液的酸素，經過長時間後，就能聯為一氣。若在地上鍛鍊這種呼吸法，不多做運動時，那麼通常只做一分鐘左右的呼吸，就能收到二分鐘的呼吸效果，肺部的持續力也會加倍增強。

另一種防止衰老的呼吸法也跟前面的要領一樣，吐息時腹部膨脹，吸氣時下腹部用力收縮，這就是「觸而不洩」的呼吸法。呵呵大笑與哭泣時呼吸狀態同，只是不用力，而慢條斯理做著就行。

莊子呼吸法的要領：「凡此道中人的呼吸，就好像深到腳底，凡人的呼吸淺到喉頭。」他又繼續說：「再好的廚師也要一年換一次菜刀，差一點的就一月換一次，我也用菜刀但不隨便濫用，所以用十九年依然很新。」

印度的瑜伽法也用背梁做呼吸，這好像用腳呼吸一樣的要領，不舉肩，只是擴胸吸氣，先用勁兒，把氣收入下腹，下腹就是下丹田。

《玉房指要》所說的觸而不洩：「用力壓著陰溝子，吐出一口長而大的氣，同時不斷地咬緊牙齒，不斷作息。」「很敏捷地抬頭注目，一面上下左右巡視，一面收縮下腹部作息」。一用腹式呼吸會使腹部膨脹，集中精神之後，再收縮腹部」，「仰頭作息之後，一面吐口大氣，一面睜眼四看，收縮腹部」、「吸進一口大氣，咬緊牙根作息，耳中感到有風吹的聲音時，則應收縮腹部」。

後面兩項是加強視力與治療不聾的方法。

以上都用腹壓法，使呼吸的長度變化，興奮的情緒安靜，這是因為呼吸短促與興奮很強的緣故。

用眼睛左右張望，為的是要看看或想想外面的事物，期能再換氛氛，讓外面的景物使性中樞的興奮能安靜，只要陽具之力一鬆，則洩管的閉鎖筋——括約筋之板機就會愈加強硬。

呼吸法也以為讀經能改變性情，因為專心讀經時會使呼吸深長。

日本有一種宗教，每天早上六時半集合信徒，並要他們讀經三十分鐘。信徒們每天一面讀經，一面進行呼吸法，再飲一杯清水，這樣能使大小便舒通。深長的呼吸會使意識集中，精神安定，甚至忘卻煩惱。

俗語說：「呼吸很對勁。」這是說呼吸很均勻時，心情舒暢，說話也愉快，所以自然會笑出聲音來。歡笑也是能使精神安定的呼吸法之一。因此，信徒們的心情愈來愈鎮定，身心也很平衡。若每天能勤練不息，則可以保持生活的節律，以及長生不老。

在印度的公僕貴族都勤練一種類似《千金方》的壓迫法。他們用手強壓尿道的基部附近，不過，印度人認為練習這種方法時，即使洩精也不會外流，反而會返回原處。

有一種抑制法的特徵是：多行交接，觸而不洩，要常常更換女人，而且還要以年輕女人為對象。

《千金方》裏說：「人類在三十歲前血氣旺盛，恣情縱慾。但過了三十歲時，突然會覺得氣力衰退。當此之時，不禁會懷疑自己是否生病了?假如不加治療，最後會變成無可救藥的結果。因此，年屆三十歲時，必須要勤練房中術才好。關於房中術的祕訣，雖然人人都容易學會，但都不去實行。這個方法就是：一晚接觸十個女性，但都不流精

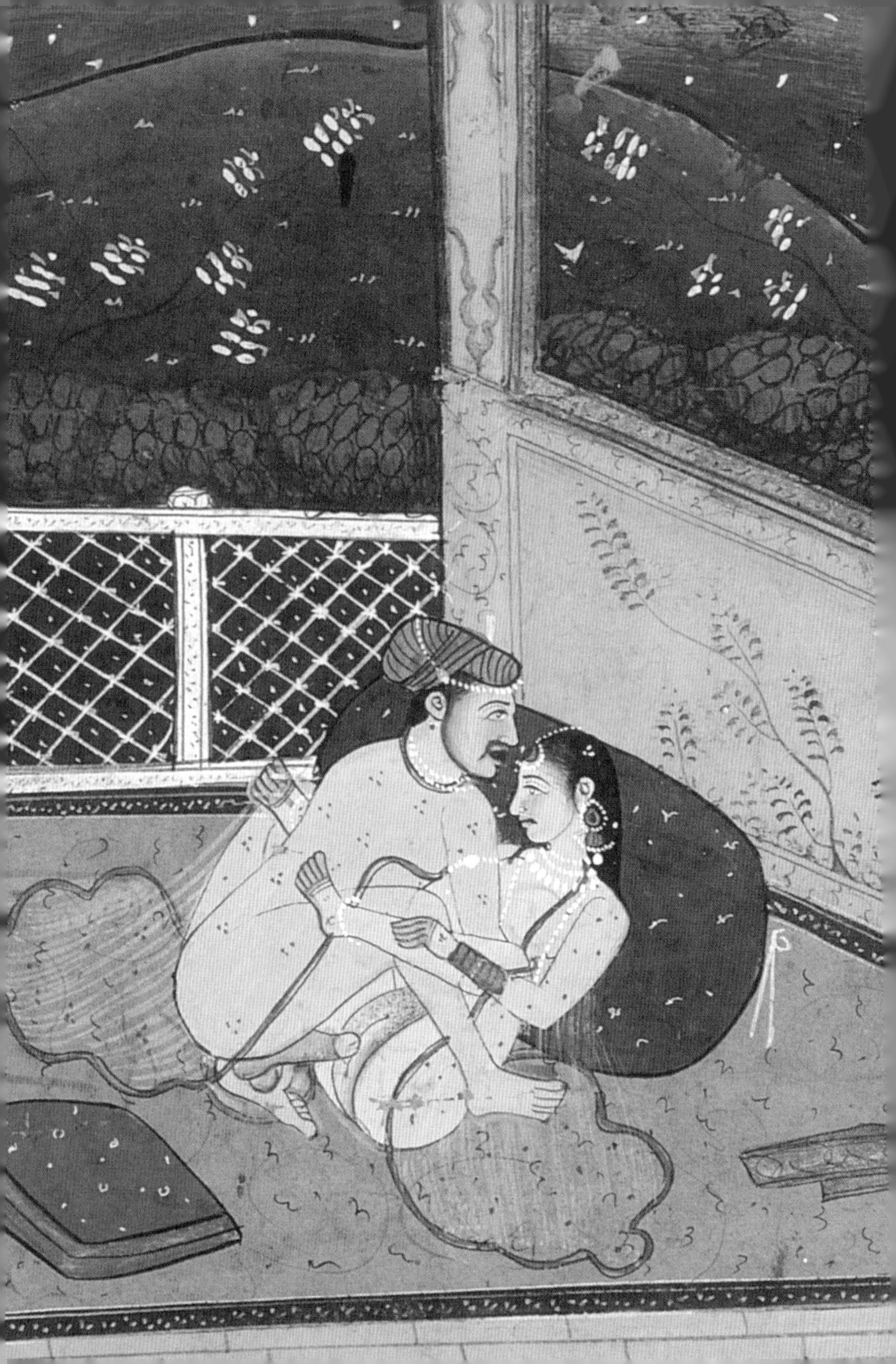

液。如此而已，然後常吃補藥，一年下來，自然氣力百倍，頭腦清醒，每天都有新創意，這就是千金方之術。」

多方接觸女人，而且還要時常變換對象，尤要以年輕異性為主，這是人類的本能，大家對於性也抱這種想法。不過這種舊觀念在現時代是行不通的。

在性能力很衰退的狀態下，醫學上有句巧妙的名言，即二十年代的男人，是以量多量少決定勝負。三十年代者，則以質來決定勝負。至於四十年代的男子，係以間隔為決定勝負的因素。

反之，也有句相當巧妙的俗語說：「三十寡婦不可通。」這話指的是三十歲的女性，性慾特別高漲，男性如果與她接觸，她會需索無度，讓人受不了。因此，女性的生理與男性是互相矛盾的。

此外，《千金方》上說，任何疾病都可用坐禪與深呼吸來治療。苦行此法，則五十天也不長眉髮。在中國古書裏，曾經記載一位和尚，他利用「內觀法」治癒肺結核。其實，這個方法是利用坐禪與深呼吸的一種腹式呼吸靜坐法。

漢朝有本《株林野史》，它是把春秋時代一位名叫夏姬的婦人寫成小說。

夏姬年屆十五歲時，曾在夢中學到「吸精導氣」和「素女接戰術」之類的反老還童法。它的要訣是不斷吸取男人的精氣，以保持年輕，當她被陳靈公摟在懷中時，就是使用「內視法」的房中術祕訣。

生產後不到三天，依然能恢復處女的姿態。她用這種奇異的方法，使得靈公非常吃驚，這準是在內視法中所說的祕訣。這是暗示以調息法，而鍛鍊下部括約筋，總之，這是與「觸而不洩」一樣屬於女性方面的祕法。

此外，根據歌川大雅氏的說法，喇嘛教的性行法，也是為了要達到靈肉一致的理想境界，從性器附近沿著脊骨上升，一直到達蓋頂的深處。在動作過程中，男女雙方都要聚精會神於非常單純而超差別的境界裏，以禪定的觀念，要男女雙方都不洩出精氣，期能享受最佳的樂趣，這是他們的房中祕訣。

在「觸而不洩」法裏，有各種誤解，其中的一個反論是抑制不洩，對身體有害處。

不過，抑制的著眼點，在於男女交合、性之節制和持續力的鍛鍊等方面。

雖然這一點正在尋求實證，但下面所要說的洩精次數，素女經中並沒有絕對主張不洩精。

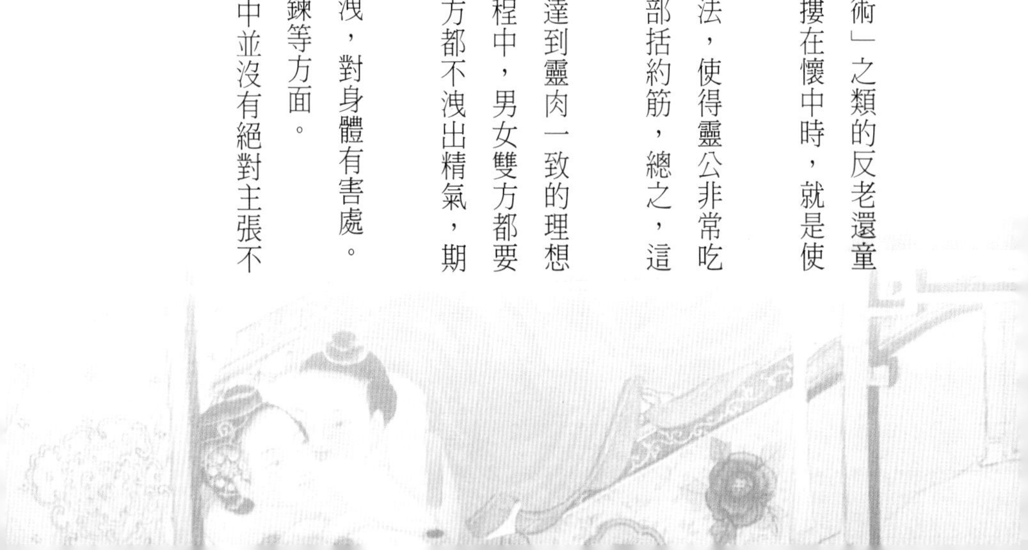

現代人也有一種「含蓄性交」的做法，所謂含蓄性交，其意義是在性交的過程中，僅行使一部分，而不使達到頂點而丟精，照以前我們所說的性交之中表面上，這辦法是很難實行，然而在事實上，世間上多多少少男女幸福的結婚生活，都證明這是正當而有價值的，這種含蓄的性交，作為一種更廣泛、更延長的求情嬉戲，它完全是一種心理和精神的交互的擁抱，行之到圓滿的境界中，能使男女雙方都能享受那最高的精神愉快。

這種含蓄的性交，只在喚起雙方的熱愛，不是需要達到丟精的頂點，所需的努力，用種種方式以激起強烈情慾的，所以這種性交只是一種互相戀愛，互相倚偎的愉快表示，它的意義只和擁抱、親吻一樣，這裡不過是用性器官來親吻來擁抱而已。它們接觸聯合，僅等於嘴唇接觸。它的妙處在解去衣服，拋棄俗見的一種求情作用。在這種情景中，夫婦們僅僅是互相擁抱，互相嬉戲，一個是千嬌百媚，一個是萬般憐愛，一個是從她的嘴唇，髮絲，乳房，臀，腿的遍身摸索，一個是渾身酥軟，懶洋洋地陶醉在如飲美酒的朦朧之中……

多御與少洩

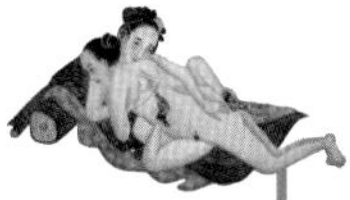

采女再拜曰：願聞要教。彭祖曰道：甚易，知人不能信而行之耳，今君王御萬幾治天下必不能備為眾道也，幸多後宮宜知交接之法，法之要者在於多御少女而莫數瀉精，使人身輕百病消除也！

采女接著又請教彭祖教導更深入的哲理。

彭祖回答：「此中道理說起來簡單易懂，只是一般人欠缺信心，或不能腳踏實地的去奉行罷了。現今黃帝日理萬機，處理天下大事，身疲力倦，心情繁重，自然不能去深入了解各種養生之道。好在黃帝擁有眾多妃妾，只要能把握交合要領，便能善自攝養了。這個要領，便是要多與年輕女子交合，並且屢交不洩，減少射精次數，便能身輕體快，百病不生。」

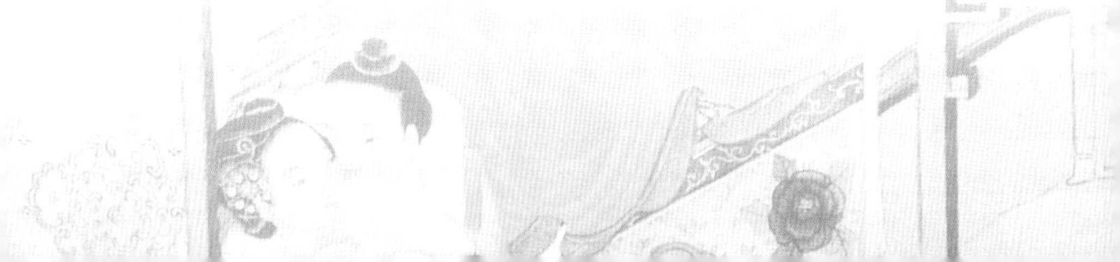

彭祖很重視心理治療，他認為黃帝終日勞於理政，身心兩倦，容易蒼老而遲滯，因此說要黃帝在後宮嬪妃中，儘量選擇年輕女子為交合對象，而且要保持觸而不洩，儘量減少洩精次數。同此便能常保身輕體快，心情愉悅。

《舊約聖經》中的〈列王紀〉篇裏，也提及少女曾使年老力衰的彼得大帝生氣蓬勃起來。由此可見，東西方的房中術祕訣終究是不謀而合，趨於一致的。

黃帝和彼得大帝都選擇年輕女子做交合對象，以達到反老還童，常保青春的祕法，主要還是心理影響占著重要的因素。

近代性心理學家，主張夫妻雙方皆需要保持青春活力，彼此影響，以提高魚水情趣。並指出，男人固然天生的富有主動侵略的性向，容易向外發展，尋找刺激，接觸妻子以外的女性。而女子同樣也有類似程度深淺的傾向，希望接觸丈夫以外的男性。只是這種衝勁容易被外在各種道德規範的壓力所壓制而打消。

因此，心理學家都勸夫妻要儘量保持心情愉快、青春朝氣，尤其是有問題的家庭，心理諮商的醫生總要勸太太在家時，不要隨隨便便衣衫不整像個黃臉婆，當妻子的即使在家裡也必須打扮打扮，以博取丈夫歡心。同時當丈夫的，雖然在整日辦公勞倦之下，仍應打起精神，與妻子共同培養家庭和睦情趣。

夫妻性生活的原則也如上述。在結婚初期，雙方均會樂此不疲，然而曠日持久，彼此往往都會感到枯燥無味。試想對象完全相同，為什麼會產生不耐之感？恐怕這便是日久生厭的心理在作祟。現代夫妻不可能屢換性交對象，丈夫更不可能像彭祖所說的，經常與其他年輕女子交合。若要在夫妻性關係上完美演出，就有賴於夫妻互相合作，保持青春活力，相互取悅對方。

關於彭祖說的避免射精這件事，就是所謂的「觸而不洩」。

總而言之，彭祖的主張，著眼點即在於精神愉快、身心輕鬆，常保青春活力。這是完全符合現代醫學觀念的。尤其現代人，生活在緊張繁忙而又多采多姿的生活環境中，總會感到某種程度的精神不安、心理威脅，自然更容易因情緒不穩而滋生疾患。因此素女經的這篇記載，讀者們更不可等閒視之。

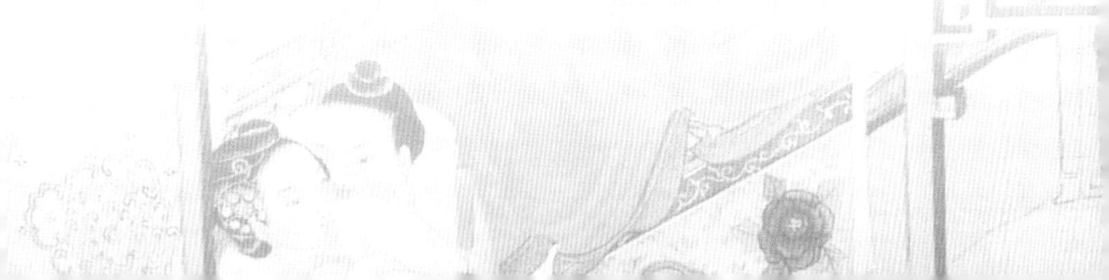

攝補與強精

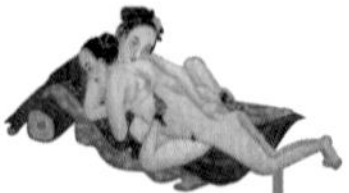

素女曰：有采女者妙道到術，王使采女問彭祖延年益壽之法，彭祖曰：愛精養神，服食眾藥，可得長生，然不知交接之道，雖服藥無益也，男女相成猶天地相生也，天地得交會之道故無終竟之限，人失交絕之道，故有夭折之漸，能避漸傷之事而得陰陽之術，則不死之道也！

素女說：「有一名叫采女的女子，對於陰陽之道，頗有心得。」

黃帝聽了便令采女去請教彭祖，詢問延年益壽的方法。

彭祖答：「愛惜精力，養足精神，服用各種補藥，便能長生不老。然而，要是不懂男女交合之道，服食再多的補藥，也毫無益處。男女交合成一體，正像天地相生相成，由於天地相輔配合適應，才能永遠生存，無止無境。人們若因不能體認交合之道，便會

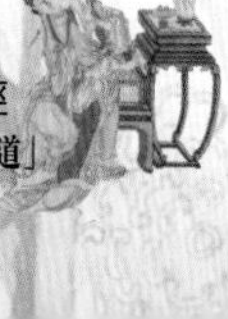

傷身敗體，以致早夭而不能長壽。假若能不傷身敗體，盡曉陰陽之道、男女交合之術，便能長生不死，安享天年。」

黃帝由於日理萬機，事多繁冗，生活中又多酒色，難免多少患有神經衰弱症。常常覺得自己有病，醫藥顧問對他的治療，第一步便是增加他的信心，因此，黃帝接受素女的推薦，命采女去請教彭祖仙師。

采女是一位才色兼備的女子，她極能領會房中術的精妙奧義，而且聰慧絕倫，聞一而知十，人也長得十分艷麗。

彭祖是位精通養生術的老哲人，由於攝養得法，又常服食強精補藥，因此雖已年至耄耋，仍然顯得青春而有活力。

據《列仙全傳》記載：采女曾奉西周穆王（時在紀元前九七六年前後）的命令去拜訪彭祖仙師，請教房中術的祕訣，回來後便傳授給穆王，穆王初試後，果見奇效。

東晉時，有部《拾遺記》，對於這件事也有略異的記載。描寫西方王母，在那位五十歲才繼承王位的穆王東巡之際，下凡而來，在人間與穆王共享雲雨春宵之樂。在兩情

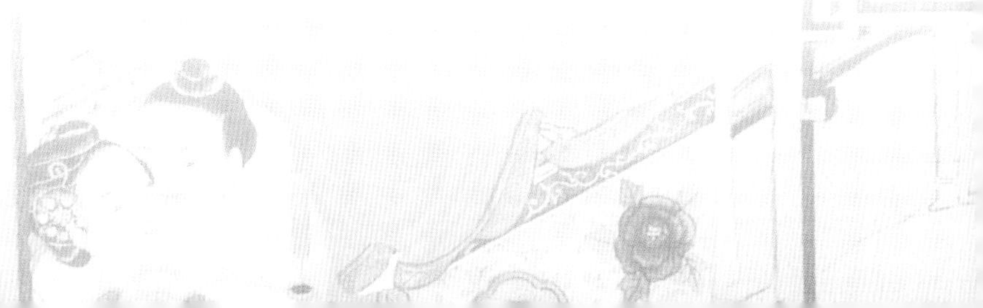

繾綣之際，王母把放入陰道中的乾棗取出，勸穆王即時服下，以作為養生強精的補品。

效果如何？我們無考證，但是棗子本身即具很高的藥效。

棗子常常被引用在醫治內臟的衰弱。對於防止老化、利尿等症狀確具功效，在安定精神方面也極具效果。自漢以來，中藥有種叫「甘麥大棗湯」的鎮靜藥，便被用來醫治女子歇斯底里病。

中國古傳的強精壯體補藥很多，此類補藥和一般催淫藥、春藥不同，後者的作用只會使人透支體力，無異是飲酖止渴，殊不足取。

補藥雖然是補，但是若不愛惜身體，縱淫無度，不懂交合之道，不諳陰陽互補之理，那麼，即使服用再多的補藥，也無濟於事。

彭祖早見於此，因此他認為男女間正確的性交之道，即在於大自然天地一體的攝理之中，人們必明乎此，才不至於傷身敗體，永保安康。

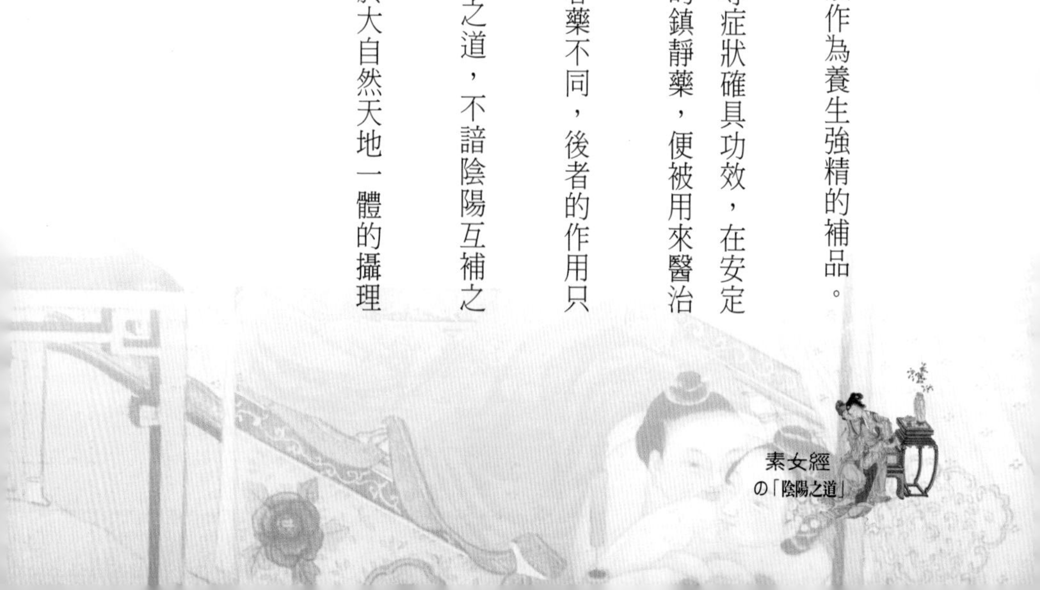

養生與練氣

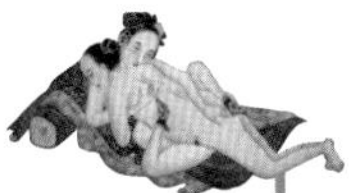

黃帝問素女曰：今欲長不交接為之奈何？素女曰：不可，天地有開闔，陰陽有施化，人法陰陽隨四時，今欲不交接，神氣不宣布陰陽閉隔，何以自補練氣數行去故納新以自助也，玉莖不動則辟死其舍，所以常行以當導引也，能動而不施者所謂還精還精補益生道乃著。

黃帝問素女：「我想暫時隔一段時間再行交接，如何？」

素女答：「不可以如此。天地的陰陽兩氣有開閉的現象，如春夏秋冬和晝夜明暗等，都因時序變化而有不同。人應依據這種陰陽原理。隨著四季變化而行動。若要停止交合，精氣不宣洩，陰陽之道即行隔絕。如此，怎能按正常的循序攝補身體，要反覆地做練氣行功法，吐出廢氣，吸入新鮮空氣，增進身體康健。陽具若不常交合，就會像蹩

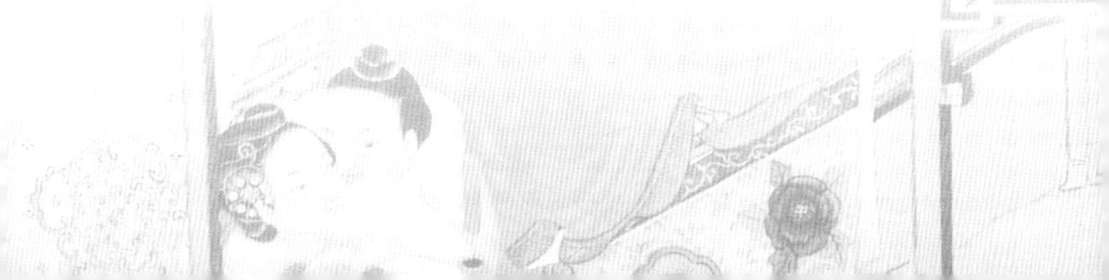

蛇一樣，因為不能動彈而僵死在巢穴裏。所以應再練習導引法，使精氣能通體圓滑地流暢著。交合時，再用還精法，使精液不致無謂地浪費，把精氣蓄存在體內，使能精神飽滿而生氣勃勃了。」

由素女經中，我們便能發現，古代的養生術，是多種方法的匯合，並非偏執一種。尤其是房中術，必須配合其他的養生方法，多方面同時並進，方能收到預期的效果。

素女指出，熟練導引法和練氣法後，新陳代謝自然通暢無阻，再加上違精法，使精氣儲存在體內，身體便會健康而有活力，延年益壽更是意料中的事。

中國很早就有許多養生長壽的方法，聰明的人，研究各種長壽動物的生活方式，飲食習慣以及性交方法，最後結合成各種不同的「養生術」，諸如：導引、練氣、胎息、辟穀、食餌、房中術……等等。素女經就是房中術之一，由於它的效驗，一直是帝王和貴族階級珍藏的祕笈。而它的功效，則是使人快樂和長壽。

「導引法」是一種柔軟體操。《莊子》一書中即有類似記載。

華佗（紀元一四五～二八〇年）是古代的名醫，在當時他就能藉麻醉法，進行剖腹和挖眼球等的外科手術。他對導引法有深刻的認識，他說古傳的導引法，不外如學熊雙臂吊樹以鍛鍊四肢，學貓頭鷹環轉頭頸搖轉頭部以活絡頸頭等。因此華佗自己又創「五禽術」，由觀察五種飛禽的運動方法，來鍛鍊自己，以便身強體健，精神爽快，到九十九歲，仍然耳目不衰，齒牙不壞。

和華佗同時代有位叫冷壽光的人，因為常做搖擺環轉頭頸運動和深呼吸，又深諳容成公（神仙名）的房中術，竟活到一百六十餘歲，頭髮雖然斑白，可是氣色望之仍似三、四十歲人。容成公的房中祕訣，就是採陰補陽。

後漢書，方術傳中記載，上黨郡（山西省）有位年近百歲的王真，臉色紅潤而光澤，望之如五十未滿，他的長壽祕訣，即在多行胎息法和胎食法。

所謂胎食法，就是不吃穀物，只吞飲舌下的唾液，若能領悟個人技術，即使年歲再大，也照樣能行房事。

中國古代養生術，主張在作息運動之餘，也同時要滿足飲食與男女的兩大本能，只有適當地解除食、色之慾的壓力後，才能繼續生存。在生活各方面都能保持平衡，和刻意改善後，便能強健而長壽。

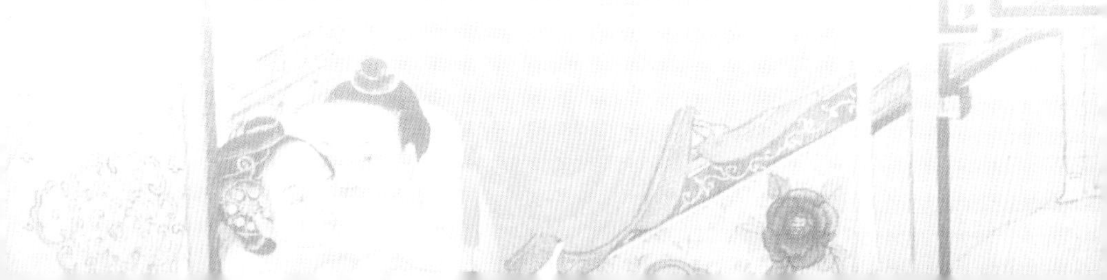

以現代醫學觀點看，導引法即體操，能使筋骨活絡，肌膚強健，身體發育健全。練氣法就是呼吸健康法，可使體內「氣」分充足，新陳代謝正常，情緒穩定。加之，對基本情慾給予適當的宣洩，生活井然有序，自然便能防止衰老，延年而益壽。

例如，導引法中要人先佇立一段時間，再頭向下做倒立。這便是非常符合現代醫學觀念的方法，因為人體血液在倒立時，都向頭部方向逆流，使上半身得到充分的血液供給，不但能防止脫髮、慢性頭痛症，並能刺激腦下垂體，促使性慾旺盛。

又如練氣法，教人「吐故納新」，放出體內廢氣，吸入新鮮的空氣，這也是頗符合現代醫學要求的。普通人的呼吸，都不能充分吸入空氣，練氣法就是針對這個缺點加以改善。

與王真同鄉的郝孟節，嘴裏經常含枚大棗，坐定時，氣息停止，身體不動、不飲不食，歷經百日，形同死人。他的妻子性格樸實，目睹丈夫的情景，無動於衷，毫不驚恐，曹操知道郝孟節功行深厚，便拜他為眾方士的總監督。

印度的瑜伽術，也有類似這種的人工冬眠。把呼吸時間拉長，脈搏緩慢，體溫和血壓下降。每日消耗極微少的體力，攝食少量的清水和氧氣來維持生命。如此反覆鍛鍊，可以身埋一個月不死。

古人用腹式呼吸和食餌法配合，防止衰老，治療高血壓和便祕。又用氣功療法，治癒神經衰弱、胃腸病和結核病等，非常有效。這也是靜坐呼吸法的一種。

簡易太極拳中有廿四個動作，廿四式太極拳由中國和東南亞一帶，流佈廣傳至世界各角落。這種拳法從開始到結束的動作雖有變化，卻無段落之分，都是連續動作，而且都是描畫圓形的各種曲線。

八段錦也是一樣，練習的要領，是要統一精神、集中意志。雖然全身運動，但呼吸並不急促，而保持有節奏的自然呼吸，並增加呼吸深度，每天力行不息。

這種柔軟體操，對於防治疾病，如：高血壓、精神緊張、胃潰瘍、心臟病，以及許多慢性病和現代病甚具功效。此外，對於神經系統、循環系統、呼吸系統、消化系統和新陳代謝等方面均具效果。

《太極拳經》的記載，要鍛鍊者做丹田深呼吸。丹田就是針灸術中焦點的稱呼。它的位置有三處，一在頭上（大腦），一在橫膈膜，一在臍下。此處指的是臍下，根據道家研究，這是全身最重要的位置。在深呼吸時，可使「氣」凝聚於此，保持心平氣和，情緒安定，達於延年益壽目的。美國醫學家已經證實，打太極拳、八段錦，可使人心境安定，情緒平穩。

「丹田呼吸」是鍛鍊觸而不洩的不二法門。

調息養氣的目的在增加持續力，做愛時持續力差的人，應該多練習丹田呼吸法。

關於丹田呼吸法的內容，古人所言備載。莊子一書就有——「真人呼吸深入腳，凡人呼吸淺在喉」。要言之，即是訓練到儘量吸入新鮮空氣，以祛除身體的疲睏。馬拉松長跑選手，就採用此法以補充長時間體內所消耗的大量氧氣。

東晉葛洪（紀元二八一～三四一年）指出「胎息法」。乃是使呼吸方式，做到像在母胎內一樣。由鼻孔吸氣，默數到一百廿後，再慢慢地吐氣，並且保持吐出的氣要少於吸入的，這樣才能使精氣儲存在體內。勤練者往往可以由一數到一千再行吐氣。到了這種境界後，即能反老還童，永保青春。

胎息法以減少吐氣，和多積新鮮氧氣在體內的方法，是非常合於現代醫學觀念的。

若將這種原理應用在房中術時，就是如何控制洩精的問題。我國古有「採陰補陽」和「採陽補陰」之說，容我們再稍作了解。

「採陰補陽」即是吸入女性精氣，蓄於男子體內，或稱「還精法」，這是長壽祕法之一。「採陽補陰」，則是使男子洩精後，加以儲吸於女子體內，成為女子的還精法與長壽法。

清代小說《肉蒲團》裏，提到名妓顧仙娘，如何吸取男人精液的祕訣，也是頗為特殊的性交祕技。

男子精液絕不可做無謂的浪費，每洩出一次，就要有一次的效益。女子高潮時，就把男人的龜頭密接在陰道口，不要讓其擺動，把女子陰道口的小孔緊緊貼合，儘量吸男人精液入體內。進入女子體內的精液，由尾閭（脊椎終點）游往上方，直抵小腹丹田，這種效能，不是任何補氣藥物所能比擬的。這便是女子的「採陽補陰法」。男子精液由尾閭到丹田的現象，這雖是傳說的仙道行法，但是在經驗上來說，這種方法也是可能的。因為瑜伽行者對此道苦修而成功者確有其人。

中國古傳的「小周天」修煉法，便是在靜坐中，陽氣由丹田（臍下三寸）、會陰（陰部與肛門之間）而尾閭、夾椎（脊椎骨中部）、玉枕（後頭下方）、泥丸（大腦）、膻中（兩乳之間）等順序的全部過程，這種修為功力，通常需要二、三年時間才行。

男人若能修煉好小周天的功夫，則在交合時，把陽具和女子陰蒂密切貼合，進行小周天的過程，可使女子在極度興奮中失散力氣，而永遠不願離開他。

素女指出男人在鍛鍊這種技巧時，必須練氣法和導引法雙管齊下，才能達到還精法的目的。

《玉房祕訣》中也記載著，男人如勤加練習腹式呼吸，可增加體力及持續力，在交合抽送擺動時，深吸一口氣凝集在小腹丹田處，默數到三十下，再換氣。如此有助於陽具的堅挺和持久。陽具堅硬要洩精之前，應立刻忍住，毅然由陰道中抽出，等到稍軟時，再繼續進行，如此反覆地硬出軟入，死往生還，勤練不停，不到十天陽具就會堅如鐵棒，熱似火把，百戰百勝，所向無敵。

女子在這方面，應該做些什麼鍛鍊呢？

漢朝有位柳腰美人趙飛燕，從小就勤練「行氣之術」，以快速的舞步鍛鍊腰身，束緊腰帶，用呼吸鍛鍊強健的閉氣止息力。由於這種長期的練習，使得陰部收縮力很強，足使陽具感到極樂的高潮。在此之際，吸收男人。這種功用和練氣法（胎氣法），同屬於靜態訓練。趙飛燕就是把內力凝聚在拇趾，而後隨著音樂快慢節奏起舞，以練氣養力。

民國十五年，北京大學社會學教授張競生，著有一本《性史》，要算是最早的性經驗報告書，其中詳述甚明。

據香姝的經驗云：「房中術真難練，先運氣而後收縮陰部，練習此種技巧，非一年半載則難以成功。此功一旦練成，陰戶便能收縮自如，且樂此不疲。進行交合時有一定的順序，即當陽具插進來時，陰戶要鬆開，待插入後便將陰戶縮緊，使陽具有突然被緊緊吸住的感覺。每當陽具一抽一送之際，女子陰戶一放一吸，會使男人快活無比，樂趣無窮。」

類似性愛瑜伽的運動方式，在日常生活中，便能輕易地做到，比如在搭乘巴士時，可以一邊抓著扶手吊帶，一面緊縮肛門的括約肌，使它一鬆一緊，加以鍛鍊。

辟穀，簡言之，就是要少吃食物以達到淨化腸道的強健法。「服食」也是如此，以藉服如人參、枸杞等藥物來強身。

中醫重視腎臟系統，舉凡精力減退、體力衰弱、性能力弱等皆稱為「腎虛」。長期服用補腎丸可以加強腎臟功能、增進持續力。許多人只能吹熄一公尺半遠的燭火，若長期服食補腎丸後，便能一口氣吹熄三公尺外的蠟燭哩！

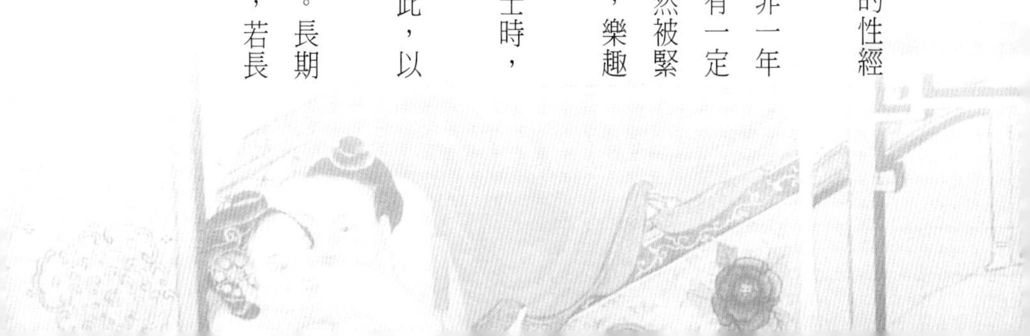

結語

兩性之間的性行為，並不是突然發生的，即使是相愛的兩人，也大都要經過一段準備過程，情投意合的愛的遊戲是一場饗宴，會讓參與的雙方，得到相當的滿足！因此，我們對性行為的認知，必須抱著時時刻刻都在學習的態度……

《素女經》中的房中術，雖然是一千八百多年前的老祖宗智慧，不過即使到了21世紀的今天，她仍然是相當實用、相當具有權威性的……

良好的性行為，除了男歡女愛、高潮迭起，還可以讓我們全身舒暢、長命百歲，本書並非捉風捕影、無病呻吟的附庸作品，她在科學性與學術性的地位，是肯定的，她也是人類一份最寶貴的資產，希望您也能正視，為您取得更豐富的生活……

〈全書終〉

國家圖書館出版品預行編目資料

素女經白話今解／臥龍村人 著，-- 修訂一版 --
；－新北市：新BOOK HOUSE，2018.05
面；　公分
ISBN　978-986-95472-8-4　(平裝)
1. 性醫學 2.房中術

413.391　　　　107005544

素女經白話今解
臥龍村人　著

〔出版者〕新 BOOK HOUSE
電話：(02) 8666-5711
傳真：(02) 8666-5833
E-mail：service@xcsbook.com.tw

〔總經銷〕聯合發行股份有限公司
新北市新店區寶橋路235巷6弄6號2樓
電話：(02) 2917-8022
傳真：(02) 2915-6275

印前作業　東豪印刷事業有限公司

修訂一版　2018年05月

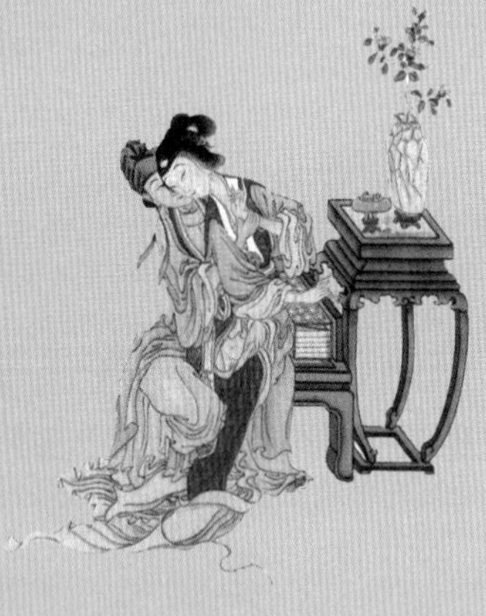